Karla Schefter

Weil es um die Menschen geht

Als Krankenschwester in Afghanistan

W0053722

Ullstein

Die Namen einiger in diesem Buch erwähnten Personen wurden geändert, um ihre Privatsphäre zu schützen.

Umwelthinweis:
Dieses Buch wurde auf chlor- und säurefreiem Papier gedruckt.

Besuchen Sie uns im Internet:
www.ullstein-taschenbuch.de

Ullstein Taschenbuchverlag
Der Ullstein Taschenbuchverlag ist ein Unternehmen der Econ Ullstein List
Verlag GmbH & Co. KG, München
1. Auflage November 2002
© 2001 by Econ Ullstein List Verlag GmbH & Co. KG, München / Ullstein Verlag
Bildnachweis: Sämtliche Fotos stammen aus dem Privatarchiv der Autorin.
Umschlaggestaltung: Thomas Jarzina, Köln
Titelabbildung: Karla Schefter
Redaktion: Regina Carstensen
Gesetzt aus der Sabon und Odense
Satz: Franzis print & media, München
Druck und Bindearbeiten: Elsnerdruck, Berlin
Printed in Germany
ISBN 3-548-36382-2

INHALT

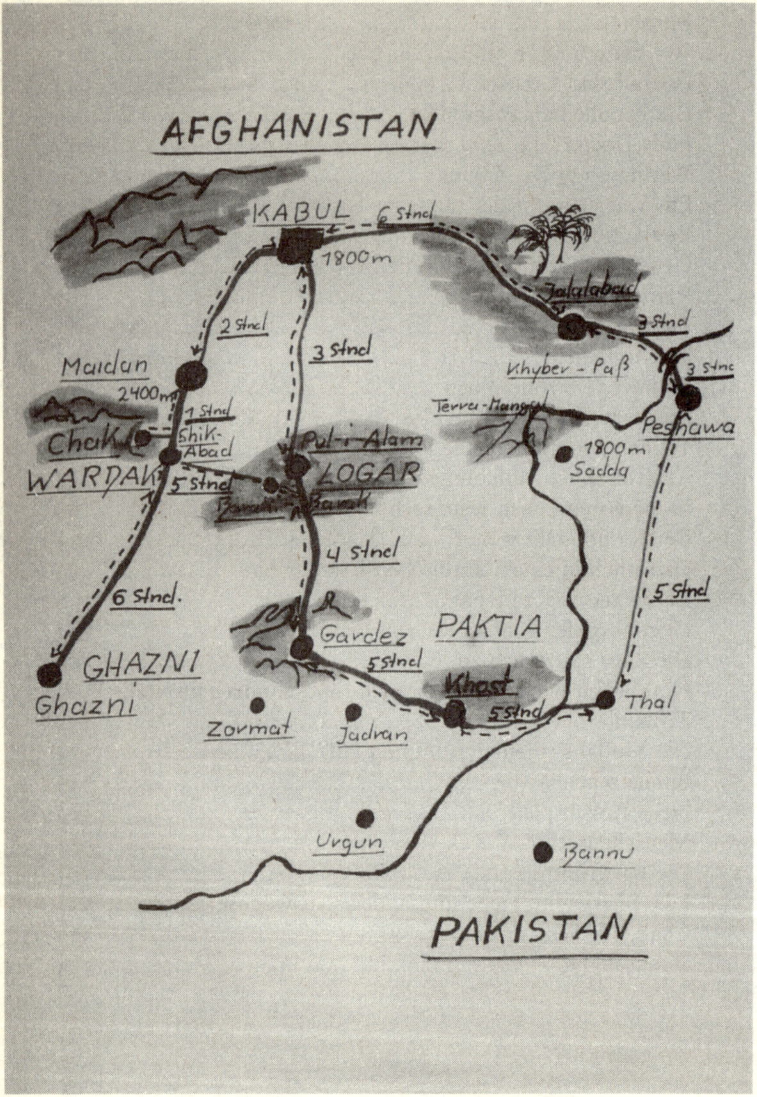

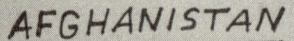

AFGHANISTAN

KABUL — 6 Stnd
1800m

Maidan
2400m
2 Stnd
3 Stnd

1 Stnd
Chak
shik-
Abad
Pul-i-Alam
WARDAK
5 Stnd
LOGAR
Baraki-Barak

6 Stnd.

Jalalabad
3 Stnd

Khyber-Paß
3 Stnd

Tezer-Mangel
Peshawa
1800m
Sadda

4 Stnd

PAKTIA

GHAZNI
Ghazni

Gardez
5 Stnd

5 Stnd

Khost
5 Stnd
Thal

Zormat
Jadran

Urgun
Bannu

PAKISTAN

beobachtet, wie das Schreckliche zur Normalität wird, plötzlich zum Alltag gehört. Der lange Krieg hat die Menschen ermüdet und zermürbt. Das Herz sinkt immer tiefer, so weit es überhaupt noch geht.

Eine Woche nach dem 11. September bekam ich eine E-Mail vom Auswärtigen Amt, in dem man mich bat, als eine der letzten Ausländerinnen das Land zu verlassen, da eine Geiselnahme drohte. Es fiel mir schwer, Menschen zu verlassen, die in einer Unsicherheit zurückbleiben, doch konnte ich auch nicht verantworten, dass ich zu einem Fall für die gesamte Bundesrepublik werde. Zwei Tage nach dem letzten Stichtag, an dem Ausländer noch ausreisen durften, war es mir dennoch möglich, die Grenze nach Pakistan zu passieren. Möglicherweise hatte man ein Nachsehen, weil eine ältere Frau in Afghanistan besonderen Respekt genießt. Nur einen Seesack nahm ich mit; Gesichtscreme, Zahnpasta, meine Kleidung, all die kleinen persönlichen Dinge ließ ich im Hospital zurück, damit meine Mitarbeiter das Gefühl hatten, ich komme wieder.

Jeden Tag kreisen meine Gedanken um das kleine Hospital in Chak-e-Wardak. In den vergangenen Jahren lag es immer hinter der Front, sodass die vielfachen politischen Veränderungen in diesem geschützten Winkel bislang unblutig über die Bühne gingen. Zu unserem Glück war das Hinterland von Chak »sauber«, es gab dort weder ein Militärlager noch ein Terroristencamp. Doch wie wird es dieses Mal ausgehen? Schon seit Wochen fallen die Bomben und treffen nicht immer die angepeilten Ziele. Paradox für die zivile Bevölkerung: die Amerikaner werfen gleichzeitig Esspakete ab, die mit einem ähnlich grünen Papier umwickelt sind wie die Sprengsätze.

Einmal in der Woche telefoniere ich über Satellit mit dem Krankenhaus. »Alles ist in Ordnung«, erzählt man mir. Was heißt, dass bislang keine Bomben Chak getroffen haben, die medizinische Versorgung weiter laufe, und dass das Personal noch komplett arbeite, nur der Laborant Fazil Elahi sei mit seiner Familie nach Saudi-Arabien geflohen. Auch Fahima, die von ihrem Vater angeschossen wurde, kämpft dort noch immer mit ihrem Leben.

Jetzt ist der Winter in Chak eingebrochen. Von einem Tag

auf den anderen sind alle Blätter von den Bäumen gefallen. Nachts wird es minus 20 Grad. Wie werden die Menschen die kalte Jahreszeit unter diesen neuen Kriegsbedingungen überstehen? Erschwerend kommt für sie hinzu, dass auch die Zeit des Ramadans beginnt. Bald werde ich mich nach Pakistan aufmachen, um von dort aus weiter für das Recht auf Leben und Gesundheit zu kämpfen. Für mich steht fest, dass man Unmenschlichkeit nur mit Menschlichkeit begegnen sollte. Das weiß ich nun seit zwölf Jahren. Damals fing meine Reise in eine neue Welt an.

AUCH ICH BIN EIN FLÜCHTLINGSKIND

Es herrscht Hektik auf dem Frankfurter Flughafen, unterdrückte Anspannung und jene Art von Konzentration, die einem allzeit ausbruchswilligen Chaos Einheit zu gebieten versucht. Vor allem aber ist da dieser Zwiespalt in mir zu spüren: Die Stimmung schwankt zwischen Hoffnung auf Erfolg und Vernichtungsängsten.

Dabei bin ich OP-Schwester, auf dem Weg nach Afghanistan, um dort den Menschen zu helfen, die anfangs gemeinsam gegen die Sowjets kämpften, dann die Trümmer in einem Bruderkrieg noch weiter anhäuften. Es ist dort wie überall auf der Welt, mit allen Mitteln wird um die Macht im Land gerungen.

Immer wieder wende ich das Ticket in meinen Händen, beäuge misstrauisch den Namen, der darauf steht. Bin das ich? Wird der Zielflughafen der Ausgangspunkt einer neuen Welt für mich sein? Offenbar. Mein Wille, in einem Land zu arbeiten, das durch Krieg und innere Unruhen zerrissen ist, und zwar ohne Ansehen der Zugehörigkeit kämpfender Truppenteile oder diverser Parteien, ist ungebrochen.

Der Flug nach Peschawar in Pakistan wird aufgerufen. Ich

umarme Dr. Dietrich, der mich bis zum Gate gebracht hat. Zum Abschied sagt er: »Ein großes Wagnis liegt vor dir. Viel Glück!«

Die Maschine der Pakistan International Airlines am 28. März 1989 ist fast ausgebucht, zum Glück habe ich einen Fensterplatz. Beim Hinausschauen auf die Wolken hänge ich meinen Gedanken nach. Eigentlich wollte ich nie Krankenschwester werden. Ich musste auf meine Schwester und meine beiden Brüder aufpassen, sie zu umsorgen fand ich immer lästig. Mit Puppen wollte ich nie spielen, nur wenn eine mit ausgerissenem Bein herumlag, werkelte ich so lange herum, bis wieder alles eingerenkt war. Bevor mich meine Mutter zu dem Beruf überzeugte, weil ich mich dabei bewegen konnte, war ich nie krank, hatte nie ein Krankenhaus von innen gesehen. Ganz im Gegensatz zu meiner Schwester, die lag ständig im Bett, mit Scharlach, Diphtherie, sogar Typhus. Und weil sie so schwer krank war, bekam sie immer ganz viel Liebe und ganz viele Bonbons. Einmal wollte auch ich krank werden, spürte schon die klebrige Süße der bunten Bonbons auf meiner Zunge, denn ich hatte doch einen perfekten Plan: So legte ich mich zu meiner leidenden Schwester ins Bett, herzte sie und gab ihr unzählige Küsse. Jetzt, dachte ich, werden all die bösen Bakterien und Viren auch mich befallen. Doch vergeblich wartete ich tagelang auf eine Ansteckung. Nichts geschah, keine Anzeichen konnte ich entdecken. Ich blieb wie stets kerngesund, und keiner musste sich um mich kümmern.

Als junge Frau sah ich in dem Job der Krankenschwester keine Berufung. Ich wollte lieber die Welt sehen. Also versuchte ich mich als Privatpflegerin und fuhr mit dem Schiff nach Brasilien, um Millionäre zu päppeln. Immer ergab sich etwas. Einmal traf ich auf eine polnische Jüdin, die 1933 nach Nordamerika emigriert war und ihren Bruder in São Paulo besuchte. Sie brach sich den Oberschenkel, und ich sollte sie zurück nach New York begleiten. Zum ersten Mal in meinem Leben saß ich in einem Flugzeug, noch dazu First Class, zum ersten Mal trank ich ein Glas Champagner. In der Park Avenue, wo die Dame zu Hause war, gab es nicht viel zu tun. Zuerst musste ich ihr das eine Bein waschen, dann das andere. Zwischendurch telefonierte meine Arbeitgeberin und rief ständig »Oh my dear«, »Honey«, »Darling«, »Sweetie« und dergleichen mehr aus. Mich hat das total erschlagen, und ich war froh, als ich mit dem Luxusliner »MS Hamburg« wieder in Cuxhaven war. Immerhin hatte die Lady meine Überfahrt bezahlt. So richtig begann mich meine Tätigkeit erst zu faszinieren, als ich mich zur OP-Schwester im Bereich der Herzchirurgie hocharbeitete. Wie oft konnte ich da das glückliche Gefühl erleben, wenn in einem auf Hochtouren agierenden Team menschliches Leben gerettet wurde, bei dem es kaum noch Hoffnung gab. Wann immer wir einen Menschen verloren, war es, als hätten wir versagt. Nie wollten wir einen Kampf verlieren. Und mussten es doch immer wieder. Unermessliches Leid konnte innerhalb weniger Sekunden über den Menschen, der so nackt und hilflos auf dem OP-Tisch liegt, und seine Angehörigen hereinbrechen.

Nun will ich mit meinen sechsundvierzig Jahren ein neues Abenteuer starten: Ich will in der notleidenden Provinz afghanischen Flüchtlingen helfen. Eine Annonce in einem Fachblatt für Ärzte hat mich auf diese Idee gebracht. Ich selber bin mit meiner Mutter von Ostpreußen über Weimar nach Hamburg geflüchtet. Unterwegs mussten wir Kartoffeln vom Acker sammeln, um nicht zu verhungern. Wie oft wurde ich abgewiesen, wenn ich an einer Tür klopfte, in der Hoffnung, eine Scheibe Brot zu bekommen. Einmal schlug ein Mann mit einer Hundepeitsche auf mich ein. Menschen auf der Flucht, das konnte ich auf diese Weise lernen, sind wenig willkommen.

Der Flugplatz in Peschawar ist vom Sonnenschein überzogen. Der Nachmittag trägt Goldrand in diesem ansonsten eher öde anmutenden Gelände. Die pakistanische Polizei erwartet mich an der Gangway. Mit höflicher Miene werde ich von den Grauuniformierten in einen Raum geführt, wo ich registriert werde. In meinem Visum steht der Vermerk »Help for the Afghan refugees« (Hilfe für die afghanischen Flüchtlinge). Mein zukünftiger Chef von einer deutschen Hilfsorganisation erwartet mich, freundlich werde ich von ihm in Empfang genommen. Auf dem Weg zu seinem Toyota eröffnet sich mir eine völlig andere Welt: Überall sind bunte Fließgewänder zu sehen, Turbane mit Fransen und eigenartige Mützen aus Schafswolle, die, wie ich später erfahre, Pakolls heißen. Ich habe das Gefühl, als würde sich in mir immer noch ein weiteres Auge öffnen, ein mir bis dahin gänzlich unbekanntes.

Vor einem zweistöckigen Haus aus Lehm halten wir an. Mein Arbeitgeber, so denke ich, hat es nicht schlecht getroffen. Auf einer schattigen Terrasse reicht uns ein Bediensteter ungewohnt duftende Speisen. Anschließend werde ich gefragt, ob ich mich ausruhen wolle oder eine erste Gelegenheit wahrnehmen möchte, die Grenze zu Afghanistan zu besuchen. Unsere Hilfsorganisation, so gibt mir mein Chef zu verstehen, habe gerade die Erlaubnis bekommen, den Khyber-Pass zu durchqueren. Auf keinen Fall will ich die Möglichkeit versäumen, den berühmten Grenzübergang zu sehen. Mit einem Jeep fahren wir durch karges Land, links und rechts eingesäumt von steil nach oben ragenden Bergen. Die Bücher von Karl May fallen mir ein, mit ihren Beschreibungen von unendlich wilden Landschaften. Plötzlich taucht vor uns auf der löchrigen Asphaltstraße ein großes Tor mit eisernen Längsstreben auf. Es ist verschlossen. Auf der anderen Seite schauen wie aus einem Gefängnis viele große, dunkelbraune Augenpaare sehnsüchtig zu uns, nach Pakistan hinüber.

BÖSE GEISTER HABEN KEINE CHANCE

Peschawar ist für pakistanische Verhältnisse eine Stadt, in der es sich sehr gut leben lässt. Ein bunter traditioneller Basar zieht sich weit über das städtische Zentrum. Es gibt dort viele Obstsorten, Gemüse, Fleisch, aber auch wunderschöne Keramiktöpfe und diverse Gegenstände für den Haushalt zu erhandeln. Sogar ein Hotel mit europäischem Standard ist vorhanden. Jetzt im März ist das Klima angenehm temperiert, trocken und sonnig. Von Mai bis Oktober kann es sehr feucht und heiß werden. Da selbst in der Stadt der Strom häufig ausfällt, funktionieren die Klimaanlagen nur selten. Auch ein Duschbad erfordert einige Logistik. Am besten ist es, das tägliche Reinigen auf die Nachtstunden zu verschieben. Dann ist die Wasserversorgung am ehesten gesichert.

Das Gebäude des deutschen Hilfskomitees liegt in der Nähe des Basars. Es beherbergt Büros, Unterkünfte für die deutschen Beschäftigten und dient darüber hinaus als Gästehaus. Auch ich werde hier untergebracht. Bevor mein Einsatz in einer mobilen Ambulanz beginnt, verschaffe ich mir einen Überblick über die humanitären Hilfsorganisationen und hospitiere im »Krankenhaus der Nothilfe«. Ich bekomme dabei einen Einblick, wie problematisch die Unterbringung der afghanischen Flüchtlings-Patienten in Pakistan ist: Männer und Frauen müssen in getrennten Häusern untergebracht werden, versorgen und pflegen dürfen sie nur gleichgeschlechtliches Personal. Auch die gynäkologischen Untersuchungen sind ungewöhnlich und erstaunen mich: Viele Frauen weigern sich, die Kleider auszuziehen, sodass manche Diagnose eher einer Vermutung gleicht. Ganz anders verhalten sich dagegen die Frauen bei ihren täglichen rituellen Waschungen im Badebereich. Da werden die Gewänder und flattrigen Beinhosen ohne Scham abgelegt und alle Körperhöhlen sorgfältigst gesäubert, besonders der Genitalbereich und die Füße. Pilzerkrankungen, sagt man mir, treten bei den Afghanen nicht auf.

Ich sichte das Lager des deutschen Hilfskomitees mit den medizinischen Hilfsgütern, ordne und inventarisiere sie. Leider sind viele gespendete Geräte nicht mehr funktionstüchtig und auch nicht mehr zu reparieren. So gibt es Narkosegeräte, die aus der Zeit der Ätherverwendung stammen und nicht mehr für einen Einsatz mit heutigen Narkosemitteln umgerüstet werden können. Auch abgebrochene Klemmen kann ich nur noch in den Müll werfen. Was wir dringend brauchen, ist funktionstüchtiges Material.

Nach Peschawar kommen auch die Anforderungslisten der Kliniken aus Afghanistan. Die zentral eingekauften Medikamente müssen nach der Anlieferung aufgeteilt und verpackt werden. Zerbrechliche Ampullen und Flaschen kommen in Metallboxen, die anderen Medikamente werden in Kartons gesteckt und mit einer abfedernden Folie umwickelt. Diese Verpackungen müssen auf einem mehrtägigen Transport mit Trucks, Traktoren oder Pferden auch bei ungünstiger Witterung ihren wertvollen Inhalt schützen.

Langsam begreife ich, was es bedeutet, in einem Land arbeiten zu wollen, in dem Bürgerkrieg herrscht. In Pakistan wird über das Grenzland Afghanistan die Nase gerümpft, oder es kommen nur mitleidige Bemerkungen. Ich beobachte, dass die afghanischen Flüchtlinge wie Menschen zweiter Klasse behandelt werden. Ja, so kommentieren viele Pakistani, die Afghanen haben es nicht leicht gehabt mit dem Einzug der sowjetischen Armee 1979, zehn Jahre lang wurden sie von den Sowjets bestimmt, aber dass nun immer noch so viele Flüchtlinge kommen müssen, jetzt wo Präsident Nadschibullah an der Macht ist? Gewiss, der ist auch von den Sowjets eingesetzt worden, aber warum müssen die afghanischen Stämme, die vereint gegen den sowjetischen Feind gekämpft haben, sich nun gegenseitig die Köpfe einschlagen? Ich weiß das auch nicht, vielleicht werde ich das politische Geschehen in Afghanistan begreifen, wenn ich es näher kennen lernen werde. Ich höre nur aus all den Gesprächen heraus, dass Nadschibullah so verhasst ist, weil er kommunistisch und damit atheistisch sein soll – für eine streng islamische Gesellschaft kommt eine solche Weltanschauung einer Katastrophe gleich. Hauptsächlich sollen die Mudschahidin, die Freiheitskämpfer des Heiligen Krieges, gegen Präsident Nadschibullah und seine Regierungstruppen rebellieren. Diese Krieger rekrutieren sich zum größten Teil aus dem Stamm der Paschtunen, die in Afghanistan die größte Bevölkerungsgruppe ausmachen. Sie wollen den Islam, ihre Religion, mit Waffengewalt verteidigen. Ich habe noch nie länger in einem Land gelebt, das islamisch geprägt ist. Auf meinen Reisen habe ich eher buddhistisch orientierte Regionen besucht. Meine Kenntnisse über die Lehren des Korans sind begrenzt. Wie werde ich mit diesen schwierigen Gegebenheiten – Islam einerseits, Krieg andererseits – zurechtkommen? Noch dazu in einem Land, das zu den ärmsten auf dieser Erde zählt und bis auf den Einmarsch der Sowjets für die meisten Menschen ein blinder Fleck auf der Landkarte ist.

Afghanistan ist in Vergessenheit geraten, es gibt auch nur wenige Hilfsorganisationen, die dort operieren. Eine der wenigen ist das Deutsch-Afghanische-Komitee (DAK), das zum Teil mit finanzieller Hilfe der EG medizinische Einsätze in Afghanistan durchführt. Für diese Organisation arbeite ich nun und möchte in einem Land, das keine Reserven hat, seit Jahren nur das Chaos und das nackte Überleben kennt, Menschen einfach nur helfen.

Und schon geht es auch los mit unserem ersten Einsatz. Er führt mich in das Flüchtlingscamp Sadda. Ungefähr zweihundert Kilometer südlich von Peschawar, etwa sechs Autostunden entfernt, liegt noch auf pakistanischer Seite, in den »tribal areas«, den so genannten Stammesgebieten, das überfüllte Lager. Von Sadda aus starten die »mobilen Einheiten« mit ihren Medikamenten in die verschiedenen afghanischen Provinzen. Gleichzeitig leben auf diesem Gelände fast dreitausend afghanische Flüchtlingsfamilien. Und nun auch ich. Meine vorrangige Aufgabe besteht darin, sechs Wochen lang vormittags in einer kleinen, provisorisch eingerichteten Schule jüngere und gestandene Männer zum Sanitäter auszubilden. Für die zukünftigen Krankenpfleger entwickle ich ein einfaches Unterrichtssystem aus Theorie und praktischen Übungen. Während dieser Ausbildung lernen die Sanitäter, kleinere chirurgische Eingriffe vorzunehmen und die Wundversorgung zu beherrschen. Nachmittags behandle ich immer wieder verschmutzte und vereiterte Wunden, hervorgerufen durch die Lebensumstände in einer wasserarmen Gegend. Fast die Hälfte aller Patienten leiden unter Malaria, viele unter der weit verbreiteten Tuberkulose. Immer wieder berührt es mich, wenn ich in die Entbindungsstation komme. Uralte Riten umsorgen die Mütter auch in dieser unwirtlichen Gegend. Die Männer bringen ihnen ein besonders zubereitetes Essen und wohlriechende Kräuter, die sie in der Umgebung gesammelt und dann in einem Ofen geröstet haben. Der würzige Duft schläfert die jungen Mütter ein und soll auch die Djinnies, die bösen Geister, vertreiben. Zusätzlich übergeben die Ehemänner ihren Frauen ein kleines Lederbeutelchen, in dem besondere Schutzworte für Mutter und Kind von einem Geistlichen eingenäht sind.

Außerhalb dieses Areals darf ich nur in bewaffneter Begleitung. So oft ich Zeit habe, klettere ich eher mühsam als elegant auf einen Pferderücken. Wenn ich nämlich die Reitkunst beherrsche, so wird mir gesagt, kann ich auch im Notfall Einsätze in Gegenden starten, wo ansonsten kein Jeep mehr hinkommt. Das leuchtet mir ein, trotzdem kann ich einem Leben auf dem Pferderücken nichts abgewinnen. Zu sehr leide ich unter großflächigen Schwielen und Muskelkater. Zu meinem Training gehören auch weitere Tagesausflüge über die Grenze. Furchtbares bekomme ich vom Jeep aus zu sehen: Überall stehen vom Krieg zerstörte Häuser herum, manche von ihnen sind verlassene Ruinen, andere scheinen noch bewohnt zu sein, denn ich entdecke zaghafte Versuche des Wiederaufbaus. Hier und dort qualmt ein Backofen, in dem Fladenbrote, die wichtigste Nahrungsgrundlage der Afghanen, auf eine goldbraune Färbung warten.

Erst später habe ich erfahren, dass dieser Aufenthalt im Camp ein Test für mich war. Einerseits sollte ich mich an äußerst entbehrungsreiche Lebensumstände gewöhnen, andererseits wurde genauestens beobachtet, ob die von Männern geprägte und beherrschte afghanische Welt mich als arbeitende Frau, noch dazu Ausländerin, überhaupt akzeptierte. Anscheinend war man mit mir zufrieden; vielleicht weil ich versuche, mich den Landessitten anzupassen. Als auffällige und offenherzig gekleidete Erscheinung im westlichen Stil wäre ich gewiss ein Problem. Schon schickt mich meine Organisation zu meinem nächsten Einsatz im Landesinneren von Afghanistan.

WÜSTENSCHIFFE IM SCHLAMM

Von Sadda fahren wir erst einmal zurück nach Peschawar, um dort die notwendigen chirurgischen Utensilien und Erste-Hilfe-Kästen zusammenzustellen. Unser Team besteht aus einem Chirurgen, einem Internisten und meiner Person. Jeder muss sein persönliches Gepäck für einen mehrmonatigen Aufenthalt vorbereiten, wobei ein wärmender Schlafsack und Medikamente für den eigenen Gebrauch besonders wichtig sind. Auch will keiner von uns auf Zahnpasta, Seife und Deodorant verzichten, ebenso müssen Bücher unbedingt mit, da sie gute Freunde in einsamen Stunden sind. Schon Tage vorher probieren wir, uns in der landesüblichen Männerkleidung, dem Shalwar Khameez, der wörtlich mit »Schlafanzug« zu übersetzen ist, zu bewegen. Das Ensemble ist zweiteilig und besteht aus einer weiten, mindestens knielangen Jacke und großzügig geschnittenen Hosen. Die Afghaner schlafen auch in diesem Outfit, ich habe immer versucht, für die Nacht einen Wechsel vorzunehmen. Der Anzug ist bei unserem Unternehmen Pflicht, da wir auf keinen Fall durch ein fremdes Äußeres Misstrauen wecken wollen.

Zum Abschied beten wir zusammen mit dem afghanischen Chef der Hilfsorganisation in dem Esssaal unserer Unterkunft. Ich sitze in einer Ecke des Raumes und bin berührt von der besonderen Stimmung, dem Vorbeter und dem religiösen Gesang. Ich empfinde in diesem Moment als Christin keinen Unterschied zu den Muslimen, da uns ein gemeinsames Gefühl verbindet. Alle spüren tief in ihrem Herzen, dass wir auf dem Weg zu einer besonderen Herausforderung und Verantwortung sind, die nichts mit einer christlichen Mission zu tun hat. Ich bin auch davon überzeugt, dass man in einem Land wie Afghanistan keinen Glauben verbreiten sollte. Überhaupt bin ich davon überzeugt, dass man die jeweiligen Traditionen eines Landes zu respektieren hat. Ich bin nicht gegen den Propheten Mohammed oder Buddha oder einen afrikanischen Dämonengott, das Einzige, was ich nicht ausstehen kann, ist Heuchelei. Ich verstehe aus heutiger Perspektive auch nicht, wie manche Christen einen derartigen Missionseifer an den Tag legen konnten, ohne die afghanische Realität zu berücksichtigen. Menschen, die nicht hinter dem Koran stehen, werden in einem religiösen Wahn getötet.

Nach dem Gebet schauen wir uns sprachlos an. Ich denke daran, dass Afghanistan mit dem Abmarsch der Sowjets für einen kurzen Augenblick in den Mittelpunkt des Weltgeschehens rückte. Ein Aufschrei ging durch die Medien, als die Bürgerkriege ausbrachen, und damit auch Hunger, Not und Flüchtlingswellen. Aber wie bislang noch jede Entrüstung, ebbte auch diese wieder ab. Der akute Schmerz verflüchtigt sich in Siechtum, das keiner mehr wahrnehmen will. Afghanistan ist nicht mehr im Zentrum des Interesses, eigentlich hat es jeder Europäer vergessen. Manche erinnert der Name nur noch an eine Droge oder an eine überzüchtete Hunderasse. In dieser Nachdenklichkeit verlassen wir Peschawar noch vor dem Morgengrauen. Unsere Truppe ist jetzt achtzehn Mann stark: Neben den beiden deutschen Ärzten ist der Dolmetscher Haji Daud dabei, der Koordinator Aziz, der Krankenpfleger Nabi, der Wirtschafter Mukam Chan, die beiden Fahrer, der Koch, einige Sanitäter, die nach dem Abschluss ihres Kurses in Sadda nach Afghanistan zurückkehren wollen, und mehrere bewaffnete Leibwächter zu unserem Schutz. Mit unserem Pickup und einem Jeep müssen wir einen Umweg fahren, da die direkte Route wegen Unruhen gesperrt ist. Zudem wollen wir mit unseren kostbaren Schätzen keine unnötigen Risiken eingehen.

Am ersten Tag fahren wir vierzehn Stunden, um in den Süden Pakistans zu gelangen, quer durch unendliche Wüste, hier und da entdecken wir sandzerfurchte Steine und bodennahes Gestrüpp. Manchmal fühle ich mich wie auf einem Schiff bei hohem Wellengang, denn die sandigen Furchen sind tief ausgewaschen. Bei starken Regenfällen werden sie schnell geflutet, und ein Jeep kann in kürzester Zeit stecken bleiben. Manchmal kommen hinter großen Staubwolken verbeulte Trucks in ausgeblichenen Farben zum Vorschein. Bordüren, die die Fenster umrahmen, sind mit kleinen Glöckchen ausgestattet – das helle Geläut vermischt sich auf wundersame Weise mit dem Pfeifen des Wüstenwindes. Ohne weitere Vorkommnisse oder Abwechslungen erreichen wir endlich Waziristan, einen Grenzort von großer Trostlosigkeit.

Von dort geht es weiter nach Azamorsak. Alle Truckfahrer suchen diese letzte Zwischenstation auf pakistanischer Seite auf, um sich von den Strapazen der Tour auszuruhen. Sie ist wie eine Festung gebaut, hohe Mauern umfrieden einen Innenhof, ein mächtiges Tor lässt nur diejenigen hinein, die eine Unterkunft suchen. Ein Brunnen spendet Wasser, mehr Komfort gibt es nicht. Öllampen oder Kerzen werden später die stockfinstere Nacht ein wenig erhellen, Elektrizität hat den Weg zu diesem Ort noch nicht gefunden. Wir kommen am späten Nachmittag an und unsere Fahrzeuge finden Platz im Schatten der düsteren Mauern, wo schon sechs weitere Lkws und drei Pick-ups abgestellt sind. Da ich nichts weiter zu tun habe, beobachte ich das Treiben der Menschen, gegen Abend sind es immer noch fünfzig bis sechzig Personen, ausschließlich Männer. Sie reden mit ausdrucksvollen Gesichtern und dramatischen Gesten aufeinander ein, rauchen und trinken in kleinen Schlucken ungesüßten grünen Tee. Aus Sicherheitsgründen dürfen wir uns nur innerhalb der Mauern aufhalten. Die Männer tragen einen kunstvoll geschlungenen Turban oder den wollenen Pakoll und sehen mit ihren an Gürteln getragenen Waffen recht kriegerisch aus, wobei der prächtige Bartwuchs den Eindruck noch verstärkt. Einmal habe ich das Bedürfnis, vor das Tor zu treten, um einen weiten Blick über die nächtliche Landschaft zu erhaschen, sofort folgt mir ein Mann mit einer Kalaschnikow und bleibt in meiner unmittelbaren Nähe. Endlich ist es im Lager dunkel und ich kann mir, hinter einem Truck versteckt, wenigstens das Gesicht ein wenig waschen. An einen Kleiderwechsel ist angesichts der vielen Männer und der wenigen Räume nicht zu denken. In der Nacht betten wir uns auf Matten, die wir einfach auf dem Boden ausrollen. Leider bekomme ich kein Einzelzimmer, sondern muss den Raum mit fünf Männern teilen. Anfangs will es mir nicht gelingen einzuschlafen. Immer muss ich daran denken, was Armut heißt. Ein Stück Fladenbrot, Tee und eine Decke zum Schlafen löst bei den Menschen hier Zufriedenheit aus. Mir fällt ein, dass ich als Kind von meiner Mutter auf den Jahrmarkt geschickt wurde, nicht um Karussell zu fahren oder eine Zuckerwatte zu verspeisen, sondern um zwischen den Buden nachzuschauen, ob nicht jemand Geld verloren hat – Geld, das anschließend zum Kauf von Milch für die Brüder verwendet wurde.

Zwei Tage bleiben wir in der Festung. Von vorbeifahrenden Händlern erstehen wir in Kanistern noch viele Liter Dieseltreibstoff, der in Afghanistan besonders teuer ist. Auch die vorausgeschickten Lkws mit den gut verpackten Medikamenten kommen in der Zwischenzeit an. Schließlich ist unser Konvoi fertig: drei Lkws mit den Klinikartikeln, der Pick-up sowie der Jeep. Da es verboten ist, Ausländer von Pakistan nach Afghanistan zu bringen, verstecken wir uns unter Decken in einem der Lastwagen. Nach dem Passieren der Grenze steigen wir wieder in den Jeep um. Die Fahrer meistern die Strecke mit großem Geschick, obwohl nur noch wenige Straßen intakt sind. Nach zehn Jahren Krieg bestehen sie einzig aus riesigen Schlaglöchern und tief zerrissenen Furchen. Wir verlassen die Ebene und gelangen in ein extrem zerklüftetes Gebirge. Überall liegt Geröll auf den Pisten oder tiefe Abgründe tauchen unvermittelt auf. Manchmal können wir nur zehn Stundenkilometer fahren. Es erscheint uns wie ein Wunder, dass nichts passiert. Die Schleichwege aus der Zeit der sowjetischen Besatzung führen uns immer wieder durch zerstörte Dörfer, vorbei an ausgebrannten Panzern und Einschlaglöchern von Granaten. Die Felder sind nicht mehr bestellt, trostlos liegen sie brach, überall sind frische Gräber zu entdecken, hier müssen Mudschahidin liegen, die von Sowjets getötet worden sind.

Ohne eine längere Pause fahren wir fünfzehn Stunden lang, bis wir schließlich ein kleines Gasthaus erreichen. Die Erschöpfung ist so groß, dass wir nur noch etwas Tee trinken und uns dann sofort in dem fensterlosen Raum zum Schlafen legen. Um allein zu sein, ziehe ich mich in den Jeep zurück. Als ich den Schlafsack ausbreiten will, stelle ich fest, dass das Speiseöl darauf ausgelaufen war. Trotz lausiger Kälte ist an Schlaf nicht mehr zu denken. Alle sind über das Morgengrauen froh, und um fünf Uhr geht es mit unserer kleinen Karawane weiter. Jetzt fahren wir wieder durch Wüste; Hitze und Staub setzen uns in einem kaum ausdenkbaren Ausmaß zu. Der Konvoi wird immer wieder auseinandergerissen, da Pannen behoben und Reifen gewechselt werden müssen. Einer unserer Trucks ist von russischer Bauart und macht uns besonders häufig Schwierigkeiten. Permanent hält er uns mit seinen diversen Macken auf, schließlich bekommt er von uns den Namen »Nadschibullah«, nach dem von den Sowjets eingesetzten Führer der kommunistischen Partei in Kabul. Gegen Abend erreichen wir einen größeren Wüstenort mit einem gut eingerichteten Gästehaus.

Haji Daud, der Übersetzer, gibt uns zu verstehen, dass sich unsere Truppe ins hintere Gastzimmer zurückziehen solle. Doch überhören wir konsequent den wohlmeinenden Rat und wollen lieber dort tafeln, wo der Tee gemütlich aus silbergeschmiedeten Samowaren fließt.

»Es sind Ausländer unter uns«, warnt Haji Daud nochmals. Doch vergeblich. Wir bestehen weiter darauf, im lebhaften vorderen Teil speisen zu wollen.

»Die Situation hier in Afghanistan ist nach dem Abzug der Sowjets kritischer und chaotischer denn je.« Wir schenken Haji Daud schlichtweg keine Aufmerksamkeit. Wahrscheinlich ist unser Gehirn vom Wüstenwind vertrocknet. »Zuvor ging es gegen einen gemeinsamen Feind, jetzt stehen sich Afghane und Afghane gegenüber. Jeder misstraut jedem, da Verrat bei dem engsten Freund angenommen wird. So ist man auch Ausländern gegenüber eher feindselig eingestellt, weil man in ihnen mögliche Spione vermutet oder einfach befürchtet, durch sie in Schwierigkeiten zu geraten«.

Genüsslich stecken wir uns mit den Fingern saftige Fleischbrocken in den Mund und merken erst auf, als ohne ersichtlichen Grund plötzlich ein Streit zwischen unseren bewaffneten Begleitern und einem Einheimischen aufflammt. Da die Leibwächter anscheinend heftig für uns Partei ergreifen, droht der Zwist in eine Schießerei auszuarten. Fluchtartig verlassen wir das unwirtlich gewordene Haus und beschließen die Weiterfahrt bis nach Ghazni.

Langsam rückt unser Ziel näher, nur noch sieben Autostunden liegen vor uns, trotzdem wünscht sich jeder, sein

Haupt betten zu können. Keine leichte Sache in einer nachtschwarzen Wüstengegend. Hinzu kommt noch das Problem, dass wir in der Dunkelheit keine Orientierung haben und uns auch noch verfahren. Zu allem Unglück zieht ein Wetterleuchten auf und geht anschließend in ein Unwetter über. Durch den heftigen Gewitterregen entwickeln sich die Wege zu reißenden Schlammbächen. Unser Fahrer reagiert blitzschnell, reißt das Steuer herum und lenkt den Wagen auf einen Hügel; die anderen folgen ihm. Wir sind nun gezwungen, in dieser unschönen Erhabenheit zu übernachten. Einige schlafen draußen in der Kälte, anfangs noch im Regen, jeweils vier Personen übernachten im Jeep: der Internist, knappe zwei Meter groß, quetscht sich vorn zurecht, mit einem Bein über dem Lenkrad, der Chirurg versucht, eine bequeme Lage auf der Rückbank zu finden, ich wähle die Bank ihm gegenüber und der Fahrer rollt sich auf dem Boden zwischen uns ein. Der Jeep ist alt, eng und hart, und ich bin ohne Decke oder Schlafsack. Der Fahrer gibt mir großzügig einen Zipfel von seiner Decke ab, dennoch kann ich mich kaum entspannen. Wieder einmal erscheint der herannahende Morgen wie eine Erlösung. Die Schlammbäche haben sich zurückgebildet, wir finden nach einigen Schwierigkeiten unseren Kurs und können dann auf der richtigen Route weiterfahren, die erneut in eine atemberaubende Gebirgsgegend führt. In früheren Zeiten war sie eine versteckte Nachschubstrecke der Mudschahidin. In einer Passenge zählen wir siebzig Mudschahidin-Gräber. Ein Verräter hatte die Freiheitskämpfer des Heiligen Krieges ausgeliefert, so bekommen wir später erzählt.

Am frühen Nachmittag treffen wir beim Kommandanten von Ghazni ein. Herzlich werden wir auf dieser Zwischenstation mit Tee und Rosinen begrüßt, doch sind wir so todmüde, dass wir das Begrüßungszeremoniell einfach nur über uns ergehen lassen. Mein einziges Problem ist der gesamte Dreck an meinem Körper. Zwei Tage und Nächte habe ich mich nicht waschen können. Auf meine eindringliche Bitte stellt man mir im Frauenwaschraum einen Eimer mit Wasser bereit, sodass ich mich gründlich reinigen kann. Anschließend schlafe ich zwei Stunden tief und ohne eine Erinnerung an einen Traum.

Ist der Mensch ein wenig ausgeruht, denkt er sogleich ans Essen. Wie herrlich! Schon ruft uns der Kommandant in seinen Gastraum, um mit ihm das Mahl zu teilen. Geschlossen tritt unser hungriges Team an, und nach einer kleinen Ansprache werden unsere Finger der Reihe nach mit Wasser begossen. Wer mit der Reinigungszeremonie fertig ist, darf sich um ein lang ausgebreitetes Tuch auf den Boden setzen. Ein Bediensteter läuft barfuß auf dem »Tischtuch« hin und her und gießt jedem einzelnen grünen Tee in eine Schale. Anschließend werden dampfende Schüsseln aufgetragen und noch warmes Fladenbrot verteilt. Wir essen mit den Fingern und benutzen die Brotfladen als Löffel. Das Essen ist ausgezeichnet. Alles läuft unter der Aufsicht des Kommandanten ab, der hier und da seine Leute anweist. Zum Abschluss wird Obst gereicht, und wir warten sehnlichst darauf, dass der Kommandant das Zeichen zum Schlafen gibt. Es ist aber auch kein Wunder, dass wir nach den Anstrengungen der Reise immer noch müde sind. Endlich ist es so weit. Die Reste aus den Schüsseln werden einfach ins Tuch geworfen, das nun aufgewickelt und beiseite gelegt wird. In diesem Raum sollen wir auch unsere Nachtruhe finden. Mir weist man einen Platz in einer Ecke zu, wo ich vor den Blicken der Männer geschützt bin.

MOBILER EINSATZ

Nach dem Frühstück fahren wir zu unserem Einsatzort. Die Thurgam-Klinik liegt in einer Gegend, die als gefährlich eingeschätzt wird, da sich dort Regierungstruppen von Nadschibullah aufhalten. Aus diesem Grund dürfen wir uns nicht außerhalb der Klinik bewegen. Es wird uns erzählt, dass das Haus des Kommandanten schon zweimal angegriffen und zerstört worden sei. Neben der Klinik bekommen wir in einem einheimischen Wohnhaus einen kleinen Raum zur Verfügung gestellt. In ihm werden wir die ganze Zeit, die wir dort zubringen, mit acht Personen leben, rund um die Uhr bewacht von zwanzig Mudschahidin. Keiner soll dadurch die Möglichkeit erhalten, bei uns eine Bombe zu legen. Nach der jeweiligen Wachablösung besuchen uns die Mudschahidin. Wir kommen kaum zur Ruhe, denn es wird permanent geredet. Die Weitergabe der politischen und persönlichen Informationen funktioniert hervorragend. Ein anderes Nachrichtensystem gibt es ja auch nicht. Wir merken schnell, wen die Bewacher aus unserem Team besonders häufig ansprechen, akzeptieren und wem sie Vertrauen schenken. Seltsamerweise habe ich als Frau in der afghanischen Männerwelt keine Schwierigkeiten. Ich werde mit Respekt behandelt, nur manchmal fühle ich mich einsam, da ich als Frau grundsätzlich isoliert werde und viele Blicke an mir aus lauter Höflichkeit vorbeigehen. Dafür habe ich den Vorteil, an der Männerwelt teilzunehmen, ihre Verhaltensweisen zu beobachten und zu erleben. Zum Glück bin ich auch gern gesehen bei den Frauen. Nachmittags werde ich von ihnen zum Tee eingeladen, bekomme sogar eine duftende Rose geschenkt.

Der Name Thurgam-Klinik kann einen falschen Eindruck vermitteln. Sie ist vergleichbar mit einer Ambulanz, doch hin und wieder müssen wir auch Patienten über eine oder mehrere Nächte hinweg betreuen. Die Kranken kommen immer in Begleitung eines Verwandten, der auch bei der Behandlung zumeist anwesend ist und nicht eher von der Seite des Patienten weicht, bis dieser wieder nach Hause gehen kann. Am ersten

Arbeitstag suche ich mir einen Raum aus, den ich nach der im Trainingscamp ausgearbeiteten Checkliste ausrüste. Der Internist und der afghanische Arzt versorgen die Patienten in einem Zelt mit leider sehr beschränkten Möglichkeiten. Sie hören sich die Schilderung der Beschwerden an, stellen die Diagnose und verordnen dann die entsprechenden Medikamente. Dabei wären oftmals differenzierte Analysen, beispielsweise der Nachweis von Amöben oder TBC sowie Malaria- und Urinuntersuchungen dringend notwendig. Chirurgische Eingriffe werden hauptsächlich an Patienten vorgenommen, die Folgeprobleme mit ihren Kriegsverletzungen haben. Viele Kinder sehe ich, die chronische Knochenentzündungen haben, verursacht durch Minen- und Splitterverletzungen. Auch Abszesse in der Größe von Orangen und stark eiternde Wunden beeinträchtigen sie. Ihr Anblick stimmt mich immer besonders traurig.

Manche Gesichter sind nach Verbrennungen oder Kriegsverletzungen derart entstellt, dass ein plastischer Eingriff notwendig ist. Diese schwer leidenden Menschen überweisen wir an Spezialkliniken in Peschawar. Ebenso Patienten mit komplizierten Augenproblemen oder gynäkologischen Schwierigkeiten. Es ist auch nicht einfach für uns, immer die richtigen Diagnosen zu stellen, da religiöse und traditionelle Vorschriften nur eine begrenzte Entblößung bestimmter Körperteile erlauben, ganz unabhängig davon, ob der Patient ein Mann oder eine Frau ist. Den Unterleib einer Frau darf überhaupt kein männlicher Arzt untersuchen. Einzig ich, die völlig unerfahren auf diesem Gebiet ist, darf eine Frau in diesem Bereich anfassen. Nichts wünsche ich mir sehnlicher, als dass eine Gynäkologin bei uns im Team wäre.

Nach Wochen unermüdlicher Arbeit verlassen wir unsere kleine Klinik. Es fällt uns nicht leicht, da wir das Land und die Menschen ins Herz geschlossen haben. Wir ziehen durch ein enges Gebirgstal weiter zu einem neuen Einsatzort, der nur eine Tagestour von der Thurgam-Ambulanz entfernt liegt. Der Weg führt an Stellungen der Regierungstruppen vorbei, wir entdecken auch die Stelle, wo ein Arzt und eine Krankenschwester ein Jahr zuvor gefangen genommen worden waren. Unsere Begleiter schweigen betreten. Ich merke, dass sie äußerst angespannt sind. Aufmerksam beobachten sie die Gegend. Überall auf kleinen Anhebungen sind Maschinengewehre in Stellung gebracht, ihre Zielrichtung ist die Piste, auf der wir entlangfahren. Zu aller Erleichterung erreichen wir den Ort Khugani, der ebenfalls in der Provinz Ghazni liegt, ohne Zwischenfall. Hier ist die Klinik aus Tarnungsgründen in den Berg hineingebaut worden, zusätzlich gut verdeckt durch mehrere Pappeln. Khugani gilt als sicher, da sich dieser Ort in den Händen der Mudschahidin befindet. Natürlich beehren wir wieder den hiesigen Kommandanten mit einem Antrittsbesuch. Seine eher karge Unterkunft liegt ebenfalls gut versteckt in den Bergen. Sechshundert Mudschahidin stehen unter seinem Befehl, die auf Posten im umgebenden Gebirge verteilt sind. Nach dem Essen werden wir zu einem Übungsschießen eingeladen. Unsere afghanischen Begleiter freuen sich über diese Abwechslung, weil es für sie eine willkommene Übungsmöglichkeit ist. Ich stehe etwas abseits auf dem Platz, schaue mit gemischten Gefühlen auf die Einschusslöcher.

Da das Gelände durch die Mudschahidin abgesichert ist, kann ich endlich einmal frei durch die Landschaft spazieren. Fast hatte ich vergessen, was für ein wunderbares Gefühl das ist. Die Berge erscheinen braungrau, der Bach im Gebirgstal schimmert in allen nur denkbaren Grüntönen, Pflanzen, die ich nicht kenne, scheinen freundlich ihre bunten Blütenköpfe zu mir zu wenden. Es ist einfach herrlich, nach der anstrengenden Arbeit auf einem Bergdach Tee zu trinken, in die unendliche Weite zu schauen und auf den Sonnenuntergang zu warten. In solchen Momenten vergesse ich den Krieg und sauge mich mit Lebensfreude voll. Auch meine afghanischen Mitarbeiter strahlen eine große Zufriedenheit aus. Gemeinsam betreiben wir irgendwelche Späße, die kein anderer lustig finden würde. Überhaupt habe ich nie einen von ihnen launisch oder missmutig erlebt. So lachen wir in die aufkommende Dunkelheit hinein, bis das muslimische Abendgebet den Tag abschließt.

Der Alltag in der Klinik gestaltet sich ähnlich wie in Thurgam. Wir richten die chirurgische Ambulanz ein, behandeln die Kriegsverletzten, und ich werde zur Ansprechpartnerin für die

Frauen. In zwei Fällen stehe ich den Frauen völlig hilflos gegenüber. Eine Patientin ist im dritten Monat schwanger und blutet seit längerer Zeit. Sie muss dringend in ein Hospital, aber
nach Kabul kann sie nicht. So können wir ihr nicht weiterhelfen, und sie verliert ihr Kind. Eine andere Frau entbindet
bei uns Zwillinge, doch die Plazenta kommt erst nach drei
Stunden und wahrscheinlich nicht vollständig. Sie war schon
in einem Schockzustand zu uns gebracht worden und hatte
eine starke Sepsis entwickelt. Nach der Erstversorgung soll sie
nach Peschawar gebracht werden. Dieses Mal können wir ein
Fahrzeug für die junge Mutter organisieren, doch der Transport dauert zwei Tage und zwei Nächte und führt über schlechte Wegstrecken. Während dieser Zeit bangen wir alle mit ihr,
hoffen dass der Ehemann es schafft, die Infusionen zu wechseln und die Spritzen richtig zu setzen, da wir den beiden keine fachliche Betreuung mitgeben konnten. Später erfahren wir,
dass sie auf dem Weg nach Peschawar gestorben ist.

Ein fünfjähriges Mädchen nehme ich unter meine besondere Obhut. Sie hat einen Darmverschluss, der durch Würmer
verursacht wurde. Nun spuckt sie unter großen Krämpfen
immer wieder diese ekligen Viecher aus. Ihr selber wird so arg
zumute, wenn sie das Erbrochene anschaut. Doch wir können
ihr so wenig helfen, weil wir kaum wirkungsvolle Medikamente haben. Wir verabreichen ihr ein Wurmmittel, geben ihr
Speiseöl zum Abführen und krampflösende, schmerzstillende
Mittel. Immer wieder wickle ich feuchtwarme Umschläge um
ihren kleinen, sich aufbäumenden Bauch. Wie viel Leid das
Mädchen schon erfahren muss!

MANCHMAL IST DER FEIND AUCH GRÜN

Es geht wieder weiter. Die Fahrt führt uns über die Hauptstraße in Richtung Kabul. Einst war sie gut asphaltiert gewesen, jetzt ist sie durch ständiges Befahren mit Panzern, durch
Bombenabwürfe und Geschosseinschläge schwer beschädigt.
An einem schönen Abhang, wo auch ein Bach fließt, machen
wir Rast. Unsere Begleiter nehmen im Wasser ihre rituellen
Fußwaschungen vor, wir alle sind in unserer Stimmung
gedämpft. Später erfahren wir, dass diese Stelle wie so viele
andere vermint ist.

Wir erreichen nach dieser Tagesfahrt das Dorf Chak in der
Provinz Wardak. Der Ort liegt in einem Hochtal, siebzig Kilometer südwestlich von Kabul. Ein Strom durchzieht die Ebene, sodass ausreichend Wasser zur Bewässerung der Felder vorhanden ist. Entsprechend sehe ich überall kleine, fruchtbare
Äcker. Beherrscht wird das Tal von einem Wasserkraftwerk,
das die Firma Siemens hier 1938 erbauen ließ. Zwar soll noch
eine Turbine funktionieren, aber das scheint ein Gerücht zu
sein, denn es gibt keinen elektrischen Strom.

Für unsere Ambulanz bekommen wir zwei Räume im Wasserkraftwerk zugewiesen, die nicht gerade den besten Eindruck
auf uns machen. Also müssen wir erst einmal die Ärmel auf-
krempeln und mit vielen Eimern Wasser unsere Behandlungsräume putzen. In der Zwischenzeit lagern wir das Medikamen-
tendepot vorübergehend in den Wohnbereich der Mitarbeiter
aus. Da sieht es wenigstens etwas sauberer aus. Unsere ambulante Sprechstunde verläuft eigentlich völlig normal ab, nur dass
die männlichen Patienten ihre Kalaschnikows zur Behandlung
mitbringen. Doch schlagartig ändert sich alles, als fünfunddreißig Kilometer entfernt in dem kleinen Städtchen Maidan ein
schwerer Kampf ausbricht. Wieder einmal liefern sich die Regierungstruppen mit den Mudschahidin, die Kabul erobern wollen, ein Gefecht. Noch in unserer Gegend hören wir die ein-
schlagenden Bomben. Eines Nachts werden wir geweckt und in
die Klinik gerufen: Ein Lkw mit Verwundeten ist angekommen.
Der Fahrer erzählt uns, dass eine ganze Familiensippe in ein

Kampfgemenge verwickelt worden war, und alle Mitglieder, vom Kind bis zum Greis, hätten Schussverletzungen abbekommen. Paradox genug: Obwohl wir in einem Kraftwerk arbeiten, müssen wir wegen des fehlenden elektrischen Stroms mit Taschenlampen operieren. Wer von der Familie am schwersten verletzt ist, wird zuerst operiert, hochkonzentriert arbeiten wir bis zum Morgengrauen. In dieser Nacht werden noch drei weitere Verwundete gebracht, die mit einem Jeep auf eine Mine gefahren waren. Einer der Männer sieht einfach schrecklich aus, sein ganzes Gesicht ist mit Blut überströmt, im unteren Bereich baumelt lose der Kiefer herum.

Nun haben wir mit den Kriegsverwundeten zum ersten Mal stationäre Patienten. Glücklicherweise bietet das Kraftwerk ausreichend Platz für alle, und in der Halle hinter der dritten Turbine können wir sogar eine Frauenstation einrichten. Die Abschirmung der Frauen gegenüber der Öffentlichkeit spielt in einem Land, in dem die Frauen nur verschleiert herumgehen dürfen, eine wichtige Rolle. Die Nähe zum Kampfgebiet hat zur Folge, dass wir zunehmend schwer verletzte junge Mudschahidin behandeln. Entsprechend außergewöhnlich werden unsere Operationsmethoden, die sich den Kriegsverletzungen anpassen müssen. Knochenteile werden mit zusammengedrehtem Stahlmaterial oder Drahtseilen fixiert, Eimer mit Feldsteinen ersetzen Zuggewichte, die Verbindung zwischen gebrochenen Gliedern und Zuggewicht stellen Plastikwäscheleinen über leere Leukoplastrollen her.

Die Mudschahidin werden meist von ihren Kameraden begleitet. Sie übernehmen die Pflege und helfen auch bei den anderen Verletzten mit. Ein Besuch der Außentoilette wäre vielen ohne ihre Hilfe nicht möglich. Scheu betrachten sie mich anfangs, dann lassen sie die Pflege durch mich zu. Oft laden sie mich zu einem Tee ein oder drücken mir aus Dankbarkeit ein gekochtes Ei in die Hand.

Solch ein Ei ist ein wertvolles Geschenk, bessert es doch die einfache Verpflegung auf. Bei unserer Ankunft haben unsere Begleiter das uns zur Verfügung gestellte Land mit Zwiebeln, Gurken und Tomaten bestellt. Doch bis zur Ernte ist es noch lang hin. So essen wir täglich Fladenbrote und Dal, ein proteinhaltiges Linsengericht. Manchmal beiße ich in einen noch grünen Apfel, um das Gefühl von frischem Obst zu spüren. Die sehnsüchtig erwartete Tomatenernte werden wir in diesem Jahr nicht mehr erleben, da wir vorher abreisen. Die ersten Kartoffeln werden durch einen Bombenabwurf in unserer unmittelbaren Nähe aus der Erde geschleudert. Einfach ist das Leben nicht.

Ich komme mit den Afghanen nicht nur gut aus, sondern ich werde sogar wie eine Schwester in die Großfamilie unserer Begleitmannschaft aufgenommen. So bin ich beschützt und bewacht. Schon am ersten Tag nach unserer Ankunft fabrizieren meine »Brüder« für mich aus Zweigen und Pappe eine Art »spanische Wand«, hinter der ich mich waschen kann. Später schaffen sie mit dem einzigen auffindbaren Sack Zement im Medikamentenlager eine Waschstelle, die mit einem Vorhang versehen wird. Eines Nachts bekomme ich Besuch von kleinen grünen Fröschen. Eigentlich sind sie niedlich und hübsch anzusehen, dennoch stören sie mich, wenn sie mir ins Gesicht hüpfen oder gar vertraulich im Haar hocken. Weil ich mit meinen Scheuchversuchen die nächtliche Ruhe der anderen im Raum Schlafenden störe, bitte ich am nächsten Morgen den Wirtschafter Mukam Chan, nach Lücken im Gemäuer zu suchen und diese vor den grünen Weibchen und Männchen zu verschließen. Er dichtet alles gründlich ab, auch die Tür, und meldet dann pflichtbewusst: »Der Feind von Karla ist nicht aufgespürt worden!« Und ich bekomme noch andere Aufmerksamkeiten von diesen ungewöhnlichen afghanischen Männern, wenn auch etwas beiläufig oder verstohlen. Einmal zaubert einer eine Gurke aus seiner Tasche für die »Schwester«, dann wieder ist es ein Apfel. Ein anderes Mal wirft man mir eine besonders schöne Rose zu oder legt mir, wenn es zu kalt wird, eine Decke auf die Füße. Einer hat entdeckt, dass ich besonders gern junge Zwiebeln esse, schon sorgt er dafür, dass sie bei jeder Mahlzeit vorhanden sind.

In unserer Freizeit sitzen wir in einer Laube, die wir aus Zweigen gebaut haben. Sie liegt richtig romantisch an einem Bach, dazwischen wachsen Apfelbäume, die zusätzlich Schatten spenden. Ausgelegt ist die Laube mit Matten, auf denen wir nur zu gern sitzen und Tee trinken. Dabei sind wir nicht untätig, sondern fertigen Mullkompressen und Tupfer an. Manchmal bleibe ich bis zum Einbruch der Dunkelheit hier und schaue in den klaren Sternenhimmel. Dabei wandern die Gedanken über die Milchstraße nach Hause. Was machen meine Freunde? Welche Dinge haben sich dort ereignet? Es ist schon eigenartig, gar keine Nachrichten aus der Ferne zu erhalten.

Heute weiß ich, dass man zu solch einem Auslandseinsatz einen Kurzwellenempfänger braucht, um Nachrichten zu hören, und einen Walkman, damit ich meiner geliebten klassischen Musik lauschen kann, die mich besonders in düsteren Momenten zu trösten vermag. Andere Möglichkeiten des Zeitvertreibs habe ich nicht. Da ich mich nicht frei in Afghanistan bewegen kann, ist es mir auch nicht möglich, meine Reizarmut mit kulturell oder historisch interessanten Besichtigungstouren zu durchbrechen. Meine einzige Verbindung zur Außenwelt ist die Post. Sehnsüchtig schaue ich jeden Tag in die Richtung, aus der ein Kurier kommen könnte. Und sehe ich einen, bin ich ganz aufgeregt; er könnte ja Briefe von Freunden und Verwandten dabeihaben. Jede Klinik hat einen Kurier, der die Kommunikation mit Pakistan aufrecht hält, denn über Kabul werden keine Informationen weitergetragen.

Mit der Zeit entwickle ich zu dem Kommandanten, der in der afghanischen Männerwelt eine exponierte Stellung einnimmt, ein Vertrauensverhältnis. Am Anfang ignoriert er mich – es gilt ja als höflich, fremde Frauen nicht zu beachten, nach einer Weile bemerke ich erstaunt, wie er mir mit dem Kopf zunickt, jetzt begrüßt und verabschiedet er mich mit einem Händedruck. Dabei muss man wissen, dass Afghanen eine körperliche Berührung mit Frauen eher meiden. Meine Wertschätzung erhält eine weitere Steigerung, als ich auf meine Bitte hin, eine erst kürzlich in Betrieb genommene Schule zu besuchen, eine Erlaubnis erhalte. Natürlich darf die Besichtigung nur in Begleitung einer männlichen Schutzperson stattfinden. Das Unterrichtsgebäude befindet sich noch immer in einem Zustand des Wiederaufbaus, was am meisten daran zu merken ist, dass das Dach komplett fehlt. Ich werde zuerst dem Lehrerkollegium vorgestellt, anschließend darf ich die Schüler begrüßen; es sind nur Jungen, eine Ausbildungsstätte für Mädchen gibt es in diesem Ort nicht. Welche Zukunft haben diese Kinder? Wie viele von ihnen werden in den nächsten Jahren ihr Leben verlieren, weil die Kriege nicht enden wollen?

»Und was halten Sie von unserer Schule?« Es ist ungewöhnlich, dass mich ein Kommandant nach meiner Meinung fragt.

»Das Gebäude ist sehr schön hell, und die Kinder haben ausreichend Platz zum Lernen.« Ein wenig winde ich mich um die Antwort herum. Ich kann ihn ja nicht mit dem Hinweis auf das fehlende Dach beleidigen. »Auch finde ich gut, dass die Kinder trotz der vielen Kriegsjahre lesen und schreiben lernen.«

»Wir müssen wieder Frieden haben, denn sonst vergisst die junge Generation, dass es noch etwas anderes gibt als Kampfeslust. Schon jetzt sind achtzig Prozent der Afghanen Analphabeten. Das kann nicht so weitergehen.«

Ich kann ihm nur zustimmen.

»Wissen Sie, worüber ich auch nachdenke?« Der Kommandant blickt mich erwartungsvoll an.

Ich schüttle mit dem Kopf.

»Ich möchte gerne in Chak so ein richtiges Hospital haben.« Der Mann hat Visionen. Das sage ich ihm aber nicht.

DER ORIENTEXPRESS IST ÜBERALL

Der Abschied fällt mir nicht leicht. Ein Teil von meinem Herzen bleibt hier zurück, bei den Menschen, die mich so freundlich aufgenommen haben. Es ist in der Zwischenzeit September geworden. Wir starten zu einer Nachtfahrt, da im Dunkeln Ausländer nicht so leicht auszumachen sind, zudem die schweren Bombardierungen mangels Sicht nicht in Gang gesetzt werden. Sechs Kilometer vor Kabul kommen wir in einen kriti-

schen Bereich, denn hier ist der letzte Stützpunkt der Mudschahidin. Bei der Vorbeifahrt an manchen Posten muss ich
hinten im Pick-up sitzen und das Schultertuch über den Kopf
ziehen. Aus der gefährlichen Situation wird durch die liebe-
volle Sorge des Sanitäters Nabi fast ein Spiel: »Karla, bede-
cken Sie Ihr Gesicht!«, flüstert er mir im richtigen Moment zu.
Die Entwarnung gibt er mit einem »Lüften!« kund.

Ohne Zwischenfall erreichen wir am Morgen des zweiten
Tages das medizinische Zentrum in Sadda. Fast haben wir das
Gefühl des Nachhausekommens, obwohl noch eine Tagesreise
bis Peschawar vor uns liegt. Im Camp ruhe ich mich, gehüllt in
eine afghanische Decke, dem Patu, unter Schatten spendenden
Aprikosenbäumen aus. Schlagartig überfallen mich in meiner
großen Erschöpfung Erinnerungen aus weit zurückliegenden
Zeiten. Ich denke an die Kindheitstage an der Alster in Hamburg mit den Trauerweiden und dem Wind, der Bäume, Büsche,
Gräser rund um den Binnensee in Bewegung brachte, und an
das Geräusch der kleinen Wellen am Ufer, die von den vielen
Booten mit ihren strahlend weißen Segeln verursacht wurden.
Zu gerne wäre ich auf einem dieser Schiffe gewesen, die mich in
unbekannte Gefilde gebracht hätten. Nun sehe ich mich, wie ich
als Dreiundzwanzigjährige nachts im Orientexpress ein Abteil
mit fünf türkischen Männern teile. Was war ich damals noch
naiv! Ich will nach Istanbul, um bei einem türkischen Arzt die
Gouvernante für seine verzogene Tochter zu werden. Plötzlich
werde ich aus meinen abenteuerlichen Tagträumereien gerissen
– es grollt in der Ferne. Ein Gewitter wird aufziehen. Die Vögel
zirpen in der Schwüle des Tages. Rosen und weiße Schwertlilien
haben hier ihre Pracht entfaltet und bilden einen Blickfang.
Nicht weit entfernt schaue ich auf eine neue kleine Moschee, die
nach Mekka ausgerichtet ist. Auch an der Alster, fällt mir ein,
gibt es eine wunderschöne Moschee mit einer Gartenanlage aus
beschnittenen Bäumen und Steinwegen. Hier jedoch stehen in
unmittelbarer Nähe zehn Pferdeboxen, die seit kurzem verwaist
sind. Einst waren dort Pferde untergebracht, die für Transporte von Medikamenten und Menschen ins Innere Afghanistans
gebraucht wurden. Pick-ups und Trucks haben die Pferde abgelöst. Die Innenfläche der Stallungen bildet jetzt eine gartenähn-

liche Grünfläche. Das Camp ist eine riesige Karawanserei, die immer noch als Zwischenstation auf dem Weg von Peschawar nach Afghanistan in Anspruch genommen wird. Ich bin jetzt hier und in keiner anderen Welt.

SO KALT WIE IM LAND VON DR. SCHIWAGO

In Peschawar versorgen wir uns mit neuen medizinischen Hilfsmitteln, um für den schwer zu ertragenden Winter in Sadda gerüstet zu sein. Er dauert ewig lang, von November bis Mai, und es regnet tage- und wochenlang, so als wolle der Himmel sich reinwaschen, während das Camp verschlammt. Schmutz ist überall, innen und außen, in jeder Körperfalte, selbst das Fladenbrot hat eine gräuliche Schicht angenommen. Oder bilde ich mir das nur ein? Sauberes Wasser muss täglich mühsam mit einem Jeep in Kübeln herbeigeschafft werden. Die Patienten haben oftmals eine lange Wegstrecke hinter sich, die sie barfuß oder nur mit Plastiklatschen beschuht bewältigen. Entsprechend verschmutzt und lehmverschmiert sehen die Füße aus. Erscheinen die Patienten am nächsten Tag zum Verbandswechsel wieder, sind Verband und Haut nicht mehr voneinander zu unterscheiden. Der enorme Dreck verzögert oder verhindert sogar den Heilungsprozess der Wunden.

Nahezu grotesk wirkt das Bild im chirurgischen Behandlungsraum. Die Patienten stehen zitternd in ihrem »Schlafanzug«, manchmal sind sie noch in eine dünne afghanische Decke, den Patu, gehüllt. Die kleineren Kinder sind vielfach nackt oder krabbeln barfuß herum. Wir hingegen tragen Winterschuhe, Wollsocken und Rheumaunterwäsche, Hose und Hemd natürlich langbeinig beziehungsweise langärmelig. Darüber wärmt uns ein Shalwar Khameez, mitunter kommen als letzte Schichten noch ein Winterpullover, ein Parka und eine afghanische Decke hinzu. So vermummt nehmen wir sogar kleinere chirurgische Eingriffe vor. Die Patienten, die nach der Narkose ausschlafen müssen, sind trotz ihrer Decken völlig unterkühlt. Mit den Frauen, die zum Gebären zu uns kommen, kann ich besonders gut mitfühlen. In ihrem Schmerz, bei dem stundenlangen Leiden in der Kälte, sind sie nicht fähig, nach der Geburt auch nur den Anschein von Freude zu empfinden. Das Kind wird schnell den eigenen Müttern oder Großmüttern überlassen, die sie in die Klinik begleitet haben. Die junge Mutter wechselt nur ihre Kleidung und wickelt sich in alle verfügbaren Wärmemöglichkeiten ein.

Viele Patientinnen wollen überhaut nicht in die Klinik kommen und ziehen es vor, in einem von Frauen übervölkerten Nebenraum zu bleiben, wo es dunkel und verqualmt ist, da hier der einzige Ofen steht, in dem auch das Fladenbrot gebacken wird. Wir sollen zu den Visiten hierher kommen, doch ist es oftmals unmöglich, bei dem nebulösen Rauch auch nur ein einziges Gesicht zu erkennen, geschweige denn eine Untersuchung vorzunehmen. Auch wird so getan, als ob wir zu einem freundschaftlichen Plausch vorbeikämen und nicht zu einem Krankenbesuch. Wir sollen uns hinsetzen und Tee mit ihnen trinken, die Patientin ist in diesem Moment Nebensache. So aber können wir nicht arbeiten und beschließen, allen Patienten deutlich klar zu machen, dass wir nur noch in der Klinik behandeln.

Ein Besuch im Flüchtlingscamp stimmt uns besonders traurig. Überall sehen wir Kinder und Erwachsene im Graubraun der Landschaft wie große frierende Vögel herumsitzen. Die Feuchtigkeit durchdringt alles. Auf der Rückfahrt spannt sich ein großer Regenbogen der Versöhnung vom noch im Dunkel liegenden Camp zum Saum der Berge, die schon sonnenbeschienen sind. Das Licht- und Schattenspiel ist in dieser Gegend von großer Schönheit und lassen für einen Augenblick die ganze Freudlosigkeit und Depressivität vergessen.

Eigentlich bestehen die Wintermonate auch für uns nur aus Frieren; nachts ist es am schlimmsten. Mein Bett habe ich ins Materiallager stellen lassen, um allein zu sein. Ein bunter, bestickter Vorhang verdeckt das Fenster; auf mich wirkt er mit seinen schönen Mustern wie eine freundliche Einladung. In der ersten Zeit kann ich nur mit Wollsocken und Wollunterwäsche an Schlaf denken. Es gibt sogar Momente, wo die Wärmflasche zur Kälteflasche wird, wenn eine oder zwei der vier Oberdecken verrutschen. Zumindest einmal in der Nacht muss grundsätzlich neu sortiert werden. Die Wollmütze setze ich auf, nachdem ich mir eine Stirnhöhlenvereiterung geholt habe, da das Fenster an der Kopfseite nicht abgedichtet war. Auch der Chirurg und Carol, die schottische Hebamme, werden ihre Erkältung nicht los. Unser ständiger Zufluchtsort ist die Küche mit dem stets warmen Ofen. Ich glaube, der Chirurg, ein ansonsten origineller Kauz, leidet am meisten von uns unter den Witterungsbedingungen. So oft er kann, sitzt er in seinem Bundeswehrparka auf der glühenden Ofenfläche. Dazu trinkt er Unmengen eines besonders starken Tees.

Märchenhaft schön ist der Übergang von Regen in Schnee. Die Landschaft erinnert mich an die Heimat von Dr. Schiwago, so wie ich sie wenigstens im Film gesehen habe. Und was für mich fast an ein Wunder grenzt: Sonnenblumen leuchten in warmem Gelb durch das kalte Weiß. Dieses fremdartige Bild übt auf mich einen besonderen Zauber aus.

DIE SCHWÜRE DER WEISEN

Die Maliks sind so etwas wie die Dorfältesten. Ob sie auch weise sind, ist für uns nicht zu erkennen. Jedenfalls vertreten sie ihre Camps oder Dörfer. Weil in unserem Team zwei Frauen sind, Carol und ich, beruft Haji Daud, der immer und überall auf Nummer sicher geht, eine Versammlung ein. Es kommen ungefähr vierzig ältere Männer, die sich im Halbkreis auf den Boden setzen und mit gewichtigen Mienen dreinschauen. Ruhig und gelassen warten sie da, der Dinge harrend, die auf sie zukommen werden. Dann treten wir auf! Mit leicht gesenktem Haupt nehmen Carol und ich auf den bereitgestellten Stühlen Platz, natürlich aus den Augenwinkeln neugierig das Schauspiel beobachtend. Zuletzt erscheint Haji Daud. Wir werden vorgestellt, es wird von unserer Arbeit erzählt und von unserem Vorhaben, auch in den Camps Krankenbesuche machen zu wollen. Aber wir würden dies nur machen, so Haji Daud, wenn sich alle für unsere Sicherheit verbürgen. Das müsse dann, gibt der Dolmetscher zu verstehen, auf einem Papier per Unterschrift besiegelt werden. Jetzt fängt ein wildes Gestikulieren an, Köpfe werden in der Luft mit der Hand abgeschnitten. Eine wild entschlossene Miene ist in den bärtigen Gesichtern abzulesen. Zudem hören wir Schwüre, Ausrufe und diverse Drohungen. Zum Glück dauert es nicht allzu lange und wir bekommen die Übersetzung geliefert: Man wolle sich den Kopf abschlagen lassen, wenn uns auch nur ein Haar gekrümmt werden würde. Also haben sie sich mit unserer Arbeit einverstanden erklärt.

Fast alle Maliks sind Analphabeten. So schreitet Haji Daud den Halbkreis mit einem Bogen Papier und einem Stempelkissen ab. Einer nach dem anderen nennt seinen Namen, den Haji Daud notiert. Anschließend leistet jeder neben dem festgehaltenen Namen seine Unterschrift per Daumenabdruck. Jetzt ist es anscheinend an der Zeit, sich zu erheben, mit vielen Worten wird der Aufbruch inszeniert. Wir stehen jetzt unter dem Schutz der Maliks.

Es ist November, Ramadan-Zeit, und unser Deutsch-Afgha-
nisches-Hilfskomitee bekommt einen neuen Direktor, der mich
kennen lernen möchte. So fahre ich mit Haji Daud von Sadda
aus im Sammelkleinbus »Fliegender Teppich« für ein paar
Tage nach Peschawar, um kurz mit dem Direktor ein paar
freundliche Worte zu wechseln und ihm meinerseits gewisse
Bedarfslisten in die Hand zu drücken. Ich bleibe so lange in
unserem Jeep versteckt, bis der Kleinbus abfahrbereit ist. Dann
werde ich hastig an einen Fensterplatz gebracht, gedeckt durch
Haji Daud. Und ab geht die Fahrt! Die Leute haben keine Zeit,
ein großes Palaver über mich, eine Ausländerin, zu veranstalten. Sowieso ist dieses nicht erlaubt. Heute ist Ramadan, niemand darf über Tag essen, trinken oder böse Reden führen!
Die drei Tage in Peschawar verlaufen ziemlich geschäftig. Dennoch schaffe ich es, für einen Tag nach Islamabad zu fliegen,
der Hauptstadt Pakistans. Der Flug hin und zurück kostet mich
nur dreißig Mark. Ich kann es gar nicht fassen, wie sauber die
Stadt ist. Ich genieße die Großstadtatmosphäre und esse mich
im Hotel »Holiday Inn« an Eis satt. Überall gibt es französische Bäckereien, wo wir reichlich Baguettes und Graubrot einkaufen.
   Die Rückfahrt von Peschawar nach Sadda verzögert sich, da
wir noch bestimmte Kekse besorgen müssen. Sie sind für unsere jungen Mütter wichtig, die keine oder nur wenig Milch zum
Stillen ihrer Babys haben und die die besonders proteinhalti-
gen Bisquits sehr gut gebrauchen können. Endlich sind wir
abfahrbereit, sechs Stunden Autofahrt liegen vor uns. Wir alle
sind in Hochstimmung und freuen uns auf ein Wiedersehen in
Sadda. Nach etwa fünf Stunden erreichen wir Khoram und
kommen zu einem besonders strengen Grenzposten. Die Hochstimmung erlebt eine absolute Talfahrt. Man fordert mich auf,
umzukehren, da meine Aufenthaltsgenehmigung abgelaufen
sei. Niemand, auch ich nicht, war auf die Idee gekommen, diese in Peschawar zu kontrollieren. Was also tun? Die ganze
Fahrt zurück? Und das im Ramadan! Nicht einmal meine

Begleiter können ihren Ärger unterdrücken. Nach einigen Überlegungen fahren wir von der Straße ab und suchen uns einen Nebenweg. Die Landschaft ändert sich sehr schnell, nach einiger Zeit landen wir in einem Flüchtlingscamp. In der Stille des Abends haben sich auf dem Dorfplatz die älteren Männer versammelt und warten darauf, den Ramadan brechen zu dürfen. In dieser verharrenden Stimmung brechen wir nun mit dem Pick-up ein: noch dazu ist eine Ausländerin dabei. Damit hat in diesem Moment keiner gerechnet.

Die Ablenkung ist besonders den Kindern willkommen. Aber ehe sie sich um uns scharen können, werde ich blitzschnell von Haji Daud und einem mir noch unbekannten Afghanen durch ein Tor in eine kleine Anlage geführt, entzogen allen neugierigen Blicken. Wie ein kurzer Spuk spielt sich das Ganze ab. Auf einmal sind wir in der Wohnung eines afghanischen Arztes, der von der Regierung gesucht wird und hier mit seinem Vater Unterschlupf gefunden hat. Es ist immer wieder verblüffend, festzustellen, dass Afghanen überall jemanden kennen, bei dem sie unterkommen können. Der Arzt selbst befindet sich irgendwo in Afghanistan im Heiligen Krieg, doch seine Verwandten kümmern sich rührend um uns.

Draußen ist es in der Zwischenzeit dunkel geworden, und es ist wieder erlaubt zu essen und zu trinken. Die mir fremden Personen platzieren sich gelassen in ihren weiten Gewändern auf dem Teppich. Der Jüngste von ihnen, mit einer weißen Kopfbedeckung, übernimmt die Rolle des Bedienenden. So sitzt er aufmerksam hinter der Teekanne und achtet darauf, dass nie ein Glas leer ist. Als er hinausgeht, rutscht sofort ein anderer Knabe an seinen Platz und verfolgt wiederum ernsthaft das Geschehen. Nach dem Essen wird bei Laternenlicht und Tee ein Plan ausgeheckt: Ich soll in afghanischer Frauenkleidung durch den Posten gelotst werden. Langsam fange ich an, Spaß an der Sache zu finden. Die Frauen des Hauses bringen mir eine Burka, jener afghanische Schleier, der nicht nur den Körper, sondern auch das Gesicht verhüllt, einzig ein Gitter in der Größe einer Hand erlaubt eine begrenzte Durchsicht. Dazu tragen sie schmutzige Strümpfe und russische Schuhe aus gepressten Gummireifen heran. Inzwischen ist es spät geworden, und mir wird ein Schlafplatz zugewiesen. Haji Daud übernachtet ebenfalls in dem Raum, da er mich bewachen soll. Zu unserer besonderen Sicherheit kampiert noch Fazil Mohammed, der mich vom Camp wegzog, vor der Tür.

Im Ramadan wird um drei Uhr nachts eine warme Mahlzeit gereicht. Das muss bis zum nächsten Abend reichen. Natürlich wache ich auf und gehe in den Speiseraum, um zu sehen, wie Menschen um diese Zeit bei Laternenschein am Boden sitzen und essen und trinken. Anschließend beten sie. Die Szenerie fasziniert mich. Am Morgen bekomme ich als Einzige zum Frühstück ein paar Kekse und Tee. Im Gastraum ziehe ich Strümpfe und Schuhe an und stülpe den Schleier über den Kopf. Er ist etwas zu lang für mich, außerdem gibt er vorn einen Blick frei auf meinen afghanischen Männeranzug. Also muss ich ständig den »Vorhang« festzurren, damit mich der Anzug nicht verrät. Auch meine Hände soll ich möglichst bedeckt halten, da afghanische Frauenhände schmutziger und verschwielter als die meinigen sind. Keine leichte Sache, wenn man bedenkt, dass ich die Burka zusammenziehen muss. Meine übrigen Sachen werden in einem Bündel verstaut. Und los geht es. Schnell stürmen wir aus dem Tor hinaus und erreichen einen Nebenweg, der am Haus vorbei durch dichtes Buschwerk direkt zur Straße führt. Ich stapfe in meinen Reifenschuhen hinter Fazil Mohammed und Haji Daud in geziemendem Abstand, habe aber Mühe, durch das Gitter des Schleiers den Weg zu erkennen. Immer wieder muss ich ihn augengerecht zurechtrücken. Den aufrechten Gang der afghanischen Frauen kann ich erst recht nicht nachahmen. Am Straßenrand angekommen, gibt Fazil Mohammed mir zu verstehen, dass ich mich hinsetzen soll. Also lasse ich mich auf den staubigen Steinen nieder, den Kopf von der Straße abgewandt, wie es sich für eine anständige afghanische Frau gehört. Der junge Mann hält nun Ausschau nach einem Sammeltaxi, das noch Plätze frei hat. Schließlich stoppt ein zerbeulter Minibus. Mir wird am Fenster ein Platz zugewiesen. Ich habe Mühe, nicht über meinen langen Schleier zu stolpern. Ein Junge schaut uns vom Straßenrand aus zu. Er zeigt keine Bewegung, nur die Augen registrieren, dass wir wegkommen. Mir kommt der Gedanke, dass Kinder in Afghanistan als Späher eingesetzt werden. Mit dieser gängigen Praxis wird schon früh der Keim des Misstrauens gesät, der Nährboden für wenig loyales Verhalten gelegt.

Es geht zurück in den Ort Kohar, wo wir aussteigen. Haji Daud fährt in einem anderen Taxi vor, weil wir nicht zusammen gesehen werden dürfen; man könnte Verdacht schöpfen, wenn man ihn wiedererkennen würde. In Komar wanke ich erneut hinter Fazil Mohammed her. Inzwischen bin ich selbstsicherer geworden und schaue frech durch das Sehgitter die Männer an, was im Zustand der Schleierlosigkeit völlig unmöglich ist. Schließlich finden wir einen Kleinbus, der nach Sadda fährt. Wieder bekomme ich einen Fensterplatz zugewiesen. Die mir bekannte Landschaft fliegt diesmal im Karomuster an mir vorbei – und vorbei geht es auch durch den für mich gefährlichen Posten. Er nimmt nicht einmal Notiz von uns. Einen Streckenabschnitt nach dem Posten wartet Haji Daud auf uns. Er steigt mit Sack und Pack zu uns ins Auto. Das Spiel führen wir aber weiter. So begrüßt er Fazil Mohammed freundlich und tauscht wohl einige der üblichen Sätze mit ihm aus, als ob sich Bekannte lange Zeit nicht gesehen hätten. Einmal versucht er meinen Blick durch das Sehgitter komplizenhaft zu erhaschen; dabei blitzt es vor Freude in seinen Augen auf. In Sadda angekommen, ist der Bus nahezu leer. Nur Haji Daud, Fazil Mohammed und ich bleiben sitzen und fahren zum Camp. Dort gehe ich verschleiert durch das Tor. Nachdem es sich wieder schließt, entledige ich mich meines Umhanges, und alle lachen befreit auf. Viele kommen, um mich überschwänglich und freudig zu begrüßen.

ROSA IST DAS HAAR IM SCHULUNTERRICHT

In meinen Ausbildungskursen zum Sanitäter kann ich die unterschiedlichen Schülertypen ausfindig machen: den »Streber«, der sagt »Volleyball, nein danke, ich muss lernen«; den »Schmeichler«, der alles an Tratsch und Klatsch mitbekommen will, um es an passender Stelle einzusetzen; den »Naiven«, der staunt, jedoch vergisst, zuzupacken; den »Intellektuellen« mit den zwei linken Händen und den »jugendlichen Helden«: entschlossen zieht er in den Heiligen Krieg, ebenso ist er zur Stelle, wenn man ihn braucht. Daneben gibt es noch viele andere Charaktere. Alle sind sie liebenswert. Ich schaue ihnen gern zu, wenn sie vereinzelt oder zu zweit oder dritt in Hockstellung lernen oder tuscheln oder an Blumen riechen. Mitfühlend fragen sie mich, ob ich traurig sei, da Carol nun abreisen muss. Sie haben nicht Unrecht, ich werde meinen einzigen weiblichen Gesprächspartner vermissen.

Es ist schwer, den Schülern Pünktlichkeit und Disziplin beizubringen. Vielfach verfolgt der Finger beim Lesen jede Zeile, einigen fällt dagegen das Schreiben schwer. Da werden Sätze ohne Punkt und Komma formuliert. Nur bei drei Schülern merke ich, dass sie einen geregelten und guten Grundschulunterricht in Kabul mitbekommen hatten. Einmal ruft mich der sechzehnjährige Schüler Gulnahie, nachdem er im Englischunterricht gelernt hatte, dass man höflich »please« sagen soll, im ländlichen Kommandoton: »Please, where is my Karla« (Bitte, wo ist meine Karla). Ich soll in den Verbandmittelraum kommen, um nach einem besonderen Material zu suchen.

Im Gynäkologieunterricht ist Kashmir herausragend, also auf einem Gebiet, über das man als Afghane nicht spricht. Es ist unmöglich in Afghanistan, als Mann eine Frau gynäkologisch zu untersuchen. Kashmir stellt voller Eifer die Frage, ob er, wenn keine Ärztin da sei, die Frauen untersuchen dürfe. Es folgte ein betretenes Schweigen, dann verwandelt ein Grinsen die Gesichter der Männer. Eine Antwort bleibt aus, und Kashmirs Gesicht läuft rot an. Er merkt schnell, welchen Fehler er begangen hatte. Auch kann ich es kaum begreifen, dass in den

Lehrmaterialien keine Abbildungen von Kindern im Mutterleib oder von der weiblichen Brust erlaubt sind.

Oft vergesse ich, dass die meisten meiner Schüler erwachsene Männer sind, einige von ihnen sogar Familienväter. Yarmohamad hat sieben Kinder, Kashmir neun. Wie gescholtene Schulbuben senken sie die Köpfe, wenn ich ihnen klar mache, welche Fehler sie fabriziert haben. Carol ist bei den Schülern sehr beliebt, da sie den Schönheitsidealen der afghanischen Männer entspricht: etwas füllig, blonde Haare, zarte Haut, große blaue Augen. Sie unterstreicht zudem, sehr zum Leidwesen der verantwortlichen Afghanen des Camps, ihre Weiblichkeit. Das heißt, sie trägt ein raffiniertes Augen-Make-up, schöne Lapislazuli-Ohrringe und mehrere Silberringe an den Fingern. Da sie Paschtu beherrscht, die Sprache der Paschtunen, die sowohl in Pakistan wie in Afghanistan ihre Heimat haben, können sie sich auch gut mit ihr unterhalten. Von Carol nach ihrer Haarfarbe gefragt, antwortet Kashmir: »Ihr Haar ist rosa.« Erstaunt fragt die blonde Carol den Dolmetscher, was denn diese Antwort zu bedeuten habe.

»Kashmir versucht Ihnen zu sagen, dass Sie wie eine Rose aussehen.« Die Erklärung von Haji Daud ist einfach wunderschön.

Carols Abschied rückt immer näher. Wir erhalten offiziell die Erlaubnis, einen Abend mit Tanz und Gesang zu veranstalten. Eigentlich ist das ungewöhnlich, denn in Kriegszeiten sind Feste aus moralischen Gründen verboten, da zur gleichen Zeit viele Mudschahidin ihr Leben lassen müssen. Gerade zu dieser Zeit wird auch wieder heftig gekämpft. Dennoch wird Carol zu Ehren eine Ausnahme gemacht. Trotzdem kommt keine Stimmung auf. Schließlich regt Carol zur Aufheiterung einen Reihentanz an. Kashmir zeigt sich mir gegenüber sehr fürsorglich und meint: »Setzen Sie sich, Karla, Sie sind alt.« Dieses sagt er mit strahlenden Augen, in seiner charmanten Art. Es ist als Kompliment gemeint, als solches akzeptiere ich es auch.

DAS UNTER DEM ARM MUSS GESTOPFT WERDEN

Lange schon freue ich mich auf meinen Geburtstag. Er ist für mich hier in Afghanistan bedeutsamer als in Deutschland, da er den oftmals mühsamen Alltag unterbricht. Schon Wochen vorher putze ich meine Lagerstatt, vor lauter ungewohnter Sauberkeit flüchtet meine Zimmergenossin, eine Maus. Sogar die Fenster werden durchsichtig gemacht. Kekse und Kuchen bestelle ich in Peschawar, es kommt auch alles rechtzeitig an. In islamischen Ländern wird der Geburtstag nicht gefeiert, da er für die Menschen keinerlei Bedeutung hat. Viele wissen ihr Geburtsdatum nicht einmal, weil keine Behörde ihn registriert. Bei den meisten Menschen muss man das Alter schätzen. Daher will ich wenigstens einmal meinen Geburtstag so richtig zelebrieren und lade das gesamte Team ein. Zusammen mit dem Pförtner und dem Küchenpersonal sind wir sechsundzwanzig Personen. Am Morgen genieße ich eine Stunde für mich allein. Ich trinke im Bett meinen heiß geliebten Kaffee aus der Thermoskanne und höre dazu aus einem Radio, das ich mir für den heutigen Tag aus unserem Verwaltungszimmer ausgeliehen habe, orientalische Flötenkonzerte. Anschließend verlange ich Luxus und lasse mir einen großen Kübel heißes Wasser bereiten, um mit einer großen Reinigung wie Susanna aus dem Bade steigen zu können. Das warme Nass ist einfach herrlich, und ich fühle mich wie neugeboren. Nun ziehe ich meine Unterwäsche an und steige in meine Beihosen. In diesem Moment kommt Hadji Daud herein, zieht sich entschuldigend sofort zurück. Schnell werfe ich meinen schönsten schwarzen »Schlafanzug« über, meine Schultern schmücke ich mit einem Tuch, das eine Patientin für mich mit einem bunten Blumenstrauß in leuchtenden Farben bestickt hat. Es gibt keinen auffälligeren Blickfang in diesem ansonsten so trist aussehenden Materiallager, wo ich mir meine Schlafstatt eingerichtet habe. Den ganzen Tag über bin ich in fröhlicher Laune, kein Schüler kann mich mit dummen Streichen aus der Fassung bringen. Endlich ist auch die Klinikarbeit am Nachmittag beendet, und ich kann den Tee auftragen. In Afghanistan bietet man dazu Rosinen

und gezuckerte Mandeln an, zusätzlich serviere ich das Süß-
gebäck aus Peschawar. Haji Daud, der sich zu einem Kindermädchen für mich entwickelt, nimmt mich beiseite und gibt
mir einen wohlmeinenden Rat: »Das, was unter dem Arm ist,
muss gestopft werden!« Zuerst bin ich verwundert. Was meint
er mit dem, was ich da unter dem Arm habe? Dann lache ich
laut heraus.

»Das ist ein BH, Haji Daud, und die Löcher müssen nicht
gestopft werden, sondern sie bilden eine kunstvoll hergestell-
te Spitzenarbeit.«

Haji Daud ist etwas verlegen, aber für ihn ist es wichtig,
dass ich nicht verwahrlost herumlaufe, gerade an meinem
Geburtstag. Während die Teezeremonie in vollem Gange ist,
werden in der Küche sieben Hühner gerupft und die weiteren
Vorbereitungen für das Festessen am Abend getroffen. Es gibt
Reis mit Rosinen, Kartoffeln, Kartoffelchips und Rindfleisch-
bällchen gewürzt mit Knoblauch und Pfefferminze, Salat und
in Öl gebackene Auberginen auf Joghurt mit einer Knoblauch-
Tomatensauce. Eine richtige Schlemmerei für unsere Verhältnisse. Alle sind glücklich und rufen sich lustige Dinge zu.
Kashmir meint, wir sollten jedes Jahr meinen Geburtstag
feiern, dafür würden sie sogar Ramadan brechen. Der Witz
wird mit lautem Gelächter begleitet.

MIT DER DATTEL FÄNGT DER EXZESS AN

Bald darauf gibt es weniger zu lachen, denn Ramadan hat
begonnen, der islamische Fastenmonat, der die Gläubigen an
jene Menschen erinnern soll, die hungern und dursten, weil sie
arm sind. Alle Muslime sollen diese Situation im neunten
Monat des islamischen Mondjahres nachempfinden. Tatsache
ist, dass der Ramadan von den meisten Afghanen streng ein-

gehalten wird, da man von den Familien oder den religiösen Gruppierungen so sehr in die Pflicht genommen wird, dass ein Abweichen davon gar nicht möglich ist. Leider kommt es gerade in der Fastenzeit zu regelrechten Fressexzessen, die besonders gesundheitsschädlich sind. Aber das ist auch kein Wunder, wenn andauernd die Gedanken um die Mahlzeiten kreisen. Eigentlich erlaubt der Koran, dass Kranke, Reisende, stillende oder menstruierende Frauen vom Ramadan ausgenommen sind. Aber der strenge Brauch in der Provinz zwingt auch diese Menschen in die Pflicht. So kommen während dieser Zeit besonders viele Nierenkranke in die Klinik, da sie einfach nicht genug trinken. Infusionen werden abgelehnt, auch eine orale Medikamenteneinnahme ist nicht erlaubt. Besonders brisant wird es für Patienten, die regelmäßig ein Antibiotikum einnehmen müssen. Aus medizinischer Sicht ist der Ramadan-Essrhythmus unsinnig. So werden alle um drei Uhr in der Nacht geweckt, um noch im Halbschlaf warm zu essen. Es wird natürlich so viel wie möglich in sich hineingestopft und getrunken, da man weiß, dass der ganze Tag ohne einen Bissen Nahrung oder einen Tropfen Wasser vor einem liegt. Dann muss gebetet werden. Dies alles hat vor dem Morgengrauen abgeschlossen zu sein.

Wir haben den Klinikbetrieb auf die frühen Stunden gelegt, um zehn Uhr morgens ist er schon zu Ende, danach herrscht bis zum Anbruch der Abenddämmerung Ruhe. Ein anderer Zeitplan ist zwecklos, da kaum einer der Muslime sich aus Schlafmangel konzentrieren kann und Hunger und Durst tun ihr Übriges dazu. So sieht man überall nur leidende Gestalten mit dunklen Ringen unter den Augen. Ist der Klinikbetrieb beendet, legen sich viele hin, um die Zeit durch Schlafen zu verkürzen. Unterbrochen wird der Tag durch Gebete, zudem findet auch noch eine Koranunterweisung statt, die der besonders religiöse Haji Daud abhält.

In der Küche beginnen nun die Kochvorbereitungen. Ab sechs Uhr abends spielt sich Folgendes ab: es wird das Radio eingeschaltet, um den Countdown zum Fastenbrechen, den Iftar, mitzubekommen. Jeder geht von der Warteposition in die Startposition. Auf einem Tisch in der Küche werden Teller mit kleinen Gerichten und Fladenbrot bereitgestellt. Auch Datteln sind aufgetischt. Jeder Auszubildende bekommt eine in die Hand gedrückt, mit ihr wird die tägliche Askese beendet. Einige Schüler sitzen schon draußen auf der Gebetsmatte. Wenn vom Mullah das Startzeichen zum Fastenbrechen ertönt, fallen die afghanischen Ärzte, der Direktor des Camps und das Küchenpersonal über die vorbereiteten Speisen her. Die Schüler kauen erst einmal ihre Datteln. Danach beginnt der Camp-Mullah, ein kleiner, etwas buckliger Mann, das Abendgebet. Den Ärzten fällt die Trennung vom Essen am schwersten. Der kleine, dunkelhäutige Dr. Tahier ist immer der Letzte. Er eilt mit weit ausholenden Schritten zur Gruppe, um noch Anschluss ans Gebet zu bekommen. Nach dem Gebet holen sich die Schüler hastig an der Durchreiche ihre Teller ab und auch bei ihnen beginnt das große Schlingen. Nur Yarmohamad, meinen sensiblen Schüler, sieht man abseits, in der Nähe eines Blumenfeldes hocken. Er ist in sich gekehrt und taucht erst später auf, nachdem er eine Zigarette inhaliert hat, denn auch das Rauchen ist tagsüber verboten. Die Ärzte essen inzwischen in ihrem Raum ein zweites Mal. Die Stimmung ist manchmal durch den langen Hunger gereizt. Einmal kommt es zu einem richtigen Handgemenge zwischen Kashmir und Malang, dem Koch, weil angeblich das ihm zugeteilte Fleisch nicht gut war. Eigentlich bedeutet Ramadan auch »Nicht böse sprechen oder denken, niemals aber schlagen«. Wir aber müssen nun die beiden Streithähne im Spital versorgen, weil sie sich in ihrer Wut mit Steinen Wunden an den Köpfen beigebracht haben.

DIE RACHE DES FAHRERS

Von einer Firma sind Bauarbeiter angereist, die unter Aufsicht eines Ingenieurs Lager- und Wohngebäude errichten. Eines Abends kommt es bei einem gemeinsamen Volleyballspiel zu einem gereizten Zwischenfall zwischen der Baugruppe und unseren Leuten, zu denen seit einigen Wochen ein Hals-Nasen-Ohren-Spezialist aus Deutschland, Dr. Schwarz, gehört. Auf einmal entsteht ein heftiger Wortwechsel, der Fahrer der Bautruppe hat anscheinend eine Geste des deutschen Gastarztes missverstanden. Dr. Tahir, unser afghanischer Arzt, weist den Fahrer mit den Worten zurecht, er solle sich einem Gast gegenüber anständig benehmen. Die Sache schien damit erledigt zu sein. Zwei Wochen später fährt der Ingenieur mit seiner Mannschaft zurück nach Peschawar. Dr. Tahir und unser Koordinator Guldud müssen ebenfalls dorthin und wollen die Möglichkeit nutzen, um mitzufahren. In dem Moment, wo sie einsteigen möchten, verweigert der Fahrer Dr. Tahir das Mitfahren.

»Sie sind auf Seiten der Ausländer, deshalb dürfen Sie nicht mit uns reisen.« Eine fürchterliche Szene beginnt sich zu entwickeln.

»Haben Sie sich auch einmal überlegt, für wen Sie und Ihr Chef, der Ingenieur, arbeiten? Von wem Sie eigentlich Ihr Geld bekommen? Wir sind eine deutsche Hilfsorganisation.« Der Direktor des Sadda-Hospitals gibt unverblümt seine Meinung kund. »Und im Übrigen: Dr. Schwarz ist unser Gast. Wer gegen einen Gast ist, ist auch gegen den Gastgeber.«

Der Ingenieur versucht nun, die aufbrausenden Gemüter ein wenig zu beschwichtigen, und bietet Dr. Tahir und Koordinator Guldud einen Platz im Jeep an.

»Nein danke, wir verzichten auf das großzügige Angebot, lieber nehmen wir eine Sammeltaxe.« Dr. Tahir ist weiterhin entrüstet.

»Und damit es klar ist, Sie als Ingenieur können mit Ihren Leuten wiederkommen, aber ohne den Fahrer.« Mit diesen Worten verlässt der Direktor den Platz, wo sich der Abfahrt-konvoi versammelt hat.

Nach ein paar Tagen taucht der Ingenieur wieder zur Arbeitsaufnahme auf. Mit dabei ist sein Fahrer. Wieder gibt es einen schrecklichen Streit. Der Direktor will sie nicht ins Camp lassen, es sei denn, der Fahrer entschuldigt sich offiziell. Sein Stolz und seine Empfindlichkeit lassen es aber nicht zu. So muss die Truppe ihr Zelt aus dem Campareal entfernen und draußen vor dem Tor wieder aufbauen, um dort zu nächtigen. Denn für eine Rückfahrt ist es zu spät. Sechs Stunden halten sie es an diesem Ort aus, dann bittet der Fahrer zähneknirschend um Verzeihung.

Doch damit ist die Geschichte noch nicht beendet, so schnell wird das Kriegsbeil nicht begraben. Weil Afghanen äußerst nachtragend sein können, wird die nächstmögliche Gelegenheit genutzt, um Rache zu üben. Diese lässt auch nicht lange auf sich warten. Bei der nächsten Fahrt nach Peschawar ist die Chance gekommen. Dr. Schwarz möchte mit den Bauarbeitern fahren, da dies ja bequemer sei als mit dem Sammeltaxi. Der Ingenieur und der Fahrer haben, nach Erlaubnis befragt, nichts dagegen. Eine halbe Stunde später soll es auch schon losgehen. Der Arzt wird nach hinten gesetzt, mehrere Arbeiter drängen sich dazu, ihm bleibt in der Enge kaum Luft zum Atmen. Als Letzter steigt der Ingenieur ein, bequem sitzt er vorne neben dem Fahrer. Beide lachen sich ins Fäustchen: Die Revanche ist ihnen gelungen! Ich bekomme eine Ahnung davon, wie man als Ausländer von dem Schutz und Wohlwollen der Afghanen abhängig ist.

KLING GLÖCKCHEN!

Eit ist das Fest, das sich an den Ramadan anschließt. Es wird von jedem sehnlichst erwartet, ob Afghane oder Ausländer. Mit ihm finden die Leiden des Fastenmonats endlich ein Ende. Auch für Ausländer ist es nicht einfach, mit anzusehen, wie die Muslime sich ausgelaugt, unkonzentriert und übernächtigt dahinschleppen. Der Tag, an dem das Eit-Fest beginnt, ist ungewiss. Es kommt auf den Stand des Mondes an. So fängt es in Afghanistan beispielsweise einen Tag früher als in Pakistan an. Unsere gesamte Mannschaft fährt rechtzeitig nach Hause, um ja den Anfang nicht zu verpassen und um an den Vorbereitungen zu diesem Fest helfen zu können. Zurück im Camp bleiben nur einige Schüler, Walli, der Koch, Nurasan, ein Küchengehilfe, und drei Wächter, die rund um die Uhr das Tor bewachen. Und ich. Alle bemühen sich, mir die Tage so angenehm wie möglich zu gestalten. Ich fühle mich wie eine Königin, die in ihrem Reich auf herbeigeschleppten Kissen thront, der man zu Diensten ist und die man verwöhnt. Eigentlich möchte ich das abwehren, aber die Menschen hier lassen es sich nicht nehmen, mich zu bekochen oder mir das Sitzen so angenehm wie möglich zu gestalten. Ich genieße die Ruhe, und das Frühlingswetter lässt es zu, dass ich mich tagsüber im Freien aufhalten kann. Gemeinsam frühstücken wir mit den Wächtern bei den ersten Sonnenstrahlen. Dann versorge ich die Kranken, die dagebliebenen Schüler helfen mir bei der Versorgung, so gut sie können.

Am ersten Tag des Eit-Festes werde ich von Walli und seinem Bruder Shazada eingeladen. Es ist immer wieder erstaunlich, wie viel Mühe sich Afghanen geben, um Gäste zu verwöhnen. So taucht ein Verwandter von ihnen auf, der mich abholt. Er hat einen alten Jeep startklar gemacht, und wir fahren in einen Bereich des Flüchtlingslagers, den ich noch nicht kenne. Begeistert nehme ich unterwegs die verschiedenen Eindrücke auf. Überall ist Festtagsstimmung. So flattern unzählige leuchtende »Schmetterlinge« durch die Gegend. Die zauberhaften Erscheinungen sind Mädchen, die fantasievolle

Kopfschleier in fließenden Farben tragen. Laufen sie in der Gegend herum, wirbeln die bunten Stoffe durch die leicht windige Luft. Die Frauen, ebenfalls in ihre Sonntagskleidung gehüllt, bilden die ruhigen Farbtupfer. An den braunen Armen klirren silberne Armreifen, und an den Miedern sind klingende Glöckchen geheftet, Halsketten mit angehängten Münzen vollenden die Symphonie der weiblichen Gewänder. Manche Frauen tragen Kleider mit eingearbeiteten Spiegelplatten und schmücken ihre Gesichter mit roten und blauen Pailletten. Die Männer stolzieren mit ihren Turbanen gravitätisch durch die Landschaft. Alle haben neue oder zumindest saubere Anzüge und passende Westen an. Die Freude über die Erlösung vom Fasten ist nicht zu übersehen. So kommen wir zum Zelt der Brüder, wo Kissen mit Maschinenstickereien in Form von kunstvollen Wellen zum Niederlassen einladen. Shazada entschuldigt sich, dass sie keine Mauer um ihren Lebensbereich haben, weil sie zu arm dafür seien. Ich bin eher froh, dass wir nicht eingezäunt sind, so kann ich wenigstens den weiten Blick über das Tal zu den Bergen genießen. Ein Gefühl von Freiheit überkommt mich. Ich kann mir in einem solchen Moment kaum vorstellen, was Elend, Hunger und Krieg bedeuten. Dabei ist alles so nah. Auch dieses Lager wäre nicht existent, würde das Land in Frieden leben. Jetzt aber sind andere Dinge wichtig. Schon morgens um neun Uhr wird ein festliches Mahl aufgetragen, die Speisen sind mit bunt bestickten Tüchern abgedeckt. Als Gastgeschenk erhalte ich zwei von ihnen, mit dem Hinweis, Walli solle sie für mich waschen.

Leider muss ich den Besuch abbrechen, da Haji Daud uns schon um zehn Uhr erwartet. Draußen vor dem Zelt wartet wieder ein Fahrer. Was für ein Service! Omargul bringt mich zu Haji Daud, der, keine zwanzig Minuten entfernt, in einem neuen pakistanischen Dorf wohnt, aber anscheinend so beengt, dass er uns nicht in sein Haus eintreten lässt. Nach Omargul, der aus dem selben Stamm wie Haji Daud kommt, solle ich immer rufen, empfängt mich mein »Kindermädchen«, wenn »sich im Kopf etwas einschleichen würde« – Haji Daud denkt dabei an Heimweh –, dann könne sich Omargul sofort auf den Weg machen, um ihn, Haji Daud, zu holen. Jetzt ist Omargul aber ohne Not meinerseits da, und wir starten zum nächsten Festessen. Meine Vorfreude wird ein wenig gedämpft, als ich merke, dass der Basar in dem pakistanischen Dorf geschlossen ist – das Eit-Fest hat hier noch nicht begonnen.

»Ich kann nicht mit Euch essen, weil hier in Pakistan noch immer Ramadan ist und ich die hiesigen Gebräuche beachten muss.« Enttäuscht schauen wir Haji Daud an.

»Wenn du nichts isst, dann will ich auch nichts essen.« Omargul will Haji Daud mit seiner trotzigen Reaktion herausfordern. »Denk doch mal darüber nach, du bist ein Afghane und kein Pakistani, und in Afghanistan und sogar in Mekka ist Ramadan vorbei.«

»Ich kann das nicht für mich entscheiden.« Mit dieser Verkündigung verlässt uns Haji Daud und rennt ins Dorf.

Omargul und ich treten nach diesem Gespräch in das Gasthaus ein. Die herrlichsten Speisen werden aufgetragen, doch Omargul rührt keine davon an. Nach einer Weile taucht Haji Daud wieder auf.

»Von drei aus dem Ältestenrat habe ich mir die Erlaubnis eingeholt.« Atemlos, aber mit einem glücklichen Gesicht lässt sich Haji Daud auf die Sitzmatten nieder. »Ich darf nun mit euch essen, ohne dass ich eine Sünde begehe.« Wie ausgehungert greift er in die Schalen und schlingt die köstlichen Speisen in sich hinein.

Unsere anfängliche gute Laune will aber nicht so recht wieder aufkommen. Erst am Nachmittag, wieder zurück in unserem Camp, kommt langsam mein heiteres Gemüt erneut zum Vorschein. In einer Hausecke mit üppig blühenden Rosen, die einen ungewöhnlichen Farbton haben, der mich an heimatliche Fliederbüsche erinnert, suche ich mir ein gemütliches Plätzchen aus. Auf dem Boden baue ich mir meine kleinen, in Islamabad erstandenen Lautsprecherboxen auf. So lausche ich hingebungsvoll den Sinfonien von Mahler und bin mit mir und der Welt zufrieden. Das abendliche Mahl nehmen wir in allgemeiner Zufriedenheit unter dem Sternenhimmel ein. Es ist immer erstaunlich, wie schnell hier die Stimmungen wechseln. Man kann gar nichts dagegen tun, als sie auf sich einwirken zu lassen. Manchmal denke ich, dass die unglaublich vielfältige

Natur die Seelenlage der mit ihr lebenden Menschen in großem Maß beeinflusst.

Am nächsten Tag sind wir bei Logarai eingeladen. Er ist der Neffe von Haji Daud und ein ernsthafter junger Mann, der vor seinem Onkel großen Respekt hat. Das Dorf, in dem Logarai lebt, liegt idyllisch an einer Bergschlucht. Der Blick über die Ebene ist umwerfend. Schöne Landschaften, so stelle ich immer wieder fest, lösen in mir eine tiefe Ruhe aus, geben mir Kraft zum Weitermachen.

Bei der Ankunft im Familienhaus müssen wir uns sogleich in den Gästeraum begeben. Man weist mir einen Ehrenplatz zu: Ich soll auf dem einzigen Bett im Raum sitzen. Das gefällt mir aber überhaupt nicht. Es ist nicht meine Art, über anderen Menschen zu thronen. Schnell begebe ich mich zu der Sitzgruppe auf dem Boden. Die Familie Logarais besteht aus dreißig Mitgliedern, die als Flüchtlinge schon zehn Jahre lang hier leben. Anfangs haben sie in einem Zelt-Camp gelebt, bis sie in diesem nahe gelegenen Dorf das Lehmhaus erwerben konnten. Für sie ist mein Besuch etwas ganz Besonderes. Logarai läuft daher ständig wie ein aufgescheuchter Gockel umher. Es wird aufgetischt, was man nur herbeizaubern konnte. Jedesmal ist es beschämend, von derart armen Leuten so reiches Essen annehmen zu müssen. Aber für den Gast wird alles getan und das aus ganzem Herzen. Schließlich müssen die Männer, die nicht zur Familie gehören, den Raum verlassen, da die Schwester von Haji Daud und die Mutter von Logarai kommen, um mich zu begrüßen. Neugierig schauen wir uns an. Haji Dauds Schwester drückt, nachdem wir uns wieder auf dem Boden niedergelassen haben, auf meinen Fußballen. Dass Füße so weich sein können, ist für sie ungewöhnlich. Die beiden Frauen schenken mir Süßigkeiten, die sie in ein Tuch gebündelt haben. Später entdecke ich darin noch hart gekochte Eier.

Der Ausflug vermittelt mir einen tiefen Einblick in die afghanische Dorfgesellschaft. Die Freundlichkeit und Gastfreundschaft ist ganz anders als bei uns in Deutschland. Hier haben die Menschen wirklich wenig und geben aber alles her. In meiner Heimat, so denke ich mit Scham, sehen wir nur zu, dass es dem eigenen Ich am besten geht. Ich bin froh, während des

Eit-Festes nicht nach Peschawar gefahren zu sein. Danken muss ich auch immer wieder Haji Daud für seine Fürsorge. Alles hat er genauestens geregelt und auch für eine lückenlose Schutzkette gesorgt. Manchmal ist das für eine selbstständige Frau etwas ungewohnt und auch lästig, aber es ist mit Sicherheit gut gemeint und in diesem Land auch notwendig. In Haji Daud habe ich meinen ersten zuverlässigen Freund in Afghanistan gefunden.

FRAUEN SIND LUFT

Die stürmischen Begrüßungen gleichen in Afghanistan einem Festauftakt. Ich kann schon mehrere Begegnungsarten ausmachen. Fremden reicht man die Hand, dabei handelt es sich eher um ein Vorbeistreichen der Hände, ein Händedruck in unserem Sinne ist das jedenfalls nicht. Die eigentliche Begrüßung ist eine Umarmung, die ebenfalls in vielen Variationen erfolgt und abhängig davon ist, wie geachtet oder beliebt die entsprechende Person ist. So gibt es eine Umarmung, die einen Menschen mit sanftem Druck von sich abschiebt, wodurch eine gewisse Distanz gewahrt bleibt. Bei großer Wiedersehensfreude wird der Ankommende dagegen fast zerdrückt und vom Boden abgehoben. Daher rührt wohl auch der Satz, der ebenfalls in Afghanistan sehr populär ist: »Es bleibt einem vor Freude fast die Luft weg.« Der Wangenkuss zählt ebenfalls zum Begrüßungsritual. Auch den Judaskuss habe ich beobachten können: die feste Umarmung, bei der jeder weiß, dass man am liebsten einen Dolch in den Rücken des Umarmten stoßen würde. Ich konnte dann feststellen, wie es verräterisch in den Augen des Umarmenden aufblitzt. Hin und wieder sehe ich bei Haji Daud, dessen Gesichtszüge mir ja vertraut sind, dass gewisse Personen von ihm geradezu widerwillig begrüßt werden. Wahrscheinlich, weil man ihnen nicht einfach aus dem Weg gehen kann. Echte Freude lässt das Antlitz strahlen, auch auf fremd anmutenden Gesichtern ist das zu erkennen. Begleitet wird das jeweilige Zeremoniell von vielen Fragen nach dem Wohlergehen, der Gesundheit und der Familie.

Die am Boden Sitzenden stehen zur Begrüßung grundsätzlich auf. Dann bemüht sich jeder, dem Neuankömmling einen guten Platz frei zu machen. Es folgt ein großes Hin- und Hergerutsche. Trete ich als Frau in einen Raum, werde ich von den Menschen, die schon dort sind und die mich nicht kennen, völlig übersehen. Bin ich den Anwesenden vertraut, reicht man mir die Hand. Die Mitarbeiter und Auszubildenden begrüßen mich, wenn ich in ihren Raum komme, geradezu überschwänglich. Sofort wird Platz gemacht und die weichsten Kissen legen sie hinter meinen Rücken. Die Männer stehen vor mir auf, einige Kommandanten begrüßen mich höflich, manchmal etwas unpassend, wenn sie der englischen Sprache nicht ganz mächtig sind und mich am Abend mit »Good Morning« ansprechen.

Beim einem Abschied ist es Sitte, den Davongehenden ein Stück des Weges zu begleiten. Dabei gibt man ihm gute Segenswünsche mit auf den Weg und gebärdet sich derart, als ob man sich nie wieder sehen würde. Bei der derzeitigen Kriegssituation ist dieses Verhalten aber verständlich. Man weiß nie, was unterwegs passiert, ob man lebend das Ziel erreicht oder ob man heil zurückkommt. Auch sind die Reisestrecken meistens eine mühsame Angelegenheit und es dauert oft lange, bis ein Wiedersehen mit dem Bekannten oder dem Freund oder den Verwandten möglich wird.

KONTAKTE ZUM KGB

Die ländlichen Regionen und die Berge Afghanistans sind Territorium der Freiheitskämpfer. Die Städte sind fest in den Händen der Kabulregierung unter der Führung von Präsident Nadschibullah, der 1986 von den Sowjets eingesetzt worden war. Das war kein besonders gutes Abschiedsgeschenk, das die Sowjets den Afghanen hinterlassen haben! Nach dreizehn Jahren Krieg mussten die Sowjets Afghanistan als verloren aufgeben und das Land verlassen. Dennoch ist ihr Einfluss weiterhin zu spüren, nicht zuletzt durch die Maßnahmen von Nadschibullah. Das Kabulregime ist 1991 immer noch von kommunistischer Prägung, auch wenn die Partei sich jetzt als eine islamische versteht. Wie auch immer: In den Augen der Muslime bleibt die Regierung eine atheistische und findet somit bei vielen von ihnen keine Akzeptanz. Vergessen können die Afghanen auch nicht, dass Nadschibullah vier Jahre lang beim KGB war.

Ein Bürgerkrieg ist ausgebrochen, weil die Mudschahidin das verhasste Regime los werden wollen. Doch stellt sich immer wieder die Frage, wie man es zum Stürzen bringt. Ein großer Fehler wurde nach Abzug der russischen Truppen auch auf Seiten der Mudschahidin begangen. Vorher hatte man gemeinsam, und dadurch auch effektiv, gegen die Sowjets gekämpft und gesiegt. Jetzt aber geht es um den Machtkampf einzelner Parteien und deren Kommandanten, was zur Zersplitterung und Schwäche der Mudschahidin führt. Doch langsam dämmert es allen, dass eine einzelne Partei niemals den Kampf gegen die übermächtigen und gut ausgerüsteten Regierungstruppen in den Städten gewinnen kann.

Die erste große Niederlage erlitten die Mudschahidin, als es um Jalalabad ging. Gegen die von Nadschibullah eingesetzten Scud-Raketen und die Kampfflugzeuge konnten sie wenig ausrichten. Es entstand dadurch der Eindruck, dass das Kabulregime sich festigt und an Boden gewinnt. Die Moral der Freiheitskämpfer ging in der Folge verloren, was sich in absurden gegenseitigen Kampfverwicklungen zeigte. Nach und nach, so ist zu beobachten, fällt das Land in mittelalterliche Zustände zurück. Die Bewässerungsanlagen sind zerstört, Wälder durch Bomben und Scud-Raketen verbrannt. Aufgeforstet wird schon lange nicht mehr. Eher wird noch weiter abgeforstet, weil mit dem letzten Holz noch Geld in Pakistan verdient wird, wo es verboten ist, Holz zu schlagen. Immer häufiger werden Schulen geschlossen; wenn eine in einer Ortschaft existiert, dann steht sie in einer spezifischen Abhängigkeit zu einem Kommandanten, der aus dieser auch seine künftigen Soldaten rekrutiert. Eine ganze Generation verliert die Möglichkeit, nach der Schule einen Beruf zu erlernen. Und wer einen hat, kann ihn größtenteils nicht ausüben, wodurch das Gelernte in Vergessenheit gerät. Das, was gebraucht wird, was momentan zählt, sind einzig Freiheitskämpfer für den Heiligen Krieg, die mit dem Instinkt eines Tieres ausgestattet sind und ohne Taschenlampe und festes Schuhwerk den Weg finden können, stundenlang nicht einmal ein Stück trockenes Brot brauchen. Ohne ein Nachtsichtgerät geht bei westlichen Soldaten gar nichts.

Die politische Macht Afghanistans sitzt in Kabul, eine Interimsregierung in Peschawar. Keiner der Exilführer ist in der Lage, eine akzeptable Regierung zu bilden. Nadschibullah ist verhasst, hat es aber geschafft, bislang zwei Jahre an der Macht zu bleiben und sich auch im Ausland bekannt zu machen. Seine kommunistische Partei hat er in »islamische Volkspartei« umbenannt. Die Exilregierung verfolgt in Pakistan größtenteils eigene egoistische Ziele. Sie ist weithin unglaubwürdig geworden, weil sie den Fundamentalismus predigt, aber Geld aus dem kapitalistischen Ausland annimmt. Auch verbieten die einflussreichen religiösen Machthaber, die Mullahs, Mädchenschulen, schicken aber ihre eigenen Töchter ins Ausland auf die Schule. Verbittert sprechen Salmei und Sheikh von den Geldkommandanten, die gar kein Interesse daran haben, dass Afghanistan zum Frieden kommt. Pakistan hat durch den sowjetisch-afghanischen Krieg profitiert und profitiert noch weiter davon.

Alle hoffen auf Zahir Schah, den ehemaligen König und »Vater der Nation«, der derzeit siebzigjährig im römischen Exil lebt. Er ist die neutrale Symbolfigur, die von allen Parteien, bis auf die Hizbis, akzeptiert wird, weil er sich im Dauerkonflikt mit den alten afghanischen Feudalherren um eine Besserstellung des bettelarmen Landes bemühte. Leider musste der »rote Prinz« abdanken, weil er sich für Grundrechte einsetzte, die jeder Mensch erhalten sollte – auch die Frauen. Durch den aristokratischen Ex-Regenten würde eine Einigung der einzelnen Gruppierungen möglich werden. Hierin läge tatsächlich eine Chance für Afghanistan. Aber zum jetzigen Zeitpunkt ist nichts berechenbar.

GROSSFAMILIEN AUF WANDERSCHAFT

Eines Abends sitze ich mit Haji Daud zusammen. Ich merke, dass er mir etwas erzählen möchte, von sich und seiner Familie. Ich trinke schweigend meinen Tee, schaue ihn nur freundlich an, weil ich ihn mit meiner Neugierde nicht erschrecken will. Afghanen brauchen Zeit, wenn sie Ausländern etwas Persönliches erzählen wollen. Es liegen bei ihnen keine vorgeformten Sätze auf der Zunge, die nur darauf warten, herausgesprudelt zu werden. Doch bald fängt er mit seiner Geschichte an.

»Für Afghanen steht traditionell die Familie an erster Stelle. Mehrere Familien bilden eine Sippe, die als Großfamilie zusammenlebt. Durch den langen Krieg ist aber auch ihr Zusammenhalt kaputt gegangen.« Haji Daud berichtet, als würde er aus einem Schulbuch vorlesen. Leicht verwirrt schaue ich ihn auch an.

»Zwei meiner Brüder sind Kommunisten und in Gardez stationiert. Man schweigt sie tot.« Für Haji Daud fällt diese Beichte nicht leicht.

»Das muss schwer für dich zu ertragen sein, wo du ein zutiefst überzeugter Muslim bist und ein Gegner des Kabul-Regimes.«

»Weshalb ist eure Familie so zerrissen? Warum gibt es da so unterschiedliche Überzeugungen? Liegt es nur an dem Krieg?« Ich versuche mir ein Bild von seinen Brüdern zu machen, von ihren Idealen und den Versprechungen, mit denen man sie für die jeweiligen Ziele gewonnen hat.

»Viele haben keine Socken, und wenn sie einen Socken anhaben, dann ist er mehr Fuß als Strumpf. Wer will auf Dauer so leben? Einige von meinen Verwandten leben wie ich als Flüchtlinge in Pakistan, andere sind in den Iran gegangen, um dort als Gastarbeiter eine neue Existenz aufzubauen. Immer ist ein Teil der Familie auf Wanderschaft, da ist es kein Wunder, dass einige Männer zu diesem Dasein keine Lust mehr haben und zu den Waffen greifen, die ihnen am vielversprechendsten erscheinen, um endlich etwas im eigenen Land wieder aufbauen zu können.« Haji Dauds Gesicht zeigt unendliche Traurigkeit, deshalb versuche ich seine Familiengeschichte auf weniger abgründige Bahnen zu lenken. Zudem will ich ihn nicht weiter drängen, weil dieses Gebiet auch für mich nicht einfach zu verstehen ist. Die rituelle Schlachtung von Tieren, bei der die Kehle durchtrennt wird, damit das Fleisch ausblutet, kann ich von meiner Weltsicht aus noch nachvollziehen, Glaubenskriege eher weniger.

»Aber ihr wisst immer voneinander Bescheid, seid gut informiert. Wie kommt das bei diesen großen und teilweise unwegsamen Entfernungen?«

»Wenn man als Afghane unterwegs ist, wohnen wir nicht in Hotels, sondern bei Verwandten. Es ist nicht möglich, selbst irgendwohin zu gehen, man ist von diesem System abhängig: Zuerst wird man der Familie vorgestellt, dann kommt es zu einem Austausch von persönlichen Erfahrungen, Eindrücken und Beurteilungen. So bleibt nichts geheim. Und manchmal werden die eigenen Erzählungen beim Weitertragen noch gewaltig ausgeschmückt. Für dich, Karla, wäre das nichts.« Wir beide müssen über Haji Dauds gute Beobachtungsgabe lachen.

MANCHMAL LÄUFT DER MENSCH EINFACH DAVON

Mit der Zeit bekomme ich immer mehr Einblick in das Gefüge der Familien. Der Ältere hat immer einen Jüngeren um sich, der ihn bedient. Getrennte Räume, wie bei uns, gibt es im Zusammenleben nicht. So lernt der Afghane von Kindheit an, sich in die Gemeinschaft einzufügen und den Älteren zu akzeptieren. Eine gewisse Eigenheit ist aber dennoch möglich. Wer müde ist, legt sich einfach hin, wer etwas lesen will, tut sich keinen Zwang an und macht es einfach, selbst wenn alle anderen sich weiter unterhalten. Keiner würde ihn daran hindern. Es ist erlaubt, ohne große Entschuldigungen von einem Zusammentreffen aufzustehen und zu gehen. Anfangs war für mich manches fast unerträglich. Die permanente Geräuschkulisse behindert ein konzentriertes Nachdenken, in den größeren Gemeinschaftsräumen stört es auch am Einschlafen. Schwierig ist es für mich, dass ich beim Sprechen ständig gestört werde, niemals kann ich einen Satz zu Ende sprechen. Bin ich in einer wichtigen Patientenbesprechung, kommt mit aller Gewissheit jemand auf mich zu und will auf seine Krankheit oder sonstige Anliegen aufmerksam machen. Der Patient, mit dem ich gerade in einer Unterredung bin, nutzt die Chance und geht einfach woanders hin, und ich muss ihn später auf den Gängen oder vor dem Spital wieder einsammeln.

In Afghanistan lernt man allmählich, welche Zeiten für Gespräche am günstigsten sind. Viele Höflichkeitsregeln der Afghanen sind für uns paradox. Der Afghane muss sich dem anderen zuwenden, muss jeden anhören, auch wenn das Gegenüber Unsinn sagt. So ist eine Diskussion oft sehr mühsam, da natürlich jeder meint, etwas sagen zu müssen, auch wenn er vielleicht keine Ahnung von der Materie hat. Bei uns erleben wir in Expertenrunden ja ähnliche Verhaltensmuster! Da die Kinder schon von klein auf mit den Erwachsenen zusammen sind, bildet sich bei ihnen ein starkes Selbstbewusstsein heraus. Es ist üblich, dass besonders die Söhne überall dabei sind. Selbstverständlich ist der fünfjährige Sohn unseres afghanischen Direktors mit von der Partie, wenn Gespräche mit den Kommandanten stattfinden. Gleichzeitig lernt er, höherstehende Personen zu respektieren. Daher braucht es auch keinen besonderen Drill, damit der Kommandant eine Mudschahidin-Gemeinschaft führen kann. Blinder Gehorsam existiert auch, aber es läuft doch eher darauf hinaus, dass freiwillig akzeptiert und gehandelt wird. Oft genug habe ich beobachtet, wie alle möglichen Einwände zugelassen werden. Ich hatte dann den Eindruck von Disziplinlosigkeit und dass alles mehr oder weniger nach Lust und Laune geht. Aber nur mit Geduld und Zeit werden Einsichten gewonnen. Mit einem einfachen Befehl erreicht man gar nichts! Die Afghanen wollen überzeugt werden. Aber ist es nicht auch bei uns so? Nur ist unsere Leistungsgesellschaft schon länger daran gewöhnt, Zwängen zu folgen. Man kann auch sagen, sie hat sich selbst reguliert. Wenig ist in ihr noch offen.

In vielen Stunden denke ich darüber nach, was es heißt, frei zu sein. Ich habe mir die Freiheit genommen, in dieses Land zu gehen. Ich akzeptiere freiwillig, was dieses Land mir gibt, was ich an Regeln und Gebräuchen zu respektieren habe. Noch in keinem Augenblick habe ich diesen Schritt bereut. Mir wird hier das kostbarste Geschenk geboten, das ich mir vorstellen kann: Ich bekomme so viele Eindrücke und Erfahrungen geboten, kein Geld dieser Welt kann diese aufwiegen. Und ich fühle mich gerade bei diesen Menschen hier wohl, integriert in diese einmalige Gesellschaft. Mein Wohlgefühl darf aber nicht missverstanden werden, ich meine damit kein heimeliges Dasein hinter einem warmen Ofen. Es ist eher als Befriedigung zu sehen, Befriedigung darüber, dass meine Abenteuerlust genährt wird.

Ich will das gar nicht verbergen. Jede Fahrt ist ein spannendes Unternehmen, und wenn es auch nur der Besuch einer afghanischen Familie ist. Immer wieder gibt es Neues und Interessantes zu erfahren! Überraschungen gestalten jeden Tag, jede Tour, jeden Besuch abwechslungsreich.

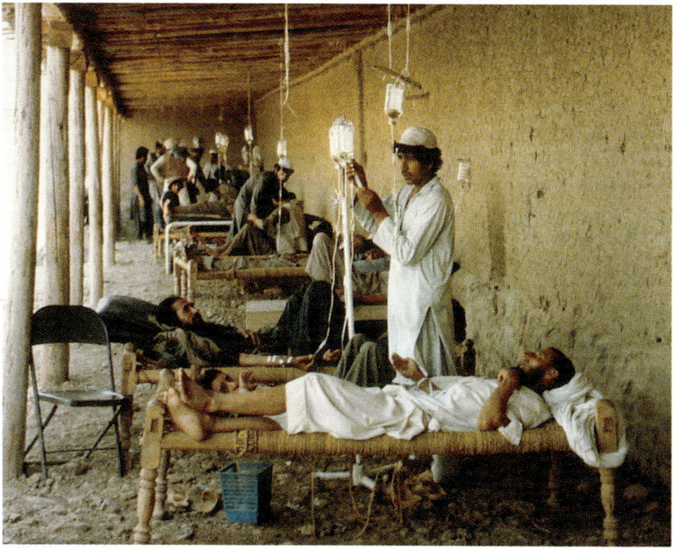

Die Krankenstation im Flüchtlingscamp Sadda

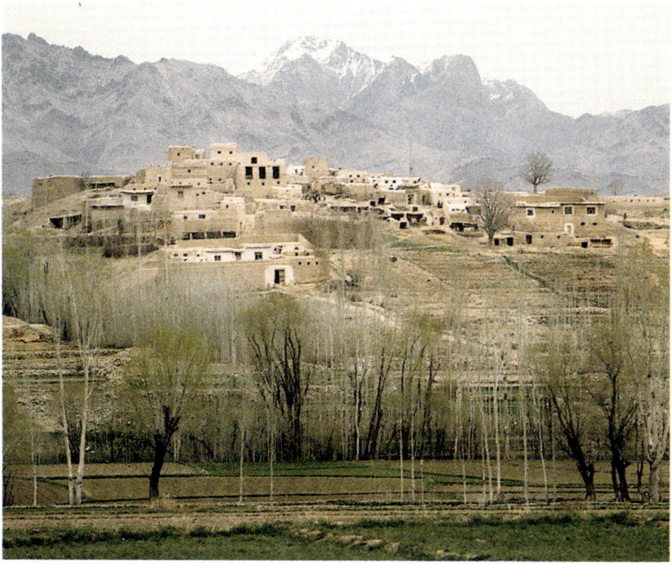

Chak in der Provinz Wardak

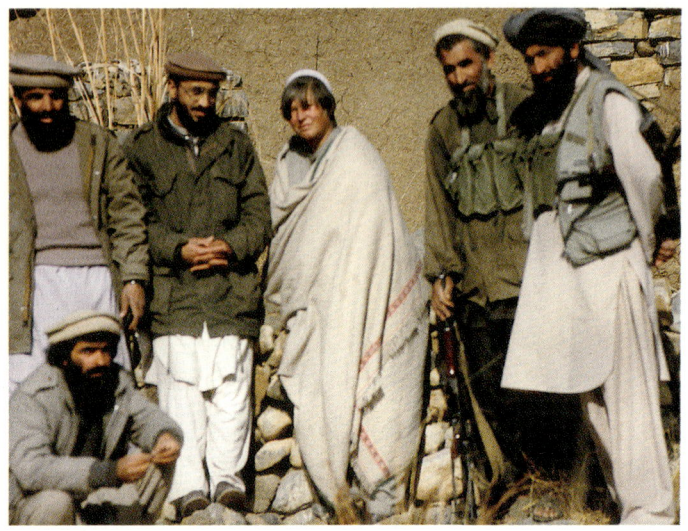

Karla Schefter im mobilen Einsatz auf dem Weg nach Chak zusammen
mit Haji Daud (2.v.l.) und ihrer Schutzbegleitung

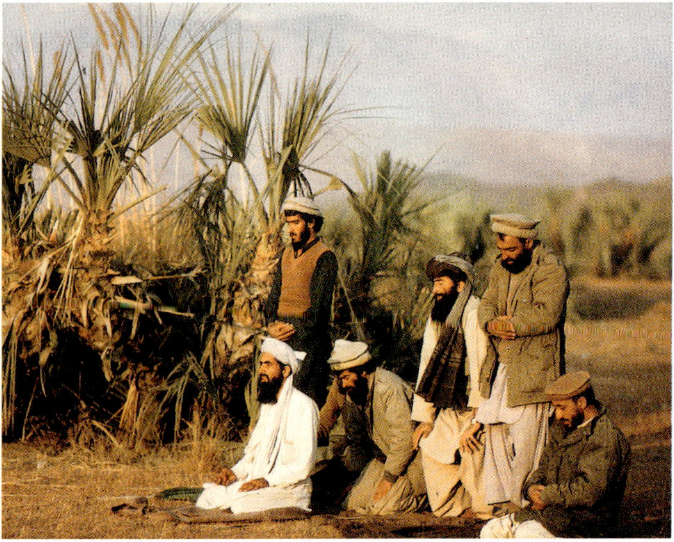

Auf dem Weg nach Chak – Haji Daud (r.u.) und die Schutzbegleitung
beim Nachmittagsgebet

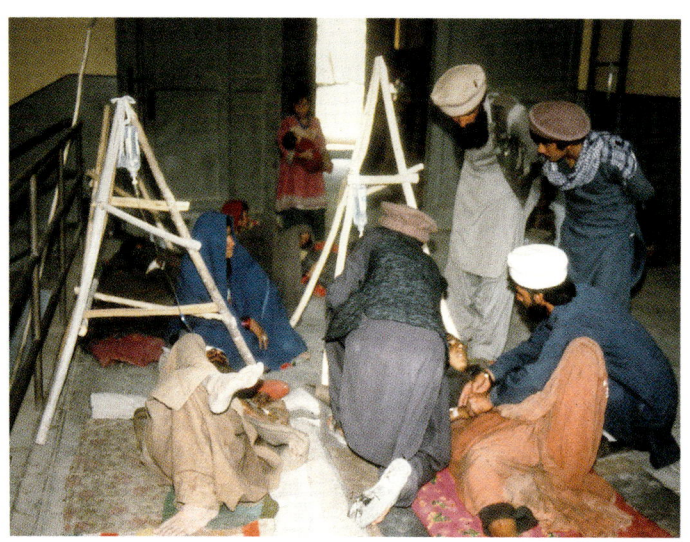

Kriegsverletzte im Kraftwerk von Chak

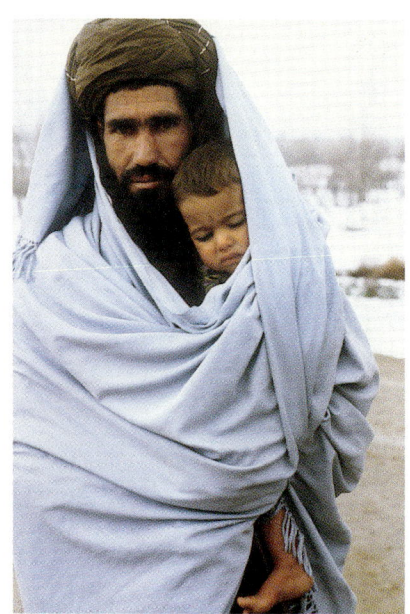

Ein Vater bringt sein
krankes Kind, nur in einen
Patu gehüllt, im tiefsten
Winter zur Behandlung

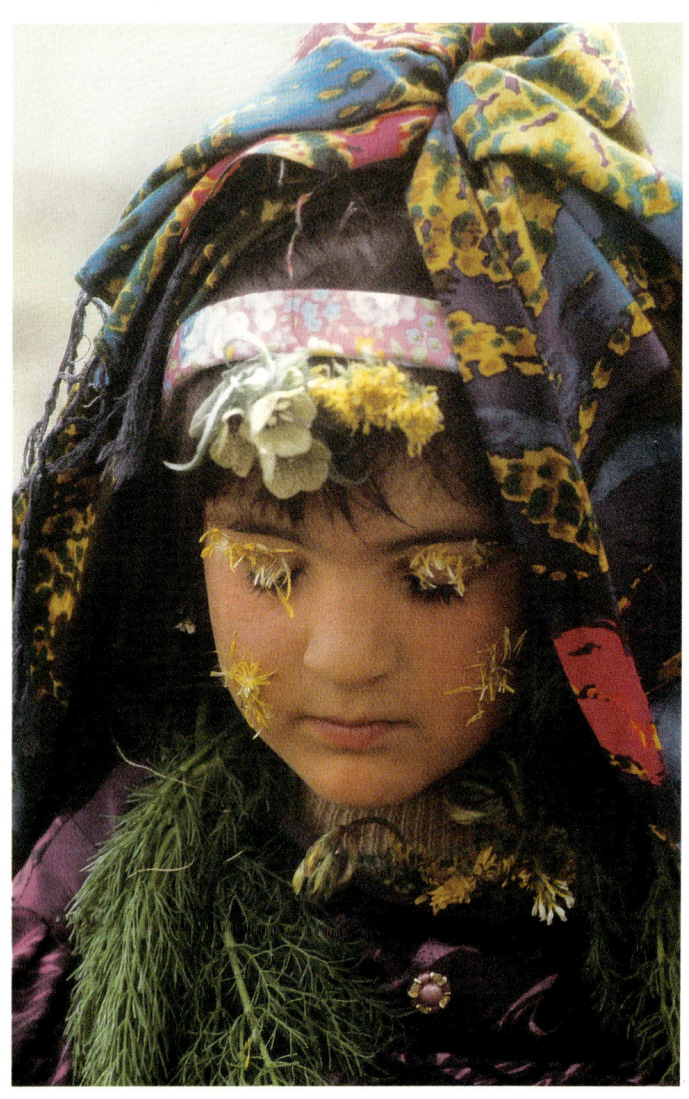

Ein kleines Mädchen hat sich als Braut verkleidet

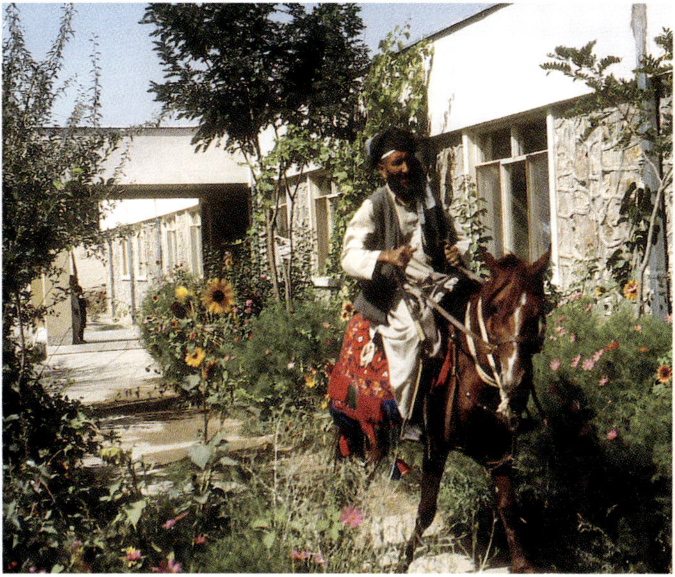

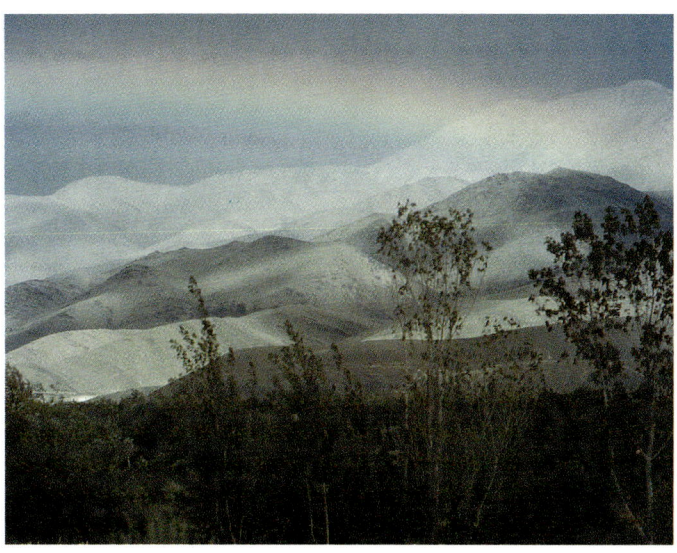

Das Männer-Hospital Chak-e-Wardak

Der weite Blick aus Karla Schefters Zimmer im Hospital

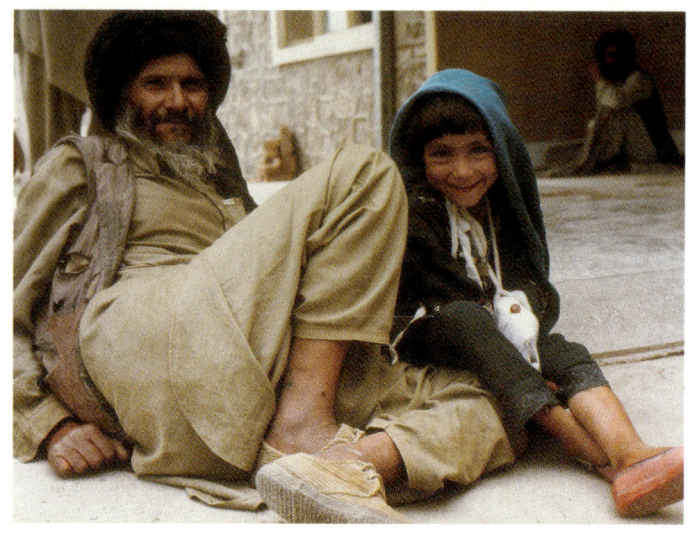

Ein minenverletztes Nomadenkind zusammen mit seinem Vater

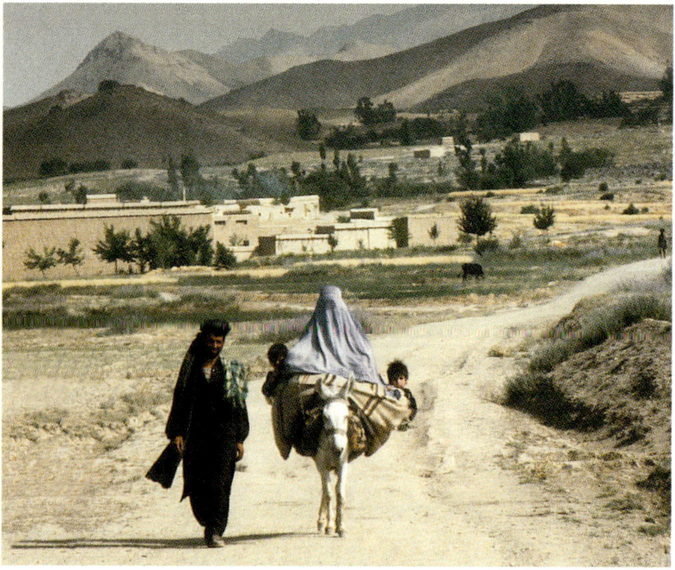

Eine afghanische Familie auf Reisen

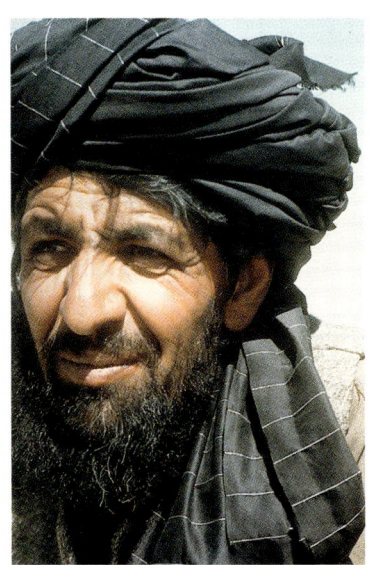

Ingenieur
Mahmood

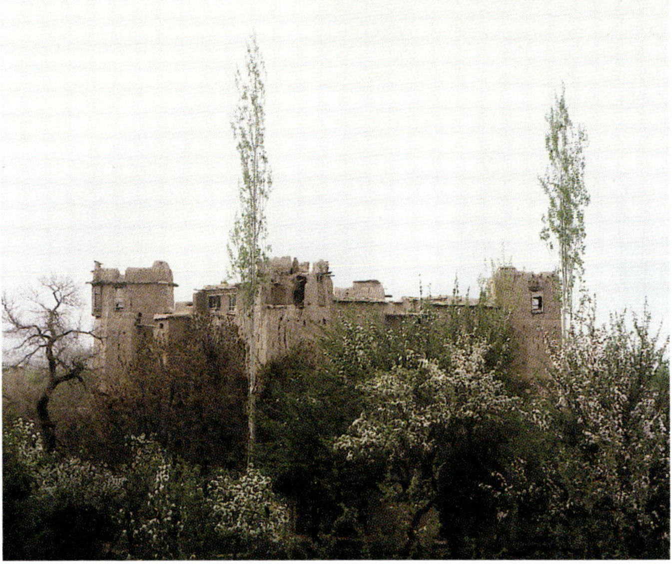

Eine 100 Jahre alte Wohnburg in der Provinz Wardak. Hier lebt
Ingenieur Mahmoods Familie zusammen mit drei weiteren.

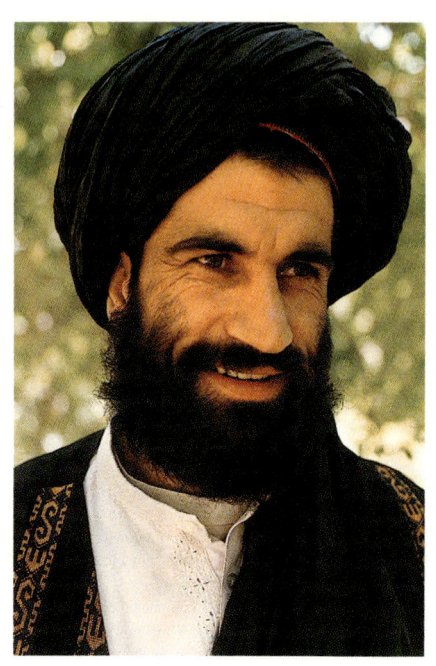

Laborant Fazil Elahi

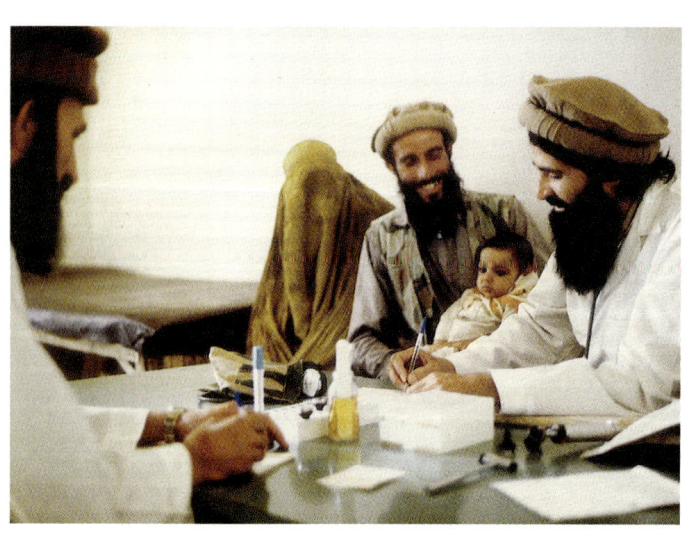

Dr. Gulap in seiner Sprechstunde

EIN KALIFORNISCHES QUINTETT

Eines Tages besucht mich Abdullah Hussein im Camp. Er soll die Administration unseres Krankenhauses in Chak-e-Wardak übernehmen. Vorher erzählt er mir noch seine ungewöhnliche Lebensgeschichte. Vor zehn Jahren war er aus seinem Heimatdorf Jaghatu, gelegen in der Provinz Wardak, mit seiner Frau und der Tochter nach Pakistan geflüchtet. In Peschawar kamen noch zwei weitere Mädchen auf die Welt. Anschließend emigrierte der Veterinärmediziner mit seiner Familie in die USA, wo er sich zusätzlich zum Hospitaladministrator ausbildete. In Amerika gebar ihm seine Frau zwei weitere Töchter. Fünf Mädchen waren nun da! Afghanen setzen bei diesem Gedanken sofort ein mitleidiges Lächeln auf, manche können aber auch ihre Schadenfreude nicht verbergen. Kein Sohn! Aber hat man in Deutschland nicht auch ganz gern einen Sohn?

Nun, diese Mädchen gehen in Kalifornien zur Schule, werden somit in ihrer Lebensorientierung amerikanisch geprägt. Von den Eltern bekommen sie wichtige afghanische Gebräuche mit, eine tiefe religiöse Erziehung wird jedoch vernachlässigt. Ihnen allen ist bewusst, welche Möglichkeiten Mädchen und Frauen in den Vereinigten Staaten haben. Erwähnt werden muss auch, dass alle fünf Mädchen bildhübsch sind. Vor kurzem ist die gesamte Familie nach Pakistan zurückgekehrt. Der Vater will, dass seine Töchter zwei Jahre in Peschawar in einer afghanischen Gemeinde leben. Er setzt seinen Willen liebevoll, dennoch bestimmt durch. Die Mädchen können nur noch schwach protestieren. Für sie beginnt ein radikaler Umbruch. Zuerst einmal müssen sie sich an den Kopfschleier gewöhnen. Dann war es für die Mädchen unverständlich, dass man Frauen nicht fotografieren darf! Wie oft sind sie doch in Amerika sogar bei den geringsten Anlässen aufgenommen worden? Und warum muss eine afghanische Frau im Haus bleiben? Warum kann sie nur mit der Burka, die Körper und Gesicht verhüllt, auf die Straße gehen? Die Mädchen schütteln nur verwundert den Kopf. Die Antworten befriedigen sie nicht. Wenn das der Koran ist, fragen die Älteren, wo landen wir dann als Frauen? Die Mudschahidin-Schule, die sie besuchen, macht ihnen große Schwierigkeiten, da sämtliche Fächer mit Texten aus dem Koran vermittelt werden. Und der Schwerpunkt ihrer Ausbildung liegt in einem Bereich, den sie hassen: nämlich Handarbeiten. Nun heißt es diese zwei Jahre durchhalten, dann geht es zurück in die USA. Aber zuvor werde ich mit dem Vater des Mädchenquintetts aus der ambulanten Station in Chak-e-Wardak ein Krankenhaus aufbauen.

DIE BRAUT LOCKT MIT FISCH

In der Gesellschaft von Dr. Hussein und zwei seiner jüngsten Töchter – Palwasha ist sieben, Zergünah acht Jahre alt – und dem Ingenieur Shuwali lasse ich mich auf ein Abenteuer der besonderen Art nach Chak-e-Wardak ein. Die Reise hat nur einen Haken, ich kann kein Transitvisum mehr bekommen, da die Ämter bei meiner Einsatzverkündigung für die nächsten drei Tage geschlossen sind. Das heißt im Klartext, ich muss größere Strecken unter der Burka zurücklegen. Na ja, immerhin ist mir dieses Gefängnis vertraut.

Wir müssen einen großen Umweg fahren, da der direkte Weg über Terramangal und Logar wegen schwerer Kämpfe für uns nicht passierbar ist. Also wählen wir die Route durch Waziristan, fahren durch die Städtchen Bannu und Wanna, um dann bei Aoamorzak über die Grenze zu gehen. Der Arzt will seine Mädchen mit Afghanistan bekannt machen und sie seinen Verwandten vorstellen. Die beiden sind entzückend anzusehen, ihre dunklen großen Augen – die langen Wimpern noch durch einen Lidstrich betont – strahlen. Sie sind in einen weißen Schleier eingehüllt, der das Gesicht freilässt. Erst mit der Pubertät müssen sich die weiblichen Familienmitglieder komplett verhüllen. So wie ich, die nun verborgen unter einer plissierten Burka sämtliche weiblichen Ausformungen verloren hat.

Kritisch wird es immer dann, wenn wir durch einen Kontrollposten angehalten werden. Man bringt mir den Satz »Paschtu na pohigam«, »Ich spreche nicht Paschtu«, bei. Gefahr droht, als wir in Wanna einen pakistanischen Bodyguard aufnehmen müssen. Ich darf mich über zwei Stunden nicht verraten und wäre, falls entdeckt, unweigerlich in einem Gefängnis gelandet oder im günstigen Fall zurückgeschickt worden. Hitze und Staub lassen mich in meinem Ein-Frau-Zelt still vor mich hin brüten. Zergünah sitzt neben mir und ist eine ausgezeichnete Hilfe. Man merkt, dass sie durch ihre Mutter im Umgang mit dem Schleier vertraut ist. Mit geschickten Bewegungen bringt sie einen Becher Wasser in meine unmittelbare Reichweite und drapiert mit flinken Fingern den Schleier so, dass mich nach außen hin nichts enttarnt. Später in Afghanistan werden die Mädchen und ich beim Teetrinken von den Männern separiert. Dem Vater geht es wohl darum, seine Töchter daran zu gewöhnen, dass Frauen und Mädchen getrennt von der Männerwelt essen müssen. Ich kann mich gegen seinen Eifer auch nicht wehren, weil eine Burkafrau sich mit diesem Brauch abzufinden hat. Man merkt Dr. Hussein regelrecht an, wie glücklich er ist, in seiner Heimat zu sein und seine Kinder in Afghanistan zu sehen.

In den Dörfern leuchten uns gelb-orangefarbene Aprikosen verführerisch aus den Blättern entgegen. Der heimkehrende Arzt bittet bei den Bewohnern um ein paar dieser köstlichen Früchte für mich, seinen Gast. Wenn sie eine Französin ist, so wird Dr. Hussein deutlich zu verstehen gegeben, gibt's nichts. Da ich Deutsche bin, kommen wir glücklicherweise in den Genuss des saftig-süßen Obstes. Bei der Ankunft in Chak-e-Wardak zeige ich dem Vater und seinen Töchtern eine Kanalstelle, wo alle drei sich im kompletten Outfit erfrischen können. Leider ist mir der Sprung ins kühlende Nass nicht möglich, da es sich für eine Frau nicht geziemt, in einer klitschnassen Burka herumzulaufen. Ich muss noch zwei Tage und zwei Nächte warten, bis ich einen Kübel Wasser bereitgestellt bekomme.

Dr. Hussein lässt sich davon überzeugen, dass die beiden Mädchen tagsüber bei der Behandlung der Patienten im Krankenhaus und auch in der Nacht erst einmal in meiner Obhut bleiben, damit der Kulturschock für sie nicht allzu groß wird. Sie sollen sich langsam an die andere Lebensart gewöhnen, ehe sie von ihrer afghanischen Verwandtschaft vereinnahmt werden. So lernen sie anfangs fremde Familien kennen, um ihnen ihr Erstaunen und Erschrecken sukzessive begreiflich machen zu können. Ich hingegen habe in beiden Mädchen hilfreiche Dolmetscherinnen bei meiner Arbeit gefunden. Sie übersetzen aber alles wörtlich, sodass ich mit manchen Äußerungen vorsichtig sein muss. Noch können sie nicht unterscheiden, was man besser nicht weitergibt. Sie sind noch zu jung, um wie Haji Daud meisterhaft den sprachlichen Zuschnitt auf die afghanischen Verhältnisse zu beherrschen. Palwasha kann den Anblick von kleinen Eingriffen nicht ertragen. Dagegen ist sie beim Auflegen von Kompressen eifrig dabei.

Ohne Haji Daud fühle ich mich ein wenig meinen Gastgebern ausgeliefert. Es geht mir erst jetzt auf, wie gut er alles unter Kontrolle hatte. Ohne seine Führung und seinen Schutz tauchen bei mir Visionen von verschwundenen oder gefangen gehaltenen Frauen auf, die in Elendsquartieren ihr Dasein fristen müssen. Mit Sicherheit brauche ich in keiner Minute Angst zu haben. Trotzdem fühle ich die Ohnmacht, in die ich mich manchmal hineinsteigere, bis hin zu einem Gefühl der Panik. Bevor diese aber vollends ausbrechen kann, fragt unser Chak-Koch, Azef, den Arzt, ob seine beiden Töchter und ich an den Vorbereitungen zu einer Hochzeit in seinem Haus teilnehmen wollen. Wir nehmen die Einladung freudig an, gilt es doch, wieder etwas Neues kennen zu lernen. Sofort sind meine Angstattacken verflogen. Ich mache mit Dr. Hussein aus, dass er uns nach drei Stunden wieder abholen lässt.

Der Fahrer des Pick-ups bringt uns zu einem recht einsam dastehenden Lehmhaus. Schon von draußen hören wir die schönsten Gesänge. Bevor die eigentliche Verheiratung vollzogen wird, erzählt uns die Mutter von Azef, wie in lauter Vorfreude auf das Ereignis gesungen und getanzt wird, natürlich Männer und Frauen getrennt. Wir gesellen uns also zu den

Frauen und lassen die ausgelassenen, ja teilweise wilden und kraftvollen Tänze einzelner junger Mädchen auf uns wirken. Aber auch die kleinen Mädchen zeigen ein großes Talent zum Improvisieren und können sich ungemein rhythmisch bewegen. Sie toben sich geradezu nach den Tamburinklängen aus.

Es ist üblich, dem Gast anzubieten, über Nacht zu bleiben. Es gibt ein regelrechtes Wortgefecht, bis wir abreisen dürfen, auch geben wir zu verstehen, dass uns doch der Pick-up erwartet, der die beiden Töchter zurück zum Vater bringen soll. Aber selbst nach einer Stunde über die ausgemachte Zeit hinaus passiert gar nichts! Ich fühle mich hilflos und muss aufpassen, nicht in Missmut zu fallen. Es ist ziemlich anstrengend, das nicht zu zeigen! Schließlich fordern uns die Frauen auf, zum Abendessen dazubleiben, man hätte extra Fisch für uns gefangen. Der Fisch in dieser Region ist sehr klein und besteht fast nur aus Gräten – aber diesen Gedanken behalte ich auch besser für mich. Ich will nicht unhöflich sein, versuche ich mich zu motivieren, wenn sie schon extra Fisch gefangen haben, dann müssen wir eben bleiben. Mein innerer Ärger bekommt aber noch mehr Nahrung. Es stellt sich heraus, dass der Fisch nur ein Vorwand war, um uns zu halten. Es gibt überhaupt gar keinen Fisch! Also würgen wir etwas von dem kargen Mahl hinunter, das sie uns vorsetzen. Anschließend stürzen sich die übrigen Frauen darüber.

Der Pick-up ist immer noch nicht da. Drei Stunden lässt er nun schon auf sich warten. Meine Geduld ist überstrapaziert. Ich stehe auf und lasse mit Hilfe meiner beiden kleinen Dolmetscherinnen sagen, dass ich jetzt unbedingt zur Klinik fahren müsse und ob denn kein Fahrzeug für uns zur Verfügung stünde? Es gibt einen Mudschahidin-Jeep, der uns dann erzwungenermaßen zurückbringt.

Irgendwie entwickelt sich in dieser Nacht alles zu einem Spuk. Die beiden weiß bekleideten Mädchen, klein und zart, sitzen zwischen den wildbärtigen Mudschahidin, schwer bewaffnet mit Kalaschnikows. Nach unserer Rückkehr im Hospital beschwere ich mich bei dem Vater der Kinder. Es stellt sich heraus, dass der Pick-up pünktlich da gewesen war, aber von unseren Gastgebern weggeschickt wurde mit der Erklärung, wir würden über Nacht bleiben! Ich mache mit dem Doktor aus, dass sich zukünftig kein Dritter in unsere Abmachungen mischen dürfe.

SCHRECK IN DER ABENDSTUNDE

Nach einiger Zeit werden wir wieder zu einem Fest eingeladen, das in den Gärten in einem Nachbarort stattfinden soll. Erneut mache ich eine Abholzeit aus. Ich streune mit den beiden Mädchen durch die bunt geschmückten Bäume, hier und da naschen wir einige reife Früchte. Überall werden wir willkommen geheißen. Zergünah fügt sich sehr schnell ein, während sich Palwasha von den überschwänglichen Liebesbezeugungen erdrückt fühlt. Sie sagt aber nichts und lässt alles über sich ergehen. Obwohl langsam beide Kinder über Bauchschmerzen klagen, wird ihnen wieder und wieder Obst oder süßes Backwerk aufgedrängt. Sie können sich nicht wehren und werden völlig vereinnahmt. Wie soll es auch anders sein? Sie wirken wie zwei Orchideen zwischen wild aufwachsenden Feldblumen. Die unbändigen kleinen Mädchen aus dem Ort bilden Schwärme um die beiden Schwestern herum und sparen nicht an aufrichtig gemeinten Komplimenten. Ihre vehemente Annäherung wird nur durch Palwashas neue Aura verhindert, die Abwehr signalisiert.

Schließlich kommt pünktlich zur ausgemachten Zeit der Pick-up. Es finden die üblichen Abschiedszeremonien statt; da ich damit als Erste fertig bin, steige ich schon einmal in das Auto ein. Die beiden Schwestern können sich nicht so schnell aus den Umarmungen lösen. Plötzlich fährt der Pick-up los! Erschrocken gebe ich dem Fahrer zu verstehen, dass die Mädchen mitfahren müssen, dass sie noch da draußen seien! Aber der Fahrer lässt sich nicht beirren, schnalzt nur mit der Zun-

ge und braust ohne die Kinder ab. Da ich mich für die Mädchen verantwortlich fühle, geht meine Angst um sie mit mir
durch! Bei dem Vater bringe ich nur aufgebracht heraus: »Sie
haben die Kinder, wenn Sie sie zurück wollen, müssen Sie die
beiden sofort abholen!« Er aber lächelt nur ein wenig. Die
Mädchen bleiben also über Nacht weg. Sie sollen am nächsten Morgen sowieso zu ihren Verwandten gebracht werden,
die drei Stunden Autofahrt entfernt wohnen. Dr. Hussein hat
eindeutig mehr Vertrauen als ich.

SICH BEHAUPTEN

Die Schwestern sind heil bei ihren Verwandten angekommen.
Ich bin darüber ziemlich erleichtert. Nach zwei Wochen soll
es aber wieder Richtung Peschawar gehen. Also müssen wir
die Mädchen, die bei einem Cousin von Dr. Hussein untergebracht sind, abholen. Der Cousin, ein stets bewaffneter Ingenieur, spricht ausgezeichnet Englisch und ist recht aufgeschlossen in seinen Ansichten. Er und Dr. Hussein haben schon
zusammen in Indien gearbeitet. Als ich in die Wohnung geladen werde, bittet der Cousin mich, auf keinen Fall Frauen zu
fotografieren. Da mir dieses Gebot bekannt ist, bin ich erstaunt
ob dieser ausgesprochenen Auflage. Nachdem ich eine Weile
allein in dem Frauengemach verweile, tritt plötzlich die junge
Frau des Ingenieurs auf mich zu und fordert mich auf, sie zu
fotografieren. Ich erzähle ihr vom Verbot ihres Mannes. Das
Verhalten der Frau erstaunt mich. Sie weiß doch am besten
darüber Bescheid, dass die Verbotsübertretung nach draußen
dringen und ihrem Mann schaden könnte. Oder hegt sie gerade diese Absicht?

Leider muss ich zusammen mit den Frauen und Mädchen in
einem Zimmer übernachten. Ihr ständiges Palaver hindert mich

am Einschlafen. Für sie bin ich natürlich ein interessanter Gesprächsstoff, und die beiden Mädchen werden intensiv über mich ausgefragt. Als der Morgen graut, eile ich froh aus dem Gemeinschaftsraum ins Freie des Innenhofes! Es ist erst sechs Uhr. Beim kargen Frühstück, bestehend aus Fladenbrot und Tee, taucht ein Bote auf und bittet mich, ihm zu folgen, es würden Kranke auf mich warten. Also gehe ich hinter ihm her und lande im Gästeraum einer anderen Wohnung. Hier begrüßt mich das Oberhaupt der Familie, anschließend soll ich doch tatsächlich Leiden behandeln! Damit bin ich total überfordert, denn die Patienten, die sie mir zeigen, haben innere Krankheiten. Einer der Anwesenden, ein Mann, hat Ödeme. Er sollte schnellstmöglich Hilfe bekommen, aber woher die richtigen Medikamente nehmen? Ich lasse durch den Tiermediziner, der inzwischen hinzugekommen ist, übersetzen, der Mann sei sehr krank, er solle nach Pakistan reisen und sich dort von einem Arzt diagnostizieren und therapieren lassen. Die in mich gesetzten Erwartungen kann ich nicht erfüllen. Ich bin OP-Schwester und keine Ärztin für innere Medizin!

Es geht aber weiter, und man führt mich in ein anderes Haus, in dem mehrere Frauen auf mich warten. Wieder fühle ich die gleiche Hilflosigkeit! Eine Frau ist besonders krank. Aber auch in diesem Fall kann ich nur raten, so schnell wie möglich eine Ärztin aufzusuchen. Wieso, denke ich, bringt man mich in diese Situation?

Meine Ohnmacht wächst sich zur Ungeduld aus. In der kommenden Nacht müssen wir um vier Uhr abreisen, es werden auf der langen Reise noch genügend Strapazen zu überstehen sein. Ich will mich zuvor wenigstens noch einmal gründlich von Kopf bis Fuß reinigen. So kämpfe ich, ein wenig hektisch geworden, darum, wieder in unsere Unterkunft gebracht zu werden, um alles erledigen zu können. Schließlich führt mich Palwasha zurück. Aber es ist unmöglich, allein zu sein! Im Halbkreis sitzen die Frauen vor mir und beobachten jeden Handgriff und jede Bewegung. Meine Nachsicht ist am Ende, weiß ich doch jetzt auch nicht mehr, wie ich zu meiner Körperwäsche kommen soll. Und zwar allein! Mein Gesichtsausdruck spricht anscheinend eine weltweit verständliche Sprache. Durch Palwasha werde ich gefragt, ob ich ärgerlich sei. Da ich nicht beleidigend sein will, rede ich mich mit der Hitze heraus, und über mein Gesicht geht ein verkrampftes Lächeln. Immerhin schaffe ich es mit diesem Argument, dass man mich doch noch zu einem Waschplatz entlässt!

Doch nichts da! Vor der Tür fängt mich schon wieder ein Bote ab. Auf seine Bitte hin folge ich ihm. Widerwillig, aber ich darf nicht unhöflich sein. Wir gehen über Felder, auf denen gerade die Ernte eingebracht wird. Nach einer Weile erreichen wir ein sehr gepflegtes Haus mit einem schönen Garten. Hier werde ich von einem Englisch sprechenden jungen Mann begrüßt. Er führt mich zu seiner halbgelähmten Mutter. Die Frau hatte vor einem Jahr einen Schlaganfall erlitten. Ausufernd erklärt mir der Sohn die Behandlungsmethoden einer französischen Ärztin, die seine Mutter behandelt hatte. Leider hat sie auch das Versprechen abgegeben, dass nach sechs Monaten alle Funktionen wieder normal sein würden. Tatsache ist aber, dass die Frau nach wie vor ihren Arm und das Bein kaum bewegen kann.

»Und was können Sie meiner Mutter raten?« Der Sohn sieht mich voller Erwartung an.

»Ich kann Ihnen nichts versprechen.« Bei einem Schlaganfall gibt es keine Wunderpatente.

»Aber können Sie uns nicht die erforderlichen Medikamente aufschreiben; ich kann alles, was nötig ist, aus Kabul besorgen.« Hartnäckig bestürmt mich der junge Mann.

»Wie soll ich Ihnen weiterhelfen, ich bin keine Ärztin.« Wie oft muss ich das heute noch erklären? »Ich kann nur den Fall Ihrer Mutter einem Arzt in Peschawar mitteilen und diesen dann um ein Rezept bitten.«

In den Augen des jungen Mannes schimmert Hoffnung auf.

»Ich glaube aber nicht, dass Ihre Mutter wieder Laufen lernt.« So vorsichtig wie möglich versuche ich, Mutter und Sohn mit der Realität zu konfrontieren. »Wichtig ist, dass Sie die Arme und Beine Ihrer Mutter so oft wie möglich massieren und bewegen.«

Ich werde jetzt aufgefordert, über Nacht zu bleiben. Wieder muss ich es fast erzwingen, dass man mich gehen lässt. Ich möchte noch vor Anbruch der Dunkelheit meine Unterkunft erreichen, da wir ja nachts abreisen wollen. Der junge Mann will und will mich nicht gehen lassen, bis ich entschieden, fast böse, »bas« sage. Das heißt »Schluss jetzt, keine Diskussion mehr!«.

Zurück im Haus unseres Gastgebers, erfahre ich, dass meine gesamten Sachen schon aufgeladen sind und wir uns jetzt, hier an Ort und Stelle, schlafen legen wollen. Damit bin ich nun auch wieder nicht einverstanden, denn ich habe die unverrückbare Absicht, mich vor der Abfahrt nochmals komplett zu säubern und frische Kleider anzuziehen. Ich sage das mit einem solchen Nachdruck, dass alle meine Gepäckstücke wieder abgeladen werden. Natürlich sind die Sachen, die ich zum Wechseln und für unterwegs separiert hatte, nicht dabei. Sie sind in dem Frauenschlafraum vergessen worden!

DER ZIGEUNERBARON STÖHNT AUF

Starker Hagel macht es unmöglich, unsere vorgesehene Tagesetappe zu schaffen. Chinware, unser Fahrer, weiß eine Übernachtungsmöglichkeit bei entfernten Verwandten. Die Gegend, in der wir sind, gilt als besonders unsicher, und es ist bekannt, dass Pick-ups von Ausländern einfach vereinnahmt werden. Es ist also besser, auf das Angebot einzugehen.

Vor einer Wohnburg mit einem großen Eingangstor stoppt der Fahrer. Chinware steigt aus und handelt mit den Bewohnern den Preis für die Übernachtung aus. Dabei muss er zugeben, dass sich eine ausländische Frau in der Reisegesellschaft befindet. Ich bleibe unter dem Schleier verborgen, bis alles ausgehandelt ist. Dann werden die beiden Mädchen und ich in das Frauenhaus geschleust. Der nächtliche Anblick des Raums

gleicht einer Operninszenierung. Im Halbdunkel lagern Frau-
en- und Mädchengestalten um eine Laterne. Allmählich
gewöhnt sich mein Auge an das schwache Licht und an das,
was ich sehe. Mitten im Raum steht eine Frau mittleren Alters.
Sie erinnert mich an die »Generalin« aus dem »Zigeunerba-
ron«, doch ist sie hier in ihrer Funktion als Kommandantin.

Nachdem die erste Neugierde befriedigt ist und Zergünah
und Palwasha von meiner Arbeit als Krankenschwester erzählt
haben – natürlich erst, nachdem sie intensiv ausgefragt worden waren –, beginnt wieder das Klagen über diverse Krankheiten und ein Betteln nach Medikamenten. Ich bin nach der
strapaziösen Fahrt müde und kann ihnen nur noch dahinge-
hend helfen, indem ich ihnen mein Verständnis entgegenbrin-
ge. Schließlich gesellt sich ein großer Mann mit einem wuch-
tigen Turban zu uns. Er ist wohl der Ehemann der »Generalin«,
also der Kommandant. Auch er jammert über etliche Leiden
und versucht mir seinen Bedarf an Medikamenten klar zu
machen. Es entspinnt sich ein Wortwechsel zwischen seiner
Frau und ihm, worin es wohl auch um mich geht. Ich mache
den entscheidenden Fehler, zu sagen, ich sei fast fünfzig Jahre
alt; eher aus Provokation heraus, da mir die vielen Fragen einfach lästig sind. In meinem Alter sind hier, wegen der gerin-
gen Lebenserwartung, schon viele Frauen tot. Vielleicht respektiert man mich wenigstens als ältere Frau und lässt mich
in Ruhe. Doch schon wird wieder aufbrausend diskutiert. Welche Verletzung meine Aussage bedeutet, kann ich nicht ausmachen. Doch langsam ebbt das Fechten mit den Worten ab.
Vielleicht hat der Ehemann eingesehen, dass ich keine Medikamente zu verschenken habe. Nachdem das klar ist, verschwindet der Herr des Hauses so schnell, wie er gekommen
ist. Zudem ist Essenszeit, möglich, dass er zu seinen männlichen Gästen will, um ja nichts zu verpassen.

Die »Generalin« ist eine beeindruckende Frau, die es versteht, sich in Positur und Szene zu setzen. Man merkt, wie sie
mit Worten alles dirigieren kann, begleitet durch eine bestim-
mende Gestik. Ihr afghanisches Gewand besteht aus einem
Samtstoff, der strahlend rot, aber doch sanft im Licht auf-
leuchtet. Wenn sie aufsteht, schwingt der Rock glockig um ihre

kraftvolle Figur. Ab und zu gibt der Rock einen Blick auf ihre in zwei Pluderhosen schreitenden Beine frei. Die Hosen sind vom Knie ab eng gerafft, umschließen die Waden und enden um die Knöchel herum mit einem Bündchen. Das Brustmieder ist reich mit Perlen bestickt, ebenfalls die weit geschnittenen Ärmel, aus denen die Hände wie Blüten erscheinen. Bei jeder ihrer Bewegungen, jedem schwingenden Schritt, ertönt Sphärenmusik, hervorgerufen durch Münzen und Glöckchen, die als weiterer Zierrat das prachtvolle Gewand schmücken. Um sie herum gruppieren sich andere herausgeputzte Frauen und Mädchen, die bunte Spangen im langen, zu feinsten Zöpfchen geflochtenem pechschwarzem Haar tragen. Der Kommandant scheint zwei Frauen zu besitzen, zu denen noch zwei halbwüchsige Teenager und fünf Kinder im Vorschulalter, einschließlich eines Säuglings gehören.

Inzwischen ist draußen im Regen auf offener Feuerstelle das Essen zubereitet worden. Zuerst werden die beiden Schwestern und ich als die Gäste bewirtet. Das magische Rot des Frauengewandes hat alles bei mir in den Bann gezogen, aber nach der ersten Faszination bleibt die Wahrnehmung der Realität nicht aus. Schmutz – wohin ich nur schaue! So ist es mir nicht möglich, von dem Hühnerbein auch nur einen Bissen hinunter zu würgen. Palwasha muss sich sogar übergeben! So bleibt reichlich für unsere weiblichen Gastgeber übrig, und vor Freude darüber fliegen später die abgenagten Knöchelchen nur so durch die Gegend. Immer wieder quält mich die Vorstellung, dass ich in diesem Raum barfuß ausrutschen könnte, falls ich nachts einmal hinaus muss.

Um weiterer Neugierde zu entgehen, bitte ich, mich mit den Mädchen hinlegen zu dürfen. Sofort werden die Schlafmatten ausgerollt. Noch lange hält das Palavern der Frauen an. Aber auch das verstummt endlich, nur der Säugling schreit noch einmal auf, er fordert seine Milch ein. Ich riskiere ein Auge, um die Frauen zu beobachten. Erneut spielt sich ein grandioser Akt ab: die Kommandantin hebt die Samtglocke über sich hinweg und steht nun barbusig in Pluderhosen da! Der dünne Kopfschleier wird um den Oberkörper geschlungen, und so legt sie sich zur Ruhe. Nachdem der Säugling gestillt und versorgt ist, folgt die Zweitfrau mit der Entkleidungszeremonie. Kurz wird der Blick auf einen schön geformten Oberkörper freigegeben, den sie ebenfalls geschickt in einen Schleier hüllt. Leider vergeht mir bald die ganze Romantik, da die Körper einen bestialischen Geruch ausströmen.

Nun höre ich, dass der Herr des Hauses eilig den Raum betritt. Er legt sich auf das einzig vorhandene Bett, das in meiner Nähe steht. Auf einmal breitet sich in der nächtlichen Stille ein in Intervallen kommendes Stöhnen aus der Richtung des Hausherrn aus und eine Hand beginnt, mein Hinterteil zu kneten! Ich bin zuerst so benommen, dass ich nur an die Hand einer Frau denke, weil es hier durch die harte Arbeit keine zarten, weichen Hände gibt. Ich schiebe die Hand ins Dunkle zurück, ich will endlich Ruhe haben, denn wir müssen am Morgen schon um fünf Uhr wieder aufbrechen. Schlaf, das ist mein einziger Wunsch. Plötzlich ist sie wieder da, diese hartnäckige Hand. Ich werde böse und will den Aufdringlichen mit der Taschenlampe entlarven und abschrecken. Ich blende also blitzschnell auf, aber ebenso blitzschnell und lautlos gleitet die Person – natürlich der Hausherr – auf sein Lager zurück. Hätte ich vorhin nur gesagt, ich sei siebzig Jahre alt, mir wäre das nicht passiert! Jetzt verstehe ich erst die ganze Aufregung von vorhin. Ich bekomme eine Ahnung davon vermittelt, wie geschmeidig und überraschend ein Überfall stattfinden kann. Welcher Art auch immer. Danach werde ich allerdings nicht mehr gestört. Ich habe kaum das Gefühl, geschlafen zu haben, schon graut der Morgen. Es ist Zeit aufzustehen. Ich gehe vor das Haus und werde von einer Alten, die in der Feuerstelle stochert, hinter einen Holzhaufen gewiesen. Die Frau ist dabei, Wasser für den Tee zu kochen. Vor uns liegt eine Tagesetappe von siebzehn Stunden, die ich fast nur unter dem Schleier zubringen werde.

Am nächsten Morgen erzähle ich Abdullah Hussein von der nächtlichen Episode. Ich will ihn zu einer Einsicht bekehren, nämlich dass es besser für mich sei, wieder unter männlichem Begleitschutz zu schlafen, der andere Männer auf Distanz hält. Er will sofort ein »großes Ding« daraus machen, ich aber bitte ihn, gar nichts zu unternehmen, denn dann wird daraus erst recht ein »großes Ding«. Das aber will ich vermeiden. Da ich Ausländerin bin, denkt man sofort, mit mir könne man dieses Spiel treiben. Die anderen Männer stimmen mir zu. Einer will mich trösten und sagt, dass Männer in sexueller Hinsicht manchmal wie die Tiere sind: »They are sexual animals.«

ORIENTALISCHE KOKETTERIE

Unsere Zwischenstation Ghazni erreichen wir ohne besondere Vorkommnisse. Unsere kleine Reisegruppe kommt in einer alten Wohnburg, in der immer mehrere Familien zusammenleben, unter. Viele Frauen leben hier allein, da ihre Männer im Krieg gefallen oder auswärts beschäftigt sind. So wohnen im hinteren Trakt nur Frauen, ein alter Mann und Schafe. Für mich stellt sich wieder das Problem des Waschens. Es gibt vor dem Haus einen Busch, aber er ist noch zu klein, um mich dort ungesehen säubern zu können. Zum Glück treffe ich auf eine ältere Frau und beschreibe ihr mit vielen Gesten mein Problem. Lächelnd führt sie mich zu einem Waschplatz im Frauenbereich und schleppt tatsächlich einen Kübel warmen Wassers an!

Ich warte jetzt darauf, dass sie die abgetrennte Nische verlässt, damit ich mich ausziehen kann. Aber nichts dergleichen! Sie will mich entkleiden. Ich bedeute ihr immer wieder, den Raum zu verlassen, aber sie bleibt. Natürlich widerspricht das meinem Bedürfnis, mich richtig, allein und ohne Zuschauer abseifen zu können. Da ich sie aber nicht hinauswerfen kann, ohne dass sie es als Grobheit aufgefasst hätte, erdulde ich mein weiteres Schicksal ohne Widerstand: sie wäscht mich und gießt mich schließlich sogar mit Wasser ab. Später wird mir erzählt, dass dies eine selbstverständliche Form der Gastfreundschaft gegenüber höher gestellten Personen ist. Und ich darf mich aus diesem Grund auch – trotz Wasserknappheit – jeden zweiten Tag bei den Frauen gründlich waschen.

Und ich werde von ihnen zum Tee geladen! Frauen und Kinder sind wie üblich in einem Raum versammelt, jeder versucht mir ein Kissen hinter den Rücken zu legen. Dann reicht man mir das Beste, was man einem Gast bieten kann: gezuckerte Milch. Dabei mag ich das Getränk überhaupt nicht – aber aus Höflichkeit nippe ich lächelnd daran. Während dieser Zeit putzen sich die Frauen. Eine nach der anderen holt aus verschlossenen Kisten Sonntagskleider und Schminkutensilien heraus. Ungeniert erledigen sie die Malarbeiten mit entblößtem Oberkörper. Eine Frau ist sichtbar schwanger. Zwischendurch tollen halbwüchsige Knaben herein. Bis zur Pubertät haben die Jungen überall Zutritt. Später erfahre ich, dass die Frauen zu einer Hochzeit gehen wollten und sich deshalb auffallend schön machten.

Ich kann die afghanischen Männer verstehen, wenn sie die Frauen in ihrer Art als reizvoll oder aufreizend empfinden! Es ist sicher mehr Neugier und Spannung vorhanden als bei uns im Westen, wo dem Auge vieles unverhüllt geradezu entgegenfällt. Schon die kleinen Mädchen lernen, den Kopfschleier anmutig zu gebrauchen. Sie entwickeln eine natürliche Koketterie, glänzende Augen fangen Blicke blitzschnell ab, nur um sich dann wieder hinter den Augenlidern oder dem Schleier zu verbergen. Geschickt halten ihn die jungen Frauen so, dass er wie eine spanische Wand zwischen dem Betrachter und sich selbst gehalten wird. Es lässt sich aber nicht vermeiden, dass ab und an doch einmal ein flüchtiger Blick zu erhaschen ist, wenn von der weiblichen Seite aus ein Auge riskiert wird. Selbst mich als Frau begeistert das Aufglühen der Augen. Wenn der Schleier auch die Mundpartie freigibt, erhält man einen überraschend sinnlichen Anblick, oder aber die schöne Ahnung verflüchtigt sich auf der Stelle. Auch reizt es, sich die Fortsetzung einer Hand vorzustellen, die im weiten Ärmel verschwindet. Manchmal kommt eine Frau in der Burka in die chirurgische Ambulanz, natürlich in Begleitung ihres Ehemannes oder eines anderen engen Verwandten. Da mit mir immer afghanische Sanitäter arbeiten, bleiben viele Frauen bei der Behandlung total verhüllt. Ich muss gestehen, ich wüsste dann auch zu gern, wer unter dem Schleier steckt, und fantasiere mir meine eigenen Bilder zurecht.

Die Verhüllung, so aufregend sie sein kann, wenn sie die Hoffnung auf Schönheit erfüllt, so schlägt sie manchmal auch ins Tragikomische um. Wenn beispielsweise ältere Frauen weiterhin die Rolle der keusch Verhüllten spielen. Frauen, die nicht mehr jung sind, dürfen ihr Gesicht zeigen, aber da sie ein Leben lang durch ihre Erziehung nichts anderes kennen gelernt haben, fällt es ihnen schwer, die Koketterie abzulegen. Geht man neben ihnen und kommt ein fremder Mann vorbei, hört man förmlich bei ihnen die Warnung »Achtung Mann!«. Ganz schnell spielen sie dann hinter dem Schleier »Verstecken«. Manches geschieht sicher auch aus einer verständlichen Arroganz den Männern gegenüber heraus. Je nach eigener psychischer Verfassung ertappe ich mich bei dem Getue, einen bestimmten Gedanken zu denken, er verselbstständigt sich geradezu. Dieser Gedanke lautet: »Du Alte, was will man dir noch abgucken!«

Eben diese Alten, die oft wie ausgemergelte Krähen wirken, bedingt durch ihr hartes Leben, halten ihre Klauen über die Tugend der jungfräulichen Mädchen! Inzwischen habe ich mich schon so weit angepasst, dass ich den jungen Frauen nach der Behandlung sofort die Kleidung zurecht zupfe, damit ja kein Stückchen nackter Haut zu sehen ist. Das Schamgefühl ist derart stark ausgeprägt, dass es sich auf Kopf und Gesicht ausdehnt. Entblößt man etwas zu sehr, so gilt dies schon als nackt, und man wird von der Gesellschaft verachtet. Afghanische Männer ekeln sich sogar, wenn zu viele unbedeckte Körperstellen zu sehen sind. Das habe ich noch bei keinem deutschen Mann feststellen können.

Das andere Denken der Afghanen macht Europäern oftmals Schwierigkeiten. Einst reiste die Freundin eines deutschen Arztes mit ihm in einem Sammeltaxi. Sie war geschminkt und hatte den oberen Knopf ihrer Bluse offen. Als ich darauf aufmerksam machte, dass es hier schicklicher sei, sich etwas unauffälliger zu kleiden, meinte der Arzt, man müsse den afghanischen Männern auch etwas gönnen! Das aber ist eine völlig falsche Einstellung. Für die Männer hier ist eine solche Zurschaustellung ordinär. Dementsprechend ist sie in deren Augen keine anständige, respektable Frau.

DIE KÖRPERLICHE LIEBE IST
WIE EIN GEBET ZU ALLAH

Zurück in Sadda erfahren wir, dass der Sohn eines befreundeten Maliks in unserer Abwesenheit geheiratet hat. Weil wir also nicht an dem Fest teilnehmen konnten, aber eingeladen waren, entschlossen wir uns, nachträglich dem jungen Paar zu gratulieren. Wir wollen unangemeldet kommen, um zu vermeiden, dass diese arme Flüchtlingsfamilie für uns noch Essen vorbereitet. Der Höflichkeit kann auch mit Tee Genüge getan werden. Also brausen wir in unserer Luxuslimousine, dem uralten fensterlosen Jeep, vor das armselige Zeltlager der Jungvermählten. Das Familienoberhaupt begrüßt uns schimpfend, er hätte durch den überraschenden Besuch nun keine Chance mehr, uns ein Huhn aufzutischen.

Nach den üblichen Umarmungen führt man mich ins Frauenzelt, ich soll der jungen Ehefrau vorgestellt werden. Auf der kleinen Feuerstelle kocht schon das Wasser für den Tee. Najiba sitzt, den Rücken mir zugekehrt, vor dem Feuer und stochert mit müder Hand darin herum. Beim Herumdrehen riskiert sie einen Blick, dann aber verschwindet das Gesicht völlig hinter ihrem neuen, bunt gestickten Schleier. Sie ist höchstens vierzehn oder fünfzehn Jahre alt.

Ich bekomme dann ein Glas Tee gereicht, und auch der Ehemann, Nahim, vielleicht zwei Jahre älter als seine Frau, gesellt sich zu uns. Er berichtet mir, dass er 40 000 Rupien für Najiba gezahlt habe und sie mit einem Pferdewagen aus Afghanistan gebracht worden sei. Alles im Preis inbegriffen. Um das

Geld für die Braut zusammenzukriegen, so erfahre ich noch, lebte er für viele Monate als Gastarbeiter in Saudi-Arabien. Armes Mädchen! Vor meinem inneren Auge spulen sich Vorstellungen ihres Lebens in dieser Umgebung ab. Alles in Najibas zukünftigem, wenig freudvollem Dasein ist fest vorgegeben. Schon jetzt verhält sie sich so, als sei sie nahezu unsichtbar, besonders in der Gegenwart ihres Ehemannes. Das gehört sich so für eine züchtige Jungvermählte! Der Qualm des Feuers brennt mir in den Augen, sodass ich ziemlich schnell die draußen versammelte Männergesellschaft aufsuche.

Der noch kindliche Ehemann folgt mir, und auch er spielt, wie seine junge Frau, den Verschämten. Nahim sitzt in der Männerrunde mit niedergeschlagenen Augen da und tätschelt verlegen einen Hahn. Der Leiter des Camps beobachtet die Szene, ich merke, er will sie etwas auflockern. So fragt er den Jungvermählten, ob er sich beim Gebet zu Allah schämen würde? Das wird natürlich verneint! Mohammed, fährt der weise Leiter fort, habe nämlich gesagt, der eheliche Geschlechtsakt sei wie ein Gebet zu Allah. Also brauche man sich überhaupt nicht zu schämen und zu zieren. Alle brechen bei diesem hervorragenden Vergleich in fröhliches Gelächter aus. Derartige Begründungen sind in westlichen Ländern nicht mehr nötig. Doch hier helfen die Auslegungen des Propheten, da bei einer Vermählung beide Partner noch jungfräulich sind. Wenigstens meistens. Sicher gibt es auch Ausnahmen.

Die Rolle von Najiba ist klar: Sie bereitet die Mahlzeiten vor und ist für alles verantwortlich, was den Bereich rund um die Feuerstelle oder den Brunnen betrifft. Außerdem besitzt sie die Schüsselgewalt über die Haushaltsgegenstände. Sämtliche Tassen und Teller werden in einer Metallbox abgeschlossen verwahrt, nur Najiba kann die Box öffnen. Von Nahim darf sie erwarten, dass er sie beschützt und versorgt. Für sie lebt er. Der afghanische Mann soll heiraten und Kinder bekommen. Er kann mehrere Frauen haben, aber höchstens vier, allerdings nur dann, wenn er in der Lage ist, ihnen allen in jeder Hinsicht gerecht zu werden. Ob das immer gelingt und zum Glück beiträgt, wage ich zu bezweifeln. Zumindest hat das Leben mit mehreren Frauen für den Mann einen offiziellen Charakter.

Umgekehrt, dass eine orientalische Frau zwei Männer hat, ist natürlich von dem Propheten Mohammed ausgeschlossen worden. Der westliche Mann hat übrigens oft eine Geliebte nebenher, oder auch mehrere, meistens ohne Wissen der Ehefrau. Manchmal wird die Geliebte, aus welchen Gründen auch immer, von dieser toleriert.

Meistens werden die Ehepartner in Afghanistan von den Eltern vermittelt, auch handeln diese den Brautpreis aus. Bis zur Pubertät sind Mädchen und Jungen frei und tollen miteinander, oder sie hüten die Ziegen und Schafe gemeinsam. So kennen sich später die Brautleute, zumindest vom Angesicht her, wissen auch, ob sie sich mit der einstigen Spielgefährtin oder dem einstigen Spielgefährten vertragen haben. Bei uns nennt man das Sandkasten- oder Jugendliebe. Da die afghanischen Mädchen sehr früh heiraten, oft mit vierzehn Jahren – wie dies auch Najiba tat –, liegen nur wenige Jahre dazwischen, wo sie sich nicht mehr unverschleiert außerhalb des Wohnbereiches bewegen dürfen. Das fördert die Fantasie, und der Jüngling kann von seiner Liebe träumen. Leider ist nicht immer alles so romantisch, wie es hier zu klingen scheint.

Es ist üblich, dass die Familie des Mannes einen ziemlich hohen Preis für das Mädchen zahlen muss. Brutal ausgedrückt: das Mädchen wird gekauft. Die Idee dabei ist aber, dass das Brautgeld für die Frau erhalten bleibt, damit sie später versorgt ist, falls der Mann vorzeitig sterben sollte. Auch wird die Braut von der ausgehandelten Summe neu eingekleidet und bekommt so etwas wie eine Aussteuer mit. Das restliche Geld wird meistens von der Familie des Mädchens einbehalten. Manchmal werden auch junge Mädchen an Fremde verkauft, dies ist aber die Ausnahme. Eine Geschichte, die mir zu Ohren kam, fand ich besonders grausam: Die Schwester eines unserer Sanitäter wurde vom Vater an einen Araber verkauft, der aber nur ein halbes Jahr an einer arabischen Klinik in Afghanistan arbeitete. Er nahm das Mädchen, reiste dann aber ohne sie wieder nach Hause ab. Die Entjungferte hat in Afghanistan keinerlei Chance, wieder zu heiraten. Auch die vielen jungen Witwen, die durch den Krieg ihren Mann verloren haben, können kein neues Leben mehr anfangen. Der Koran verbietet zwar keine Wiederheirat, aber die afghanischen Bräuche sind unerbittlich. Öfters bekomme ich mit, dass die Witwe an einen Bruder des Verstorbenen weitergereicht wird. Es kommt auch vor, dass eine junge Frau ihrem Mann wegläuft und in ihr Elternhaus zurückkehrt, aber dort muss sie dann bis zum Ende ihres Lebens bleiben.

Viele Mädchen weinen, wenn sie durch Heirat in eine andere Wohngemeinschaft überwechseln müssen, denn ihre eigene Familie ist ihr vertraut, dort war sie sicher und geborgen. Die Familie ihres Mannes aber ist ihr fremd, und so beginnt ihr neues Leben auf der untersten Sprosse der hierarchischen Leiter. Die junge Frau ist sowohl ihrer Schwiegermutter als auch dem Oberhaupt der Familie völlig ausgeliefert. Das kann ziemlich hart sein. So erlebte ich einige Male, wie eine so genannte »böse Schwiegermutter« die noch kindliche Frau ihres Sohnes prügelt und beschimpft. Ich lerne aber auch stolze und freie Frauen kennen, die in ihrem Haus sogar mächtiger sind als die Männer. Moralisch jedenfalls haben viele Frauen ihre Männer im Griff. Der Islam in der afghanischen Auslegung fordert von dem Mann, dass für ihn die Familie an erster Stelle steht.

Wer nicht als Frau verheiratet ist, kann in der afghanischen Gesellschaft wenig Rechte einfordern. Was das heißt, verstehe ich erst richtig, als ich Sheerin kennen lerne. Sie ist sechzehn Jahre alt, und soweit ich angesichts der Burka feststellen kann, sehr zierlich. Und sie ist noch unverheiratet. Durch eine Überfunktion der Schilddrüse zeigen sich bei ihr Nervosität und Gereiztheit, kalter Schweiß bricht unvermittelt aus. Ich erreiche, dass Sheerin deutsche Ärzte in einem Krankenhaus in Islamabad konsultieren kann. Nur dort sind die erforderlichen Spezialtests möglich, um eine richtige medikamentöse Behandlung abzustimmen. Sheerins Bruder will die Schwester bei der nächsten Fahrt von Chak-e-Wardak nach Peschawar mitnehmen und sie anschließend durch Verwandte nach Islamabad bringen lassen. Doch nichts passiert! Der Bruder reist ab, die Schwester bleibt in Chak-e-Wardak zurück. Ich bin empört! Haji Daud bringt es auf den Punkt: »Das Mädchen wird wohl erst durch eine Heirat ihren Gesundheitszustand verbessern können.«

Bei den Ehefrauen habe ich oft das Gefühl, dass sie ihre Männer durch Krankheit unter Druck setzen oder gar erpressen. Ganz sicher ist aber, dass Krankheit auch als Flucht benutzt wird. Viele Frauen werden hysterisch, um auf sich aufmerksam zu machen. Wie überall, so auch hier, klagt eine Frau der anderen ihr Leid. Das ist immer ansteckend, da das Gegenüber natürlich auch etwas entgegenhalten will. Jammern wirkt immer. Ein Klinikbesuch ist gar als ein gesellschaftliches Ereignis willkommen, kann man sich doch da auch mit anderen Geschlechtsgenossinnen austauschen.

Es ist in Afghanistan erlaubt, innerhalb der Familie zu heiraten. So kommt es vor, dass ein Mann seine Cousine heiratet, woraus Inzucht resultiert. Dementsprechend gibt es viele geistig und körperlich behinderte Kinder. Andererseits kommen auf diese Weise Liebesheiraten zustande, da man sich in der Familie ja kennt. Walli, unser Koch, liebt seine Cousine und hat ihr auch Fotos von sich zukommen lassen, die ich gemacht habe. Die Eltern des Mädchens fordern aber einen immer noch zu hohen Preis. Walli kann diese Summe nicht aufbringen. Ich vermute, dass dies so gewollt ist, weil die Eltern des Mädchens gegen diese Heirat sind. Schon der Name des Mädchens ist für ihn wie ein geheimes Liebeswort. So wurde Walli richtig böse, als sein kleiner Bruder uns diesen verriet.

Bei Tajmohamad, einem früheren Schüler von mir, konnte ich durch ähnliche Umstände einen völligen Persönlichkeitswechsel beobachten. Er war unausgeglichen, schluckte wahllos Antidepressiva, bis er die Nachricht von seiner Verlobung erhielt, einschließlich einer Charakterisierung seiner Zukünftigen: Sie soll nicht nur schön sein, sondern auch noch interessiert an Bildung. Lesen und Schreiben habe sie sich selbst zu Hause beigebracht. In Handarbeiten sei sie besonders talentiert. Außerdem verfüge sie über vollendete Umgangsformen, sei also zu jedem höflich. Tajmohamad war mit dieser Aussicht auf ein mit allen Vorzügen ausgestattetes Mädchen wie verwandelt. Er hatte sich in eine Beschreibung verliebt! Er brauchte keine Medikamente mehr und lud gleich die ganze Mannschaft zum Hühneressen ein.

Nun bin ich schon einige Jahre im mobilen Einsatz in Afghanistan. Bei einem Besuch im Flüchtlingscamp Sadda erhalte ich aus Peschawar die Anweisung, sofort nach Khost aufzubrechen, um mich um ein deutsches Krankenhaus in Khost in der Provinz Paktia zu kümmern, das seit den Sowjetzeiten brach liegt. Wir wissen, dass in Khost Kämpfe stattgefunden haben; erst vor wenigen Tagen ist die Stadt von den Mudschahidin erobert worden. Diese Vereinnahmung ist der erste große Verlust des Kabul-Regimes. Khost stand bis zu diesem Zeitpunkt in dem Ruf, ein Moskau in Miniaturausgabe zu sein. Nun gibt es mit der neuen Regierung anscheinend den Wunsch, aus taktischen Gründen das Hospital wiederbeleben zu lassen.

Es ist die Zeit, in der Ramadan bald zu Ende geht, nur noch wenige Tage bleiben, bis das »Eit«-Fest beginnt, das für den Muslim so wichtig ist wie für uns Weihnachten – auch weil es das Ende von Ramadan bedeutet. Die Nachricht löst natürlich höchste Bestürzung und Abwehr aus, da kein Afghane das höchste Familienfest verpassen will. Wohl ist mir bei dem Einsatz auch nicht, weil ich weiß, dass viel Unbequemes auf mich zukommen wird. Schließlich siegt die Neugier. Ich will Klein-Moskau näher kennen lernen.

Wir sollen noch unbedingt am gleichen Tag in Khost eintreffen. Da unser klappriger Jeep, an dem man die Hintertür festbinden muss, unser fahrbarer Untersatz sein soll, können wir nicht viel mitnehmen. Eilig werden Verbandszeug und Medikamente für eine Erstversorgung zusammengestellt. Ich packe meine Metallbox; weitere Decken und Schlafsäcke füllen recht schnell den Jeep. Um elf Uhr starten wir von Sadda Richtung Khost. Hinten sitzt der Leiter des Camps, er wurde noch schnell verkleidet. Normalerweise lehnt er die übliche Kopfbedeckung, den Pakoll, ab. Jetzt hatte man ihm eine übergestülpt und den Patu über seinen Steppmantel geschlungen. Er sieht ungewohnt aus, und wir können unser Gelächter kaum unterdrücken. Neben ihm platzieren sich die beiden Sanitäter Sheikh und Salmei. Ich sitze dagegen vorn im Jeep. Um nicht als Frau aufzufallen, wird im Basar von Sadda noch schnell eine islamische Kappe mit goldgelben Stickmustern für mich gekauft. Mit dem Hochgefühl der Abenteurerin nehme ich alles an, was mir entgegenkommt.

Nach einer Stunde Fahrt erreichen wir – noch in der Stammesregion, der »tribal area« – ein weiteres großes Flüchtlingscamp, wo wir einen Pick-up für unseren bewaffneten Begleitschutz anmieten. Auf der Strecke fallen sofort riesige Metallschrottplätze auf, die voll von aufgekauften Raketen- und Granathülsen sind. Dann geht es durch weites, karges Niemandsland. Schließlich wird die Landschaft etwas gefälliger, sattes Grün und Bäume tauchen auf. Sämtliche Wohnburgen, die wir zu sehen bekommen, sind zerbombt worden, die Türme traurig eingeknickt. Vor dem Krieg haben deutsche Helfer in dieser Region Aufforstungs- und Agrarprojekte betreut. Wehmut zieht in mein Herz ein. Ingenieur Warres, der im Flüchtlingscamp zu uns gestoßen ist, um uns die Türen zu dem Kommandanten in Khost zu öffnen, zeigt auf einfache Flöße, die einmal Waren und Fahrzeuge zum anderen Ufer transportiert haben. Jetzt sind sämtliche Anlegestellen zerstört.

Inzwischen hat es angefangen zu regnen. Die nasse Kälte lässt uns erschaudern. An einem Stacheldraht wird Halt gemacht, und Ingenieur Warres, der ganz blass im Gesicht ist und über Kopfschmerzen klagt, verschwindet in der hügeligen Landschaft. Schließlich erhalten wir die Erlaubnis, ihm mit dem Jeep folgen zu dürfen. Gut getarnt hat sich hier ein Mudschahidin-Posten eingerichtet. Nach den üblichen Vorstellungsgesprächen nehmen wir aus dieser Zentrale einen kleinen rundlichen Kommandanten in unser Fahrzeug auf, der uns die nächste Tür öffnen soll. Man hat Angst vor Spionen und will mit dieser Kette von Vertrauenspersonen sicher gehen, dass nicht Leute von der gegnerischen Seite eingeschleust werden. An einem Bach wird zur Dämmerung angehalten, um nach den rituellen Waschungen und dem Gebet Ramadan zu brechen. Endlich gibt es für alle etwas zu essen. Die Mudschahidin haben Gläser mit Marmelade mitgenommen, in die wir das Fladenbrot tunken. Es schlingt jeder in sich hinein, was er erwischen kann. Ich werde bei dem Kampf ums Essen einfach vergessen. Wieder einmal steigt in mir die Wut darüber hoch, dass ich als Frau nebensächlich bin. Ich wundere mich auch über die eigenen Leute, die sich ebenfalls nicht bemühen, mich mit Nahrung zu versorgen. Ich kann mir ihren Egoismus nur so erklären, dass noch Ramadan ist und keiner seit vier Uhr früh etwas gegessen und getrunken hat. Selbsterhaltungstrieb nennt man das! Schließlich durchbreche ich den Kreis, greife zu einem Stückchen Brot und tauche es hastig in die Marmelade. Ingenieur Warres geht es inzwischen sehr schlecht, er hatte aber wegen des Ramadans keine Tablette eingenommen. Er spuckt sein ganzes Essen wieder aus, auch später kann er seine Medizin nicht bei sich behalten. Der Koran erlaubt es den Muslimen, bei Krankheit Medizin zu nehmen, auch zu essen und zu trinken, noch dazu, wenn sie auf Reisen sind. Aber die Leute sind verbohrt: Sie sind hart gegen sich selbst und demonstrieren dies auch den anderen gegenüber. Aber auch Angst spielt mit, dass es ihnen als Schwäche ausgelegt werden könnte, wenn sie sich nicht beherrschen.

In völliger Dunkelheit erreichen wir unser vorläufiges Ziel, den neuen Flughafen von Khost. Dort suchen wir eine Mudschahidin-Gruppe auf und bekommen in einem riesigen Mannschaftsraum einen Platz zugewiesen. Warres macht uns mit dem zuständigen Kommandanten bekannt. Es werden wieder große Reden gehalten und Versprechungen auf beiden Seiten abgegeben. Es gibt wieder etwas zu essen, und wir rutschen uns um die ausgebreiteten Tischtuchfetzen am Boden zurecht. Zerlumpte Kissen sollen Bequemlichkeit zaubern. Der Tee ist nicht nur wegen der spärlichen Beleuchtung trübe. Der Ingenieur eilt ans Fenster, um sich erneut nach draußen zu übergeben. Jetzt konfrontiert er uns mit der Tatsache, dass er und seine Begleiter zurück zum Lager müssen, er hätte dort dringende Aufgaben zu erledigen. Drückeberger, denke ich. Er verabschiedet sich kurz, nachdem er uns vielfach versichert hat, dass er für uns alles tun werde. Und für mich möge eine glückliche Zeit anbrechen. Auch unser Camp-Leiter zieht sich elegant aus der Affäre, indem er meint, er wolle die Fahrgelegenheit nutzen, um nach Peschawar zu berichten. Sein Abgang kommt einer Flucht gleich.

Nachdem der Tross in die Nacht hinein verschwunden ist, werden meinen zwei Schutzbegleitern und Sanitätern, Sheikh und Salmei, wie auch mir ein Zimmer zugewiesen. Beklommen sehen wir uns darin um und registrieren – außer zwei Bettgestellen – nur noch Dreck. Gut, dass wir Decken und Schlafsäcke mitgenommen haben. Salmei richtet sich auf dem Boden ein, er sei ja jung, begründet er seine Wahl. Es gibt keinerlei Waschmöglichkeit; schmutzig und frierend ist an Schlaf nicht zu denken. Sheikh stöhnt dauernd aufgrund seiner noch nicht ausgeheilten Lungenentzündung. Salmei hat sich in seinen Patu eingerollt, wie eine Mumie liegt er da. Ich registriere sämtliche Geräusche und werfe mich auf der wackeligen Schlafstatt hin und her. Dann höre ich Axthiebe, jemand hackt anscheinend Holz, anschließend klirren Gläser. Das nächtliche Ramadan-Essen wird wieder zubereitet. Ich warte auf das Klopfen, das meine Gefährten zum Mitessen auffordert. Doch ich muss dann eingeschlafen sein, denn ich wache erst auf, als draußen der Ruf »Allahu Akbar!« ertönt, »Gott ist groß!«. Es muss schon Morgen sein, denn nach diesem Ausruf darf nichts mehr gegessen und getrunken werden. Ich wecke Salmei und Sheikh zu Morgenwäsche und Gebet. Es stellt sich heraus, dass die Mudschahidin vergessen haben, sie zum Essen zu holen. Da das Wasser knapp und dreckig ist, kann ich mir nicht einmal einen Tee kochen. Erst gegen elf Uhr wird frisches Wasser gebracht. Endlich ein heißes Getränk, um meine Erkältung zu kurieren, die ich mir im offenen Jeep durch Zugluft zugezogen habe.

Glücksgefühle kann man das nicht gerade nennen, was sich in unserem Innern einstellt, als wir unsere nähere Umgebung in Augenschein nehmen. Der so genannte neue Flughafen ist total zerschossen, die dazugehörigen Gebäude sind halbe Ruinen. Scherben und Lumpen breiten sich in der Landschaft wie Teppiche aus. Schmutziges Geschirr und angebrannte, rußgeschwärzte Töpfe werden vom immer noch andauernden Regen ausgewaschen. Auf der Rollbahn stecken Armeeflugzeuge und Transportmaschinen ihre fluguntauglichen Schnauzen in den Boden. Sheikh sucht bei zu Schrott geschossenen Fahrzeugen nach passendem Material, um unseren in die Brüche gehenden Jeep wieder fahrtüchtig zu machen. Er ist unübertrefflich im

Improvisieren und Basteln. So schienen er und Salmei später die Achse des Wagens mit ein paar Metallteilen.

Anschließend beginnt das zermürbende Spiel der Schura. Es ist die Versammlung der örtlichen Autoritäten, am ehesten mit unserem Gemeinderat zu vergleichen. In ihr schlichten die Ältesten, die örtlichen Kommandanten, Lehrer und Geistliche Familienzwistigkeiten oder verteilen Genehmigungen. Erst findet eine Airport-Schura statt, die uns die Erlaubnis gibt, dass wir in unserem Drecksloch vorerst bleiben dürfen. Dann tritt die Khost-Schura zusammen, um uns die Befugnis zur Aufnahme unserer Arbeit im Krankenhaus zu erteilen.

Ich habe es inzwischen immerhin geschafft, mein Gesicht mit Regenwasser zu säubern und mit »Fendi« zu parfümieren. Vornehm geht die Welt zugrunde! Ein weißgraues Laken, in Sadda frisch gewaschen, vermittelt mir das Gefühl von etwas Sauberkeit, als ich mich frierend, aber immer noch in schmutziger Kleidung ins Bett verziehe. Aus dem Fenster beobachte ich die Kampftruppe, die am Flughafen postiert ist. Die meisten Soldaten sind Kinder, die im Sold einer Partei stehen. Für 1000 Rupien im Monat, umgerechnet ungefähr 80 Mark setzen sie ihr Leben aufs Spiel. Es bleibt ihnen kaum eine andere Möglichkeit, um an etwas Geld für ihre Familie zu kommen. Sie sind Halbwüchsige im Alter von fünfzehn, sechzehn Jahren, die mit der Kalaschnikow herumfuchteln, die Patronengürtel umgebunden wie Schürzen, während der Paschtunen-Leinenanzug um die mageren Gelenke schlottert. Ohne Socken stecken die Füße in billigen Plastiksandalen. Es drängt sich mir der groteske Vergleich mit unseren Soldaten auf, die geschniegelt in ihren akkurat sitzenden Uniformen und gutem Schuhwerk daherkommen.

Gegen Nachmittag erhalten wir die Genehmigung, in die City von Khost zu fahren. Sofort machen wir den Jeep startklar und nehmen zwei von den uns zugeteilten Soldatenjünglingen mit. Geradezu süchtig nehme ich alles auf, was sich mir bietet. Wir durchqueren einen breiten Grüngürtel, bestellte Felder zeigen, dass die Landwirtschaft noch funktioniert. Doch die Häuser sind verlassen, auch wenn sie noch relativ intakt aussehen. Sheikh murmelt verächtlich: »Das waren die Kommunisten.« Ich denke eher darüber nach, wer die Ernte später einbringen wird. Wir nähern uns dem Zentrum, und immer deutlicher werden uns die Folgen der Zerstörung vor Augen geführt. Die ehemals schöne, großzügig angelegte Stadt sieht leer und verlassen aus. Die soliden Steinbauten des Zentrums weisen unzählige Einschüsse auf; auch sie sind vereinsamt, wirken wie schwarze, düstere Höhlen. Der Basar ist grauenhaft verwüstet. Einst müssen sich hier ein kleines Geschäft neben dem anderen befunden haben, aufgereiht wie an einer bunten Kette, überquellend vom geschäftigen Treiben des orientalischen Lebens. Jetzt sehe ich nur noch zersplitterte Hölzer, Lumpen und Dreck. Alles Brauchbare war entweder von den Flüchtenden mitgenommen oder aber geplündert worden. Die Bewohner hatten sicher keine Zeit mehr gehabt, eine Flucht vorzubereiten, sondern waren Hals über Kopf getürmt, wenn sie nicht der Tod eingeholt hatte. Die beiden jungen Begleiter bitten aufgeregt darum, eine kurze Strecke zurückfahren zu dürfen. Sie wollen uns auf etwas aufmerksam machen. Was sich uns darbietet, ist ein kopfloser Soldatenrumpf in den Resten seiner Uniform, der noch am Straßenrand liegt. Ich schaue nur kurz hin, gebe kund, dass ich an derlei Sensationen nicht interessiert sei und so etwas auch nicht fotografieren will, obwohl gerade diese Anblicke zur Realität des Krieges gehören. Ich will den Krieg aber nicht so direkt vor Augen geführt bekommen. Mir ist klar, dass ich mich vor einer Auseinandersetzung drücke, feige nicht hinschauen will. Doch aus welchem Grund bin ich denn als Krankenschwester in ein Kriegsgebiet gegangen? Ich hätte auch in Deutschland bleiben können, weit ab von diesem Krisengebiet hier.

Wir fahren weiter. Das Zentrum hat breite Straßen, schöne alte Bäume, die sich zu langen Alleen formieren. Es gibt ein Kino und ein großes Bankgebäude. Zerschossene Panzer stehen herum, wirken wie abgestellte Riesenkanister. Nur die Mudschahidin sichern noch die Häuser, fahren in traubenförmigen Pick-up-Kolonnen die Straßen ab. Sonst sind kaum Menschen zu entdecken. Die Freiheitskämpfer schauen uns überaus erstaunt an. Kein Wunder! Eine Frau, noch dazu Ausländerin, mit zwei Begleitern, die die einzigen Zivilisten weit und breit sind! Nun bin ich einmal arrogant und gucke durch sie hindurch, als wären sie Luft. Das gegenteilige Verhalten ist mir ja nur allzu bekannt. Ich entdecke aber nichts Bedrohliches oder Abweisendes in ihren Blicken, sodass ich mich letztlich natürlich inmitten meiner Eskorte bewegen kann. Schließlich erreichen wir das Krankenhaus.

HEIMATGEFÜHLE UND EIN EINÄUGIGER FREUND

Ich kann nicht verhehlen, dass ich gerührt bin bei dem Gedanken, dass diese Klinik von Deutschen gebaut, eingerichtet und unterhalten wurde. Jetzt besteht unsere Aufgabe darin, das Hospital erneut mit einer deutschen Leitung zu besetzen. Packen wir es an!

Nach einigen erklärenden Worten dürfen wir das Haus besichtigen. Im Eingangsbereich sitzen die Mudschahidin spalierartig herum. Ihnen bleibt vor Verwunderung der Mund offen, wenigstens im übertragenen Sinn des Wortes, als wir an ihnen vorbei defilieren. Der Bau ist solide, die Materialien von guter Qualität, es gibt fließendes Wasser, perfekt installierte elektrische Anlagen, die viel Licht geben, sogar Klimaanlagen entdecken wir. Die Räume sind großzügig, haben Böden, die einen nicht gleich seekrank werden lassen. Der große OP ist voll gekachelt und seitlich davon mit guten Sterilisatoren ausgestattet. Ein geräumiges Labor mit Röntgengeräten trägt sicher zu einer guten Diagnostik bei. Flure und Büroräume sind an der Decke holzgetäfelt. Granateneinschüsse oder sonstige Kriegseinwirkungen haben die Decken an manchen Stellen für Regenwasser durchlässig gemacht. So schwimmen überall Metallteile, Dreck, aber auch Brauchbares wie Aluminiumtrommeln oder Behälter mit farbigen Deckeln herum. Aus einigen Utensilien kann ich ersehen, dass das Krankenhaus auf dem bestmöglichen Versorgungsstand gewesen sein musste. Zwei Afghanen sind im Garten mit Küchenarbeiten beschäftigt. An ihren Füßen registriere ich grüne und rote OP-Schuhe neuester Fabrikation.

An das Krankenhaus schließt sich mit separatem Eingang ein Personaltrakt an. Der gesamte Komplex wird durch einen früher sicher sehr gepflegten Garten aufgelockert. Hier wachsen schöne alte Maulbeerbäume mit knorrigen Stämmen, die wohltuenden Schatten spenden. Ja, dieses Haus ist es wert, dass es wieder eingerichtet wird, dass Kranke darin versorgt werden. Ich bin nahezu euphorisch, wenn ich auch weiß, dass es viel Arbeit bedeuten wird, alles von Anfang an in Ordnung zu bringen. In meinem Hochgefühl gehe ich davon aus, dass wir das nötige Geld aus Deutschland bewilligt bekommen. Ich bin nun wild entschlossen, das Krankenhaus wieder aufzubauen.

Nach dieser kurzen Besichtigung schauen wir uns noch ein Armeekrankenhaus an. Der Zustand ist hier ein ganz anderer. Überall türmen sich Berge von Abfall, Medikamente gibt es kaum. Da die Mudschahidin Geld brauchen, verscherbeln sie sämtliches Zeug. Auch die Medikamente, ganz gleich ob sie brauchbar oder längst verfallen sind. Abnehmer gibt es für alles. Obwohl man die Arzneien dringend in Afghanistan selber braucht, werden sie nach Pakistan verschafft und im äußersten Notfall gegen überhöhte Preise von Pakistan zurückgekauft. Für die medizinische Versorgung der Menschen ist das ein Desaster.

Wieder in unserer Flughafen-Unterkunft angekommen, können wir die anwesende Mudschahidin-Truppe bei ihren Vorbereitungen beobachten. In einer leeren, umgekippten Tonne haben sie ein Feuer entfacht, und auf einer nach oben herausgedrückten Wölbung der Tonnenwand werden gerade große, dünn ausgezogene Fladenbrote gebacken. Schnell sichere ich mir eine dieser köstlichen Scheiben für den nächsten Tag. Immer noch ist Ramadan, also gibt es tagsüber auch für mich nichts zu essen. Dieser überdachte, aber im Freien installierte Ofen spendet zudem reichlich Wärme. Ein anderer Mudschahid ist dabei, auf der Feuerstelle im Inneren der Tonne Dal, ein

Linsengemüse, und Reis zu kochen. Für mich ist es immer wieder beeindruckend, die Töpfe ohne Deckel auf offener Feuerstelle zu sehen. Oft konnte ich auch beobachten, wie es in die Töpfe hineinregnete. Zumindest ist diese Methode perfekt, um den Garprozess in Gang zu halten. Bislang war immerhin jedes Abendessen warm gewesen.

Ein Mudschahid, der in ein nahe gelegenes Feld gerannt war, kommt mit frischen jungen Zwiebeln in den Händen zurück. Die früheren Besitzer hatten alles verlassen müssen, und somit bedient sich der Mudschahid aus deren Gärten. Ein anderer Freiheitskämpfer sitzt auf dem kalten Zementfußboden und zerlegt eine Uhr in unzählige Kleinteile, anschließend drapiert er diese sorgfältig um die eigene Achse. Ich kann nicht ausmachen, ob er die Uhr jemals wieder zusammensetzen will, unabhängig davon, ob er diese Fähigkeit besitzt oder nicht, oder ob die Ausbreitung der einzelnen Teile eine Art Studium darstellen soll. In handwerklichen Dingen sind die meisten Afghanen sehr talentiert. Dann entdecke ich einen jungen Mann, der auf den ersten Blick etwas beschränkt ausschaut. Es stellt sich aber heraus, dass er nur auf einem Auge sieht. Abwechselnd schmückt er sich mit einem Turban in Rosa und Königsblau. Ständig zückt er seinen kleinen Taschenspiegel, um sich in seinem Abbild zu sonnen. Das ist mit seinem einen Auge und dem Miniaturspiegel nicht immer ganz einfach, entsprechend begibt er sich in diverse Schräglagen. Später erfahre ich, dass der Mann so etwas wie ein Kommandant ist. Endlich ist das Abendessen fertig. Meine beiden Begleiter, heute stellen sie sich als Kavaliere heraus, bringen dem Kommandanten bei, mich mit separatem Teller und Löffel zu versorgen. Auch ein Stück Toilettenpapier wird aus irgendeiner Tasche hervorgezaubert: die perfekte Serviette. So esse ich nahezu stilvoll.

Wie üblich ziehe ich mich früh zurück, meine beiden Mitarbeiter bleiben noch zum Palavern auf. Plötzlich wird die Tür aufgerissen und ein paar ältere Mudschahidin stürmen herein, um die anderen beiden Schlafstellen zu besetzen. Hastig kleide ich mich an, setze schnell die Mütze auf den Kopf und werfe den Patu um die Schultern. Eilig rufe ich nach Salmei und

Sheikh. Was so wüst ausschaut, ist aber nur ein kleiner abend-
licher Plausch unter Kommandanten. Der eine Kommandant
versichert uns auch, dass er in der Schura für uns ein Wort einlegen wird. Natürlich mit dem Hintergedanken, als Gegen-
leistung Medikamente zu bekommen. Nachdem alle mit Höf-
lichkeiten genügend geschmiert haben, zieht der Trupp
wortgewaltig wieder ab und bei uns kehrt Ruhe ein.

Schlafen kann ich aber nicht. Es wiederholen sich die Geräusche der letzten Nacht. Ich gehe nach draußen, um zu prüfen,
ob der Morgentee schon fertig ist. Die nächtliche Essenszube-
reitung ist voll im Gang, der Tee trinkbereit, sodass ich mir,
wieder an den Tag denkend, eine Thermosflasche mit heißem
Wasser füllen lasse, eine andere mit Tee. Der Wachtposten singt
schwermütige, melodische Weisen. Ich wecke jetzt Salmei und
Sheikh, damit sie die morgendliche Runde ergänzen können.
Es ist inzwischen vier Uhr. Meine Erkältung hat sich durch Fieber verstärkt. Als sich alle erneut zum Schlafen legen, stehe ich
endgültig auf, um mich in einer riesigen zerstörten Halle mit
dem warmen Wasser aus der Thermoskanne zu waschen und
die Kleider zu wechseln. Ich kann jetzt fast sicher sein, nicht
von den Männern überrascht zu werden.

Etwas später muss die Wachablösung gewesen sein, jedenfalls sitzt jetzt ein asiatisch aussehender Mudschahid vor unserem Raum. Sein Gewehr hat er auseinander genommen, um
jedes Teil sorgfältig zu ölen. Inzwischen haben sich diese jungen Burschen schon an mich gewöhnt, man entwickelt fast
freundschaftliche Gefühle. Mein einäugiger Freund wartet wieder mit Aufmerksamkeiten auf und versteht es meisterhaft, sich
eitel ins Bild zu bringen. Schließlich erscheinen meine beiden
Getreuen und fangen an, sich ebenfalls zu putzen, einerseits
wegen der bevorstehenden Schura, andererseits wohl auch,
weil wir besprochen hatten, nach Abschluss der Schura zurück
nach Sadda zu fahren, denn es sind nur noch zwei Tage bis
zum großen Fest.

Tatsache ist, dass wir im Krankenhaus zu diesem Zeitpunkt
weder wohnen noch arbeiten können. Also sitzen wir untätig
am Flughafen herum. So ist es zu vertreten, die Mitarbeiter zu
ihren Familien zu entlassen und nach dem Fest besser vorbe-

reitet wiederzukommen. Diese Lösung scheint mir im Augenblick die beste zu sein. Glücklich über mein Zugeständnis sind sie in Hochstimmung und wechseln sich ab mit Rasierapparat und Schere, um den Bart zu stutzen. Nicht einmal Kleidung zum Wechseln haben sie mitgebracht. Fast muss ich glauben, sie hätten meine Gutmütigkeit einkalkuliert, dass ich es nicht übers Herz bringen würde, sie von ihren Familien fernzuhalten.

Salmei ist eifrig bemüht, mit einem winzigen Tuchfetzen und ein paar Tropfen Wasser Schlammspritzer von seiner Jacke zu entfernen. Auch darin sind sie Meister. Beide sehen hinterher sauber und ordentlich aus. Niemand würde vermuten, dass die Kleider, Tag und Nacht auch während staubigster Fahrten getragen, bislang nicht gewechselt worden waren.

Schließlich brechen Salmei und Sheikh zu den örtlichen Autoritäten auf. Ich habe ihnen genaue Instruktionen für die Schura mitgegeben. Wenn man bedenkt, dass beide bis auf vielleicht zwanzig Wörter kein Englisch sprechen, klappt die Verständigung erstaunlich gut. Obwohl sie gestandene Männer sind, haben sie mich als Führerin akzeptiert und machen nichts ohne Rücksprache mit mir.

Gegen Mittag erscheinen sie dann strahlend mit dem positiven Bescheid der Schura. Wir dürfen das deutsche Krankenhaus wieder in Betrieb nehmen, die Erlaubis ist uns zugesprochen worden. Treuherzig schaut mich Salmei, dieser charmante und gut aussehende Man, an und fragt mich mit einschmeichelnder Stimme, ob ich jetzt »happy« sei. Am glücklichsten aber sind sicher er und Sheikh, können sie doch nun zurück zu ihren geliebten Frauen und Familien.

Also auf nach Sadda! In rasender Geschwindigkeit werfe ich alle Sachen in meine Metallkiste und Salmei übergibt die mitgebrachten Medikamente als Bakschisch dem frisch verschönten, einäugigen Mudschahid. Der kann gar nicht so schnell mit seinem einen Auge verfolgen, wie wir alles startklar machen und in den Jeep auf die Piste bringen. So viel Zeit bleibt aber doch, die Zurückbleibenden zu trösten.

Die langen, betrübten Gesichter der jungen Leute prägen sich mir zum Abschied ein. Drei von ihnen jubeln still mit glänzenden Augen. Sie dürfen die Fahrgelegenheit für einen Heimaturlaub ins Flüchtlingslager in der Nähe von Sadda nutzen. So zieht also dieser vergrößerte Trupp freudig los. Die gute Laune geht auch nicht verloren, als wir nach kurzer Zeit im Schlamm stecken bleiben. Gut, dass wir kräftige Mitfahrer haben. Über drei Stunden versuchen wir, durch ein Wiederaufbocken des Jeeps und dann ein Unterlegen von Steinen das Fahrzeug aus dem Matsch zu bewegen. Vergeblich: denn dadurch, dass kein Profil auf den Reifen ist, fassen sie nicht, sondern drehen auf der Stelle durch und schleudern nur Dreck um sich. Verbissen, zäh und geduldig lassen wir uns von Kopf bis Fuß einschlammen.

Einer unserer Mitfahrer, der sich in der Gegend auskennt, eilt dann davon und verschwindet in der Ferne. Tatsächlich schafft er es, einen Pick-up zu Hilfe zu holen. Alleine wären wir nie freigekommen, denn selbst der Pick-up hat große Mühe, uns herauszuziehen. Inzwischen ist es spät geworden. Ich versuche, meinen schmerzenden Kopf vor dem kalten Zugwind im fensterlosen Jeep durch einen dicken Patu zu schützen und ihn zugleich vor den pakistanischen Posten zu verbergen.

Entnervt, aber doch froh, kommen wir im friedlichen Sadda an, und Walli, der Koch, tischt uns sogar ein reichliches Essen aus Kartoffeln und vielen Fleischbällchen, Köfte genannt, auf. Vor Fieber und Kälte klappern meine Zähne. Fürsorglich packt man mich in Decken und entzündet einen Kerosinofen.

KRANKENHAUSBESETZUNG

In die Feiertagsstille trudeln langsam die Mitarbeiter für meinen Khost-Plan ein: Max, der Krankenhaus-Direktor; Dr. Dietrich, der Chirurg; ein Globetrotter namens Michael; Paul, der Leiter einer anderen Hilfsorganisation; die Köche Malang und Nurasan; dazu die Reinigungsgehilfen Bismela und Iqbal. Natürlich sollen auch Salmei und Sheikh wieder mit.

Man war auf meine ausgearbeiteten Vorschläge eingegangen und hatte in ein von der deutschen Bundeswehr ausgemustertes Ambulanzauto Wassertanks und andere Ausrüstungsgegenstände geladen. Leider fängt das Ungetüm auf dem Weg nach Sadda an zu brennen und muss erst einmal repariert werden. Nun soll also Paul mit seinem Auto und den übrigen Ausländern vorweg fahren, um die erforderlichen Gespräche mit den Kommandanten zu führen. Max konnte diese Aufgabe nicht übernehmen, da er seinen Koordinator, Ingenieur Shuwali, wegen mangelnder Disziplin samt Pick-up nach Peschawar zurückschicken musste. Der Pick-up kann also erst bei seiner Rückkunft aus Peschawar mit Betten, Gepäck, Michael und mir in Richtung Khost starten.

Nach einem guten Omelettefrühstück zieht die Vorhut wie geplant ab. Dann taucht kurze Zeit später auch der Pick-up von Max auf; der Fahrer des Autos verkündet, dass er unterwegs Paul getroffen hätte, der nun, da der Pick-up wieder da sei, auf uns, die Nachhut, warten will, damit wir dann zusammen nach Khost fahren können. Auch gut, nur so kommt Leben in die Pick-up Mannschaft. Wir haben schon alles derart zurechtgestellt, dass nur noch aufgeladen werden muss. Außer den Dujaks, den Zeltmatten zum Schlafen, fehlt nichts mehr. Wir schleppen sie heran und zurren sie dann mit der übrigen Ladung fest. Zu spät fällt uns ein, dass wir die Plane vergessen haben. Die Matten werden unterwegs heftig einstauben. Max kann diese Unachtsamkeit gar nicht leiden.

Um Max zu besänftigen, wird so etwas wie eine schmutzige Plane hervorgekramt. Ich sehe sofort, dass der gute Wille genau das Gegenteil auslösen wird. Richtig! Man sieht es Max förmlich an, wie sein Geduldsfaden reißt. Sein Gesicht läuft vor Wut blauweiß an, unkontrolliert schreit er jetzt herum, und zum Schluss verwandelt er sich eindrucksvoll in einen wild gestikulierenden Fußstampfer. Keiner von uns begreift den heftigen Auftritt. Verschreckt halten sich einige abseits. Es ist doch längst klar, dass wir ohne Plane fahren müssen.

Im Pick-up herrscht dementsprechend eine gespannte Stille. In Alizay wechselt Max eiligst zum wartenden Jeep über. Wir atmen erleichtert auf, und die Stimmung normalisiert sich wieder. Auch ohne Begleitung von Mudschahidin erreichen wir nach zügiger, komplikationsloser Fahrt das Khost-Krankenhaus. Im Eingangsbereich der Klinik sind Stuhlreihen aufgestellt. Unser gesamtes Team setzt sich hin. Plötzlich braust wie ein Wirbelwind ein Afghane – wie sich herausstellt, der Klinikkommandant – durch die Reihen und nimmt lässig in einem erhöhten Sessel Platz. Den nicht zu übersehenden Auftritt unterstreicht er mit einem Stab, den er wie ein Zeremonienmeister hin und her schwenkt. Sein Wortschwall ergießt sich im Stakkato, anschließend werden Fragen wie Pfeile auf uns abgeschossen. Die Antworten fallen anscheinend zufriedenstellend aus. Jedenfalls bedeutet man mir fast nebensächlich, ich solle mit diesem Kommandanten mitgehen und Wohnräume für uns aussuchen. Eiligst stolpere ich hinter dem bühnenreifen Darsteller her.

Mit diesem kleinen Klinikkommandanten allein gelassen – allein ist man mit einem Afghanen eigentlich nie, aber es waren nur noch zwei Begleit-Mudschahidin dabei –, steuern wir einen Nebentrakt des Krankenhauses an. Es ist ein Gebäude, das auch schon früher zur Unterbringung des Personals gedient hatte, mit separatem Eingang und einem Vorhof für Fahrzeuge. Ein einstmals schöner Garten liegt auf der Rückseite. Dieser junge Kommandant entwickelt mir gegenüber einen beeindruckenden Charme. In seinen kraftvollen, aber doch geschmeidig eleganten Bewegungen führt er mich durch die Räume. Zu anderen Zeiten wäre er ein guter Balletttänzer geworden. Jetzt hat er auch seine Theatralik abgelegt, obwohl wir uns ebenso alltäglichen Begebenheiten widmen wie vorhin.

Meine Landsleute besichtigen die Stadt. Ich bleibe derweil

mit meinen bewährten Helfern zurück, um das Quartier einzurichten. Die erste Übernachtung muss für einige von uns im
Freien sein, denn es hängt ein süßlich-modriger Geruch in den
Räumen. Auch schaffen wir es nur, einen Raum und den
Hauptflur vom Dreck freizuschaufeln. Hier kann das Team auf
einer mitgebrachten Teppichmatte aus Plastik ihre Betten ausbreiten. Für die Ausländer suche ich ein paar relativ gut erhaltene Liegen aus dem Krankenhaus zusammen und lasse sie
draußen an der Häuserfront aufstellen. Mein Bett wird an einer
anderen Seite aufgestellt, was ich später sehr bereuen werde.
Die Überdachung ist weiträumig, sie scheint auch vor Regen
zu schützen.

Dann schicke ich den kleinen Mitarbeitertrupp in jenen Teil
des Gartens, der in unserem Blickfeld liegt, um ihn von sämt-
lichem Unrat zu befreien. Es ist mir unerträglich, diese Überreste des Krieges mit den damit verbundenen Bildern vor Augen
zu haben. So hängen zerfetzte Uniformmäntel in den Bäumen,
wie auch anderes Lumpenzeug. Überall liegt und steht merk-
würdigstes Gerümpel. Auch entdecke ich vereinzelte Kadaver-
reste. Ich traue mich nicht, diese näher in Augenschein zu nehmen, kann aber den Gedanken an menschliche Überreste nicht
verdrängen. Ich gebe nicht eher Ruhe, bis alles entfernt ist.

Inzwischen dämmert es, und wir richten unseren frisch
geschrubbten Boden zum Abendessen her. Ein Plastiksack wird
zum Tischtuch, blumenbestickte Taschentücher dienen mehr
der Zierde denn als Serviette. Zum Glück haben wir gebrate-
nes, trockenes Rindfleisch, ähnlich zubereitete Hühnerteile und
Fladenbrot mitgebracht. Die Stadtbesichtiger tauchen inzwischen auch auf, sodass wir uns alle zu Boden setzen können.
Eine Wachskerze gibt Licht, ich hatte sie noch aus einem Päck-
chen aus Deutschland aufbewahrt. Ansonsten verlieren sich
unsere Blicke im Dunkel des Gartens. Für einen kurzen
Moment kommt eine gewisse romantische Stimmung auf.

Wir sind schon fast mit dem Essen fertig, als unser zustän-
diger Kommandant in Begleitung von einigen Mudschahidin
erscheint. Sie fungieren als Diener und bringen Reis und Gemüse. Der Kommandant entpuppt sich als ein vollendeter Gastgeber. Er entschuldigt sich dafür, dass er kein Huhn anbieten

kann, somit das Beste, was man einem Gast reichen kann. Nach diesen einleitenden Worten will er uns davon überzeugen, dass es nicht gut sei, wenn wir keinen eigenen Schlafraum zur Verfügung hätten, wir sollten deshalb unbedingt seine Bewirtung annehmen. Raffah, so heißt unser Gastgeber, hat aber keinen Erfolg mit seinen Bemühungen, wir bevorzugen unser Gartenparadies.

Wir trinken noch ein wenig Tee, essen anstandshalber noch etwas von den mitgebrachten Speisen, obwohl wir längst satt sind, und verabschieden uns dann für die Nachtruhe. Ich verschwinde hinter dem Gebäude und träume von strahlend leuchtenden Sternen am Firmament, von einer schönen klaren Luft. Der Traum ist schnell ausgeträumt. Die Realität sieht anders aus, wie so oft. Der Himmel ist bedeckt, sodass es stockfinster ist. Als Kind hatte ich nie Angst vor der Dunkelheit. Hier aber geht die Fantasie mit mir durch. Noch zu lebendig sind die Straßenbilder von Khost. Jedes Geräusch wirkt bedrohlich, sogar das sonst so geliebte Rauschen des Windes beim Durchstreichen der Baumwipfel. Jetzt wispert und raunt das Blattwerk von Leid, Angst und Verzweiflung. Es ächzt, knurrt und stöhnt vor Schmerz. Geisterhaft tauchen kleine trauernde Schatten auf. Der süßlich-modrige Geruch des Todes hängt mir immer noch in der Nase. Hellwach liege ich da, jede fallende Frucht wird zu einer Detonation, bei jedem Knarren höre ich die Salven der Kalaschnikows. Alles lässt mich zusammenfahren. Ich erwarte förmlich die Gefahr: Wie wird sie sich anschleichen? Wird es in einem Überfall enden? Alle Sensoren sind ausgefahren und signalisieren bei mir die höchste Alarmstufe.

Plötzlich höre ich ein Zischen. Es ist zum Glück Sheikh, der zum Leisesein auffordert. Jetzt weiß ich, dass die Ambulanz angekommen ist. Das schwerfällige Ungetüm wird nun lautstark in die Autoeinfahrt manövriert. Es ist nicht zu überhören. Doch viel wichtiger ist, dass jetzt noch mehr vertraute Personen in der fremden Umgebung sind. Nachdem die Ankömmlinge einen Schlafplatz gefunden haben, kehre ich in mein Bett zurück, weiter keinen Schlaf findend. Dann prasselt heftigster Regen nieder. Der Dachvorsprung reicht nicht aus,

um das Bett vor Nässe zu schützen. Ich laufe zur anderen Haus-
seite, wo die Männer nebeneinander aufgereiht tief und fest
schlafen, und zerre an der nächstbesten Mumie, damit sie mir
dabei hilft, das Bett ins Gebäude zu tragen. Paul war bereits
in den Flur geflüchtet, er hatte wohl auch ein paar Spritzer
abbekommen. Er und Bismela schleppen nun das Gestell ins
Trockene. Schließlich krieche ich in nasser Kleidung ins nasse
Bett, jedoch wenig später beschließe ich, den inzwischen lau-
en Wasserrest aus meiner Thermosflasche, noch aus Sadda mitgebracht, zu einem Morgenkaffee zu verwenden. Von dem
Getränk erhoffe ich mir einen psychischen Auftrieb.

Paul kann auch nicht mehr schlafen; er ist dabei, sein Frühstück vorzubereiten. Für ihn, so sagt er, sei das Frühstück die
wichtigste Mahlzeit. Im Hinblick auf einen Kaffe kann ich ihn
verstehen. So packt Paul hartgekochte Eier und Kekse aus. Er
bietet mir an, davon zu nehmen. Kurz darauf bekommen wir
jedoch von unseren afghanischen Begleitern die Einladung zum
gemeinsamen Frühstück beim Kommandanten.

In einem großen Mannschaftsraum sind ungefähr zwanzig
Mudschahidin versammelt. Ich schaue an diesem Morgen
ungewaschen und trübe vor mich hin und lasse alles über mich
ergehen. Nach afghanischer Sitte sitze ich in der Mitte des ausgebreiteten Bodentuches. Alle anderen rutschen dann dem
Rang entsprechend um mich herum. Etwas später kommen die
restlichen Ausländer aus unserem Team hinzu. Uns zu Ehren
gibt es zum Fladenbrot eine quietschsüße Zuckermasse.

Nach dem Frühstück ziehen Max und Dr. Dietrich los, um
eine Reihe von Kommandanten zu treffen und die Stadt noch
mehr in Augenschein zu nehmen. Wir Zurückbleibenden arbeiten uns im Wohnbereich weiter vor. Auf keinen Fall will ich
noch eine weitere Nacht im Freien verbringen. Malang, der
Koch, und sein Gehilfe Nurasan leisten in der Zwischenzeit
Erstaunliches. Obwohl sie erst in der Nacht angekommen
waren, haben sie es dennoch fertig gebracht, ein Mittagessen
für die vielköpfige Mannschaft aufs Bodentuch zu zaubern.
Die Besetzung des Krankenhaus ist damit vollzogen.

Nach Beendigung ihrer Besuche reisen die Deutschen indes
wieder nach Peschawar ab. Ich glaube, sie fühlen sich bei dem

Gedanken, mich hier allein zurückzulassen, nicht ganz wohl in ihrer Haut. Doch ich bin bereit, die Klinik zu organisieren. Ein Plan, wie ich vorgehen will, geistert auch schon in meinem Kopf herum. Malang, Nurasan, Salmei, Sheikh, Bismela und Iqbal sind zudem auch noch da, für vier Tage noch Michael, der Globetrotter aus der Schweiz, und Abdullah Daulat, der als Koordinator weiter die Verhandlungen mit den Kommandanten führen soll, was mir als Frau zu dem Zeitpunkt noch verwehrt ist.

STAMMESWIRREN

Abdullah Daulat muss zu seinem Khost-Aufenthalt gezwungen werden. Sein Stamm sind die in der Provinz Paktia lebenden Tani. Man sagt den Tani nach, dass sie sehr redegewandt seien. Auf ihre Überredungskunst soll schon manch einer reingefallen sein. Viele trauen den Tanis nicht. Abdullah Daulat hatte vor dreißig Jahren an der deutschen Technischen Hochschule in Khost studiert und spricht daher, soweit nicht vergessen, etwas Deutsch und Englisch. Er und sein Stamm waren anfangs in Auseinandersetzungen, die mit Waffen ausgetragen wurden, verwickelt und haben wohl auch beim Umbruch in Khost mitgemischt. Jedenfalls wehrt sich Abdullah Daulat dagegen, in Khost zu bleiben, da er fürchtet, umgebracht zu werden. Auf derlei persönliche Ängste will aber keiner Rücksicht nehmen. Wir verlangen von ihm, dass er mit General Hakani zusammentrifft, damit Abdullah Daud von ihm bestätigt bekommt, dass das Krankenhaus unserem Komitee übertragen werden soll. Es passiert alles in unserem Sinne.

Hakani gehört zu den gemäßigten Fundamentalisten und erhält Geld von Saudi-Arabien. Es ist wohl hauptsächlich sein

Verdienst, dass Khost erobert wurde, er besetzt auch den größten Teil der Stadt. In Sadda sagen die Menschen, dass er für den Dschihad, den Heiligen Krieg, ein geeigneter – und damit ein guter Mensch sei. Das kann ich nicht beurteilen; jedenfalls ist es eine von seinen Strategien, Deutsche im Krankenhaus arbeiten zu lassen. Auch andere Organisationen, wie das Rote Kreuz, will er mit seinem taktischen Vorgehen nach Khost holen, damit die Regierung in Kabul die Bombardierungen einstellt. Als Abdullah Daulat das Schreiben von Hakani in Händen hat, schiebt er mich als Vorgesetzte vor, um zurück nach Peschawar fahren zu können. Ich sehe auch keinen zwingenden Grund, ihn in Khost zu halten, da ich annehme, dass ja alles freigegeben war. Das stellt sich aber später als Irrtum heraus.

Sheikh, jetzt schon seit zwei Jahren mein persönlicher Beschützer, ist vom Stamm der Mangal, der ebenfalls aus der Provinz Paktia kommt. Der Krankenhauskommandant, bewacht von seinen beiden Brüdern, ist ebenfalls ein Mangal. So ist Sheikh als Mittelsmann wertvoll und auch wichtig, um seine Stammesgenossen über meine Funktion aufzuklären. Den Mangal sagt man verächtlich nach, dass sie sogar – auf unsere Bildsprache übertragen – die eigene Großmutter verkaufen würden. Und sie seien, den kursierenden Gerüchten zufolge, gerissen und hinterhältig. Sheikh ist da wohl die große Ausnahme. Er würde nicht einen Pfennig veruntreuen.

Kommandant Raffah, dem charmanten Eintänzer, kann dergleichen nicht nachgesagt werden; er und die übrigen Mangal-Kommandanten werden ihrem Ruf gerecht. So kommen sie eines Tages auf die Idee, uns das Krankenhaus samt Inhalt verkaufen zu wollen. Wenn wir nicht auf den Handel eingehen würden, geben sie uns weiter zu verstehen, hätten sie für uns keine weiteren Arbeitsmöglichkeiten zu vergeben. Unser Hinweis auf das Schreiben von General Hakani geht bei ihnen ins Leere; es sei völlig bedeutungslos, erklären sie. Wir können jedoch mit Bestimmtheit davon ausgehen, dass seit ihrer ersten Besichtigung einiges an Inventar entwendet worden ist. So vermisse ich Mikroskope, neue OP-Schemel und Aluminiumtrommeln mit farbigen Deckeln. Auch hat Abdullah Daulat in einem Quartier der Mudschahidin Mobiliar aus unserem Krankenhaus entdeckt, größtenteils Betten.

Salmei ist vom Stamm der Geogi. Man hat ihn nach Khost beordert, da er keine spezifische parteipolitische Vergangenheit aufzuweisen hat. Bei Ausbruch des Krieges flüchtete er nach Pakistan und blieb wie die meisten Flüchtlinge in den Camps, die nahe der Grenze entstanden sind. Salmei ist vom gleichen Stamm wie Haji Daud, der mich beim mobilen Einsatz in Afghanistan als Dolmetscher bei der Durchführung der Sanitäterkurse begleitet hatte. Die Geogi sind vom Charakter her gerade und aufrecht und nehmen ihre Religion und den dazugehörigen Ehrenkodex sehr genau. Ich habe erfahren, dass mich diese Menschen nie im Stich lassen würden.

Der Küchengehilfe Nurasan kommt aus dem Hazarajat. Diese Völkergruppe lebt im Norden Afghanistans, und ihre Mitglieder sind Nachkommen der Mongolen. So sehen sie auch aus. Die Hazarajats werden von den starken Paschtunen als minderwertig angesehen. Ich kann dieses Vorurteil nicht bestätigen, ich erlebe sie als ein freundliches, höfliches und besonders sauberes Volk. Überall in Afghanistan leben Nomaden, die so genannten Kouchies. Sie treiben ihre Herden in ständiger Wanderschaft, immer auf der Suche nach Gras. Als Nurasan hört, dass Kouchies jetzt um Khost herumziehen, fällt er sichtlich in sich zusammen, die schmalen Augen werden zu einem Strich, und seine Hand führt die Gebärde des Halsabschneidens aus, was übersetzt heißen soll, dass Kouchies es auf Hazarajats abgesehen hätten und sie auch töten würden. Warum, das habe ich nicht herausbekommen. Auch Nurasan hat Angst, dass er erschossen werden könnte. An dem Küchengehilfen stelle ich fest, dass Vorurteile überall auf der Welt vorherrschen. Gerade er, der als Hazarat verachtet wird, zeigt für andere kein Verständnis. Schon in Sadda kam fast jeden Tag kopfschüttelnd von ihm der Satz: »Diese Flüchtlinge sind sehr schmutzig.« Nur übersah er dabei die Tatsache, dass diese Ärmsten der Armen im Camp kein Wasser haben. So ließ er sich auch negativ über die Mangal im Beisein von meinem Beschützer Sheikh aus, mit dem er sich angefreundet hatte, nicht wissend, dass Sheikh auch ein Mangal ist. Immerhin gibt er später zu, dass er kapiert hätte, die Kouchies würden ihn doch nicht umbringen wollen.

KOMMANDANT KARLA

Das hufeisenförmige Gebäude hat Platz für ungefähr achtzig Betten. An dem vorfindbaren Material kann ich ablesen, welche medizinischen Behandlungen einst schwerpunktmäßig durchgeführt wurden. Besonders im traumatologischen Bereich ist die Klinik hervorragend ausgestattet. Jedenfalls existiert ein guter Extensionstisch für Knochenbrüche, und ich entdecke diverse Knochennägel.

Die Deutschen sind bei Ausbruch des sowjetischen Krieges 1978 aus dem Land gegangen und hatten alles zurückgelassen. In den vergangenen dreizehn Jahren war der Krankenhausbetrieb so gut wie eingestellt, es gab keinen praktizierenden Arzt mehr. In der Umbruchszeit zum Kommunismus, die Ära von Präsident Taraki, wurde vielleicht noch gynäkologisch behandelt, da wir viele Antibaby-Pillen vorfinden. Sie müssen von den Kommunisten angeordnet worden sein, denn für die strenggläubigen Muslime kamen die Verhütungsmittel wohl nicht in Betracht. Es ist schon ein merkwürdiger Anblick, wenn über so viele Jahre nichts verändert, kaum etwas an Arzneien aufgebraucht wird. Einzig ein paar kleinere Räume sind in Beschlag genommen worden, um dort Akten anzuhäufen und Medikamente aus Ungarn, Polen und der UdSSR zu stapeln. Auch entdecken wir Medikamente, die von der Unicef gespendet worden sind. Erstaunlich groß ist das Depot an hochprozentigen Zuckerinfusionen. In der jüngsten Zeit war die Stadt eingekreist von den Mudschahidin, also von der Außenwelt abgeschnitten und nur durch eine gut funktionierende Luftbrücke mit zwei Flugplätzen konnte sie versorgt werden. Gab es bei den Kämpfen Verletzte, kamen sie ins Armeehospital oder man flog sie nach Kabul. Keiner der Regierenden verfiel der Idee, das Krankenhaus der Deutschen für chirurgische Einsätze zu benutzen, obwohl die Ausstattung dafür hervorragend ist. Nun sollen wir im Namen der Mudschahidin, der neuen Machthaber, die medizinische Versorgung wieder aufnehmen.

Die ersten drei Wochen sind hart. Salmei, Sheikh, Bismela, Iqbal, Malang, Nurasan und ich stehen vor einem kaum zu bewältigenden Berg von Arbeit. Malang und Nurasan sind mit Kochen und Brotbacken derart ausgelastet, dass sie uns bei den Säuberungsaktionen nicht helfen können. Raum für Raum nehmen wir uns vor: zuerst den Wohnbereich, dann den Krankenhaustrakt. Unmengen von Medikamenten kontrolliere ich Packung für Packung, um das Verfallsdatum festzustellen. Die meisten Schachteln werfe ich umgehend weg. Sheikh hustet in meinem Beisein auffällig laut, er will für seinen Einsatz Mitleid erheischen. Unser Reinigungsgehilfe Iqbal leidet unter einer weit verbreiteten Arbeitskrankheit, die da heißt Angstitis oder auch Drückitis.

Ich kenne aber keine Gnade, sondern blocke die Flucht in die Krankheit durch Ausrufe wie »Maris nischta«, was so viel heißt, dass eine Krankheit nicht vorhanden ist, oder »Bas!«, »Jetzt ist aber Schluss!«, ab. Einigermaßen gut erhaltenes Mobiliar lasse ich fürs Erste in unseren Wohntrakt abstellen, um es wenigstens unter Kontrolle zu bekommen. Es soll nicht noch mehr entwendet werden. So ergibt es sich, dass wir hinter dem großen Mannschaftsschlafsaal einen Raum mit nutzbaren Schränken ausstatten, um damit ein Lager für Infusionen sowie Verbandsmaterialien zu schaffen. Meine Schlafkammer gebe ich ab, weil wir dort am besten alle noch brauchbaren Laborgegenstände unterbringen können. Ein weiteres, mit Schränken voll gestelltes Gemach benutzen wir als Apotheke. Büro und Aufenthaltsraum richten wir in einem saalartigen Gelass ein. In einen seitlichen Teil des Flurs fällt das meiste Licht, sodass dieser perfekt als Behandlungszimmer dienen kann. Da er allerdings sehr schmal ist, räumen wir noch einen anderen hellen Trakt frei, den wir als chirurgische Ambulanz benutzen. In dem Flügel mit den Betten stellen wir wieder so weit eine Ordnung her, dass Kranke hier auch nächtigen können.

Nach wie vor haben wir eine Aufenthalts-, aber keine Arbeitserlaubnis. So muss ich zusammen mit Salmei und Sheikh jeden Tag mit dem Kommandanten Raffah Rücksprache halten. Selbst um die Vernichtung der verfallenen Medikamente und des sonstigen Mülls gibt es Streit. Anfangs dürfen wir die Abfälle nur vor dem Krankenhaustor abladen, erst nach vielen Diskussionen wird es uns gestattet, die vielen Säcke an den Stadtrand zu transportieren und sie im Beisein von unzähligen Mudschahidin zu verbrennen. Ich toleriere ihre Anwesenheit, denn so können sie überall verbreiten, dass bei uns nichts zu holen ist. Auch will ich nicht in den Verdacht geraten, Medikamente aus Khost für eigene Zwecke zu missbrauchen.

Eines Tages taucht Kommandant Raffah auf und will wissen, welches Material, welche Gegenstände wir den Mudschahidin überlassen können. Ich ziehe ihn und den Schwarm seiner Begleiter sofort in den letzten Saal und gehe dann systematisch Raum für Raum durch, um das – nur in unseren Augen – unbrauchbare Zeug auszuweisen. Die Gegenstände werden eiligst von den Mudschahidin abtransportiert. Sie können alles gebrauchen und aus allem ein Geschäft machen.

In der Zwischenzeit hatte ich in einem Brief um einen neuen Koordinator gebeten. So erscheint von meiner Hilfsorganisation Omardin, der in all den Auseinandersetzungen wie ein ruhender Pol wirkt und hauptsächlich damit beschäftigt ist, die Kommandanten zu unterhalten und aufzuklären. Und es gibt viele kleine Kommandanten, und jeder will etwas zu sagen haben, jeder will sich in unsere Arbeit einmischen. Da zudem keine geringe Anzahl von Mangal-Kommandanten in diesem Teil der Stadt stationiert sind, kommt man auch immer wieder darauf zurück, uns das Krankenhaus mit Inventar verkaufen zu wollen. Was längst entschieden war und erledigt schien, wird zudem von den Kommandanten immer wieder neu aufgerollt. So kam natürlich auch der Vorwurf, warum wir es gewagt hätten, Abfall und abgelaufene Medikamente zu verbrennen.

Da ich nächtelang nicht geschlafen habe, weil ich mich in der Aufgabe festgebissen hatte, dieses Krankenhaus flott zu machen, trieb ich unsere Leute unaufhörlich zum Weitermachen an. Ich bin innerlich auf das Äußerste angespannt und fauche dann auch Omardin, Salmei und Sheikh an, als sie mitten in der Arbeitszeit mit dem Ansinnen an mich herantreten, zur Schura gehen zu wollen. Wieder soll die Arbeit gestoppt werden, um irgendeine Entscheidung von der Schura einzuholen. So bricht es mit unverhältnismäßiger Wut aus mir heraus: »Kommandant! Nein! Arbeit! Ja!« Erschrocken machen meine drei Männer einen Rückzieher. Sie begeben sich ohne weitere Einwände wieder an ihre Aufgabe, und es stellt sich heraus, dass die Schura auch abends stattfinden konnte. Immerhin war es ihnen einen Versuch wert, mein hektisches Gebaren durch ein wenig Wortgeplänkel zu unterbrechen.

Einmal sitze ich nach erledigter Tagesarbeit beim wohltuenden Tee, lasse gerade meine Gedanken schweifen, als plötzlich ausgemergelte ältere Mudschahidin auftauchen, die mir Wortfetzen zuwerfen. Ich verstehe immer nur »chicken, chicken« und denke in meiner Naivität, dass man uns gern Hühner spendiert hätte, sozusagen als Gastgeschenk, sie aber keine auffinden konnten. So lache ich sie freundlich an, bis ich dann von Salmei aufgeklärt werde. Die kleinen Kommandanten wollen, dass ich noch am gleichen Tag Checklisten von allen Gegenständen im Krankenhaus anfertige und ihnen aushändige. »Checking, checking!« war ihr eigentliches, unangenehmes Anliegen. Jetzt blitzt es auch in meinen Augen böse auf, und ich mache ihnen mit Hilfe von Salmei klar, dass das gar nicht in Frage käme, mein Direktor säße in Peschawar, und nur ihm würde ich derartige Listen aushändigen, nur ihm gegenüber hätte ich Rechenschaft abzugeben.

Das Nachspiel kommt am nächsten Tag. Wir sind dabei, im Flur Metallmaterialien wie Instrumente, Schalen und Trommeln zusammenzutragen. Plötzlich erfolgt die Order der Kommandanten, sofort die Arbeit einzustellen. Ich widersetze mich und sage, dass das überhaupt nicht in Frage käme. Das Tagespensum müsse noch erledigt werden, und wir würden auf jeden Fall die Instrumente sortieren und auswählen, ob sie noch verwendbar wären. Außerdem würde ich Raffah, unseren Kli nikkommandanten sprechen wollen, ihn hätte ich bislang noch gar nicht in dieser Angelegenheit gehört. Meine Getreuen hätten allzu gern die Arbeit eingestellt, aber es blieb ihnen nichts anderes übrig, als meinem Befehl zu folgen.

Am Abend wird mir dann zugetragen, dass Raffah als Klinikkommandant abgelöst worden ist. Inzwischen ist der neue Kommandant eingetroffen, und Omardin hat sich auch gleich bei ihm bekannt gemacht. Durch ihn erfahre ich, dass der neue Klinikkommandant entgegenkommend sei, es würde mit ihm keine weiteren Schwierigkeiten geben. Sollte es dennoch zu weiteren Verzögerungen kommen, so bin ich fest entschlossen, die Arbeit ruhen zu lassen, bis es zu einer endgültigen Regelung zwischen dem neuen Kommandanten und Peschawar kommt. Ich habe jedenfalls diese nervtötenden Kämpfe satt.

Zum richtigen Zeitpunkt taucht Dr. Dietrich, unser Chirurg, wieder aus Peschawar auf. Er ist der Mann, der Kommandanten ohne Umschweife in den Griff bekommt. Anders als Omardin baut er sich mit seinen knapp zwei Metern vor ihnen auf und verlangt eine sofortige Entscheidung der Schura. Sie versichern Dr. Dietrich, dass sie noch am selben Abend die Entscheidung der Schura einholen werden. Dr. Dietrich gibt ihnen einen Brief in Paschtu mit, in dem deutlich zu lesen ist, dass wir niemals das kaufen werden, was die Deutschen dem afghanischen Volk vor dem sowjetischen Krieg zum Geschenk gemacht hatten. Andernfalls würden wir sofort jegliche Tätigkeit einstellen und uns zurückziehen, sollten wir weiterhin in unserer Arbeit behindert werden. Unsere Bedingungen werden angenommen. Die Mudschahidin müssen sich aus dem Krankenhaus weitestgehend zurückziehen. Es sollen ihnen nur zwei Zimmer als Schlaf- und Aufenthaltsräume überlassen werden. Zu unserem Schutz bitten wir um einen beständigen Kommandanten – der dauernde Wechsel würde einer kontinuierlichen Aufbauarbeit im Wege stehen – und eine kleine Wachmannschaft. Besichtigungen, so bitten wir uns zusätzlich aus, hätten nur mit unserer Genehmigung stattzufinden, ansonsten läge die Versorgung der Kranken ausschließlich bei uns. In diesem Brief heißt es auch, dass wir absolut parteiunabhängig arbeiten.

Die Kommandanten kommen mit dem Tempo, das wir am

nächsten Tag vorlegen, überhaupt nicht mit. Eine Trennwand wird gezogen, die den Mudschahidin den Zutritt zum Kliniktrakt versperrt, eine weitere zum Wohnbereich hin. Dr. Dietrich kann am nächsten Tag mit guten Nachrichten wieder nach Peschawar zurückfahren. Seitdem hat sich die Zusammenarbeit mit den Kommandanten und den Mudschahidin wesentlich gebessert. Endlich werde ich auch als direkte Verhandlungspartnerin akzeptiert. Scherzend gibt es immer wieder den Einwurf »Karla Kommandant« zu hören. Für die Männer ist es nach wie vor ungewöhnlich, eine Frau als Vorgesetzte zu haben. Ich werde nie den erstaunten Gesichtsausdruck eines Polizeipostens vergessen, als mich meine Mannschaft als ihren Kommandanten auswies. Dies war ihm sicherlich noch nie vorgekommen.

WENN EINER TOT IST, IST KEINER TOT

Aufgrund der bürgerkriegsähnlichen Zustände – die Regierungstruppen von Nadschibullah versuchen Khost wieder zurückzuerobern – ist jede Nacht mehr oder weniger durch beängstigende Geräusche gestört. Eines Abends werden ungewöhnliche Gewehrsalven von allen Seiten abgefeuert. Die verschiedenen Waffentypen verursachen einen Höllenlärm. Handgranaten und explodierende Kleinbomben mischen im Kriegskonzert mit. Alles spielt sich in unserer unmittelbaren Nähe ab. Ich sehe vor meinem geistigen Auge schon wieder Feinde mit vorgehaltenen Gewehren anrücken, die aus dem Dunkel der Nacht aus den Büschen kriechen. Plötzlich höre ich einen Aufschrei: »Allah!« Kurze Zeit später klopft Sheikh an meine Tür und ruft mit seiner durchdringenden Stimme: »Karla!« Jetzt ist es passiert, durchfährt es mich, Verwundete sind angekommen. Ich stehe auf und treffe auf meine Leute.

Sheikh führt einen Kriegstanz auf und jubelt: »Gardez ist erobert! Gardez ist erobert!« Meine imaginierten Kriegsgeräusche waren also freudige Salutschüsse gewesen, weil die hundert Kilometer von Khost entfernt liegende Ortschaft Gardez, so wird jedenfalls verbreitet, von den Mudschahidin erobert worden sei. Die Nachricht stellt sich aber am nächsten Tag als Finte heraus. So hatte einer von Vorbereitungen zu diesem Angriff gehört, der Nächste schloss daraus, dass die Eroberung schon erfolgt sei. Der Feind, also einer aus der Riege der Nadschibullah-Truppen, konnte dieses Gerücht nicht in Umlauf gesetzt haben, da alle Zufahrten von den Mudschahidin kontrolliert werden, also eigentlich kein Soldat der Kabul-Regierung diese passieren kann. Das erfahre ich aber erst später.

Es kommt auch zu einer schrecklichen Auseinandersetzung unter den Anhängern der Hizbis, einer fundamentalistischen Islampartei unter der Führung des weißbärtigen Gulbuddin Hekmatjar, und einer Gruppe von Mudschahidin. Hundert Krieger haben dabei ihr Leben gelassen. Später entstehen nicht nur Querelen zwischen unterschiedlichen Parteianhängern, sondern auch zwischen einzelnen Stämmen, in diesem Fall zwischen Paschtunen und Hazarats. Leider ist es in Afghanistan nach wie vor üblich, alles mit der Waffe regeln zu wollen.

Schon die Sowjetarmee hatte Afghanistan zum größten Teil zerstört und ins Mittelalter zurückgebombt. Dieses Werk wird jetzt in einer Eigenzerstörung fortgesetzt. Man zerfleischt sich gegenseitig, und die Lage wird immer chaotischer. Das Kabul-Regime besitzt Scuds und andere Raketen mit großer Reichweite. Dadurch beherrscht es den Luftraum und übt nach wie vor durch massive Bombardierungen große Macht aus. Auf Seiten der Mudschahidin besteht das kriegerische Potenzial fast ausschließlich aus Menschen. Da afghanische Familien viele Kinder haben, gibt es ausreichend Nachschub. Den meisten Familien bleibt gar nichts anderes übrig, als Söhne zu opfern, um an ein wenig Geld zu kommen. So ist es oft nicht die religiöse oder politische Überzeugung, die zum Soldatenleben treibt, sondern man gehorcht einfach der Not, verdingt sich als eine Art Söldner. Und wie überall in Kriegen, umgibt auch den Freiheitskämpfer im Heiligen Krieg die Aura des Helden.

Wie unsinnig dieser Krieg ist, so wie überhaupt jeder Krieg, wird einem immer wieder bewusst. Sheikh erzählt mir, dass die wirkliche Anzahl der Kommunisten in den Städten eigentlich gering ist, nur aus gewissen Zwängen heraus lehnen sich viele nicht gegen die islamische Volkspartei auf. Ich vergleiche die Situation für mich mit der Hitlerzeit. Nicht jeder war damals ein Nazi. Viele machten einfach mit, wegen irgendwelcher Vorteile, viele aber verschlossen wissentlich die Augen. Viele mussten schweigen, um ihre Familien nicht zu gefährden. Jedenfalls waren sicher zahlreiche Gründe vorhanden, um mit dem Regime schweigend weiterzuleben. Seikh weiß auch weiter zu berichten, dass in jeder vom Kabul-Regime beherrschten Stadt verwandtschaftliche Verbindungen zu den Mudschahidin bestehen. Beide Seiten sind somit von der jeweils anderen infiltriert. So wurde schon im letzten Jahr ein Bauarbeiter aus Kabul in unserem Krankenhaus in Chak-e-Wardak beschäftigt. Dieser Arbeiter hatte die Erlaubnis von Kabul bekommen, weil er überall herumerzählte, dass all seine Freunde Kommunisten seien. Die Eingeweihten wussten aber, dass es nicht stimmte, er nur um seines Vorteils willen entsprechende Äußerungen herausposaunte. Der Einkäufer für Baumaterialien wiederum war ein relativ junger Mann, der sich mit Geld das Tor nach Kabul öffnen konnte, um dort seinen Geschäften nachzugehen. Es geht, wie üblich, um die Macht Einzelner, und dazu werden Religionen und Menschen missbraucht, und als Köder wird Geld hinausgeworfen.

Die Eroberung von Khost passt Nadschibullah wenig. Durch Radio Kabul lässt er Tag für Tag verkünden, er werde Khost zurückgewinnen. Als Gegenschlag feuert er unermüdlich einige Scuds neueren Typs auf das nahe gelegene Kunar ab, die Zerstörungen in einem großen Radius anrichten. Eine Rakete trifft den Basar. Es gibt über fünfhundert Tote und mehr als tausend Verletzte. Seit einigen Wochen berichten Mudschahidin, die aus Chak und anderen Gegenden kommen, dass Hauptzubringerwege bombardiert werden. Yarmohamad, unser Koordinator aus Chak, soll bei seiner Ankunft in Peschawar sehr verstört gewesen sein. Er musste mit ansehen, wie Soldaten der Kabul-Regierung es besonders auf im Dreck steckengebliebene Fahrzeuge abgesehen hatten und diese aus überfliegenden Helikoptern beschossen. Das sind wahrlich keine guten Nachrichten.

In Khost erzählen uns die Kommandanten, dass sich sechzig Familien gemeldet hätten, die umsiedeln wollen. Nun müssen aber deren Häuser verkauft werden. Die Schura lehnt das zu diesem Zeitpunkt jedoch ab, weil sie Angst vor Sabotage haben. Es soll erst genauestens überprüft werden, wer anschließend in die Häuser einziehen will; man wollte sicher gehen, dass keine Kommunisten oder Spione eingeschleust werden.

Ende April gibt es in den völlig zertrümmerten Basarstraßen von Khost endlich wieder eine, zwar noch winzige, Teestube, in der man sogar Zigaretten kaufen kann. Nach einigen Wochen eröffnen fünf Geschäfte an verschiedenen Kreuzungspunkten. Sogar frisches Gemüse wie Tomaten, die rot aus dem tristen Splitterwerk hervorleuchten, ist zu kaufen. Sie sind ein willkommener Farbfleck, ein Vorbote von neuem, zivilem Leben. Solche Produkte werden aus dem pakistanischen Basarzentrum Miramschah transportiert, das eine gute Autostunde von Khost entfernt liegt.

Kurz danach kreist ein silberner »Kabulvogel« lange über der Stadt. Mir war sofort klar, dass es sich dabei um ein Aufklärungsflugzeug handelt, das Aufnahmen macht, um Ziele besser berechnen zu können. Am nächsten Vormittag folgt prompt die erste Bombardierung. Unsere Gebäude werden dabei erschüttert. Um Halt zu finden, greife ich nach der Hand des neben mir arbeitenden Fahrers Asis Achmed. Er versucht, sich frei zu winden, da er selbst in dieser Lage registriert, dass eine Frauenhand ihn festhält. Wir Frauen dürfen nicht einfach jemanden anfassen, man kann nur die Hand nehmen, die man gereicht bekommt.

Die nächste Bomben-Serie erfolgt kurz vor Mitternacht. Ich halte mich am Bett fest, in der Erwartung, dass so ein Teufelsgeschoss das Krankenhaus und uns begraben kann. Es spielt sich alles innerhalb weniger Minuten ab, mir erscheint die Zeit unendlich viel länger. Panik schießt durch meinen Kopf, am liebsten wäre ich jetzt mit meinem Bett im großen Schlafraum, um mich im Kreise von vertrauten Gesichtern nicht so allein und verlassen zu fühlen. Aber wieder ist da die Sperre, dass ich als Frau eben doch isoliert bleiben muss.

Beim nächsten Luftangriff gehe ich ins Freie und stoße auf Sheikh, der von sich aus meine Hand nimmt. Das Überfliegen der Migs ist eines der schlimmsten Geräusche, die ich je erlebt habe. Eine zischt direkt über die Klinik hinweg, angstvoll erwarten wir die Detonation der Bombe, die auch in direkter Nähe erfolgt. Michael, unser Globetrotter und Mann für alles, hatte in der schweizerischen Luftwaffe gedient und kennt aus Flugübungen die Geräusche. Aber auch er gibt zu, dass es etwas anderes ist, wenn man auf der Opferseite steht. Es drängt ihn daher, zusammen mit Abdullah Daulat abzureisen, der sich aus für mich unerklärlichen Gründen noch immer in Khost aufhält, doch längst nicht mehr in der Funktion unseres Koordinators.

Die Mudschahidin haben Khost zwar erobert, aber die Stadt wird nach wie vor aus der Luft vom Kabul-Regime beherrscht. Der Flughafen, der bei unserer Pioniertat die erste Heimstätte war, muss besonders unter heftigen Bombardierungen leiden; es gibt dort sogar einen Toten zu betrauern. Auch in der Nähe des Krankenhauses stirbt ein Mensch durch Bombensplitter. Sheikh versucht mich zu trösten: »Wenn einer tot ist, ist keiner tot. Es sind nur ein paar Verwüstungen zu sehen.« Diese eigenwillige Sichtweise ist ein seltsamer Trost.

Seit Wochen laufen tatsächlich die Vorbereitungen der Mudschahidin, die Stadt Gardez anzugreifen. Wir erkennen das daran, dass wir starke Truppenbewegungen registrieren, Lkws rollen die ganze Nacht durch unsere Stadt hindurch. Auch aus Khost werden Mudschahidin abgezogen und in Richtung Gardez geschickt. Ständig sehe ich vor meinem inneren Auge, wie so mancher dieser jungen Männer dem Tod entgegeneilt. Der Gedanke, sie würden niemals zurückkommen, geht mir nicht aus dem Sinn. Eines Nachts bin ich davon überzeugt, fünf Raketen gehört zu haben und immerhin so nah, dass ich aufstehe, in der Erwartung von Verletzten. Doch nichts dergleichen scheint passiert zu sein. Morgens frage ich nach. Sheikh schüttelt den Kopf und sagt: »Es gibt nur einen Verletzten.« Das reicht doch, möchte ich ihn anschreien, ein einziger Verwundeter reicht, wie auch eine Bombe ausreicht, wenn sie trifft. Aber ich bleibe stumm, weil ich weiß, dass er seine Worte tröstend gemeint hat.

Kabul übt über Khost einen regelrechten Psychoterror aus. Ich hätte nie gedacht, wie sehr ich mir einmal schlechtes Wetter herbeisehne. Bei zugezogenem Himmel kommen keine Flugzeuge, da sie ihre Ziele nicht ausfindig machen können. Blitz und Donner klingen wie Musik und wirken beruhigend auf mich.

Salmei wird nach drei Wochen an seinen vorherigen Einsatzort Sadda zurückgerufen, Iqbal, den Reinigungsgehilfen, lasse ich mitgehen, weil er sich vor lauter Angst ständig übergeben muss. Malang, der Koch, will lieber in Afghanistan als in Pakistan sein. Er wirkt fast ein wenig fanatisch und gibt bei jeder Gelegenheit kund: »Karla, Khost ist gut, Afghanistan ist gut, Pakistan ist nicht gut.« Mit einer entsprechenden Geste werden die demonstrativ geäußerten Worte unterstrichen. Ich glaube, Fanatismus gehört bei allen, die hier sind, dazu, um diesen Auftrag zu erledigen, wie auch immer er gelagert ist. Nurasan, der Küchengehilfe, hat für »Drückeberger« ebenfalls kein Verständnis. Sheikh befindet sich in einer Situation, in der er einerseits bleiben möchte, andererseits wäre er schon lieber in Sadda bei seiner Familie. Inzwischen haben sich aber genügend Mitarbeiter gemeldet, um den Krankenhausbetrieb in Gang setzen zu können. Es ist also gar nicht nötig, Zwang auszuüben, um die Mitarbeiter in Khost zu halten. Neu in unserem Team sind jetzt drei meiner ehemaligen Schüler, die nun hervorragende Sanitäter sind: Mohamad, Irangul und Logorai.

Jeder aus dieser Gruppe erledigt alle anfallenden Arbeiten, was für Afghanen ungewöhnlich ist. Traditionell ist der Fahrer Fahrer, der Sanitäter nur Sanitäter und der Koch wiederum nur Koch. Jetzt aber machen wir alles gemeinsam. Unser Trupp ist schon längst bekannt. Viele können nicht glauben, was sie da sehen, und wissen mich auch nicht recht einzuordnen. Eine

Frau? Ein Mann? Trage ich doch Männerkleidung und eine muslimische Kappe. Wiederum für einen Mann ist mein Gesicht aber zu glatt und zu rund und ohne jeglichen Anflug eines Bartes. Vielleicht haben mich manche Menschen als ein Neutrum betrachtet, um diesen schwierigen Überlegungen zu entgehen. Auf diese Weise können uns Kommandanten ohne Probleme empfangen, können wir den Schlüssel zu ihren Herzen finden.

ROSENKAVALIERE

Die Rosenzeit bricht an. Es ist Mai. In den verlassenen Gärten entfalten die Büsche ihre ganze Pracht. Jeder Mudschahidin bedient sich, schmückt sich mit diesen wohlriechenden Blütenköpfen oder gibt sie Frauen, Kindern, aber auch älteren Menschen. Zum Afghanen, das stelle ich immer wieder mit Freuden fest, gehört die Blume. In diesen Momenten vergesse ich, dass die meisten Rosenkavaliere Soldaten sind.

Morgens, wenn der Frühtau in den ersten Morgenstunden verdunstet, schreiten die abkommandierten Mudschahidin schon rosenverziert zu ihren Posten. Da pendelt eine Rose, gehalten von den Zähnen, im schwarzen Bart, eine andere klemmt hinter einem Ohr. Junge Männer tragen oft einen gewundenen Rosenkranz in der Krempe ihres Pakolls, der wollenen Paschtunenmütze. Viele Rosengebinde stecken aufrecht in den Gewehrläufen – für mich sind diese Bilder sehr anrührend. Ganz sicher gehört aber zu jedem Mann eine Rose in der Hand, an der er während eines Gesprächs immer mal wieder intensiv oder auch hastig schnuppert, je nach Verlauf der Unterredung. Auch verjagen die ätherischen Öle der Blüten die lästigen Fliegen und Moskitos.

Ich kann mich an diesen interessanten, fröhlich und frisch

erscheinenden Männern nicht satt sehen. Vielleicht ist das Einatmen des Rosenduftes ein unbewusster psychischer Ausgleich für die kriegerischen Einsätze, auf jeden Fall sieht es äußerst anmutig, ja erotisch aus. Da man mich kennt, werde ich als Frau reichlich mit Rosen beschenkt. So habe ich immer eine rote, gelbe oder weiße Blüte zur Hand, und es sammeln sich in meinem kleinen Zimmer etliche Sträuße an. Manchmal bin ich in meiner Rosenidylle geradezu betäubt von den herrlichen Aromen.

An einem Tag erwartet mich der Küchengehilfe Nurasan mit einer rosafarbenen Rose im Türeingang eines verlassenen Hauses in der Nähe unseres Krankenhauses. Er und Malang hatten dort einen guten Ofen entdeckt, in dem sie nun täglich das knusprige Fladenbrot backen. Als ich sie bat, sie an einem freien Tag begleiten zu dürfen, werde ich mit dieser Überraschung belohnt.

DIE ERSTEN PATIENTEN

Gleich in den ersten Tagen nach Aufnahme unseres Spitals wird ein Mann eingeliefert, der in einen Verkehrsunfall verwickelt war. Es heißt: »Der Mann schläft, er spricht nicht.« Tatsache ist, dass es dem Patienten wirklich schlecht geht. Ich vermute eine Blutansammlung unter der Hirnhaut. Also veranlasse ich den sofortigen Weitertransport über Miramschah nach Peschawar, da wir für derart schwere Fälle noch keine entsprechende medizinische Ausrüstung haben. Die anderen drei Mitfahrer sind mit einem Schrecken und Bagatellverletzungen davongekommen. Mit ihren hysterischen Reaktionen halten sie aber alle auf Trab.

Ich habe die Erfahrung gemacht, dass Afghanen um das kleinste Wehwehchen ein großes Gejammer veranstalten. Sind sie aber schwer verletzt, halten sie dies, wie die größten Strapazen, ohne Klagen aus. Das Phänomen erlebe ich auch jetzt wieder. Der eine von den Verkehrsverletzten hat eine winzige Schürfwunde am Kinn, etwas Blut zeigt dies in seinem mehlweißen Bart an. Ihre Reinigung wird durch großes Wehklagen begleitet und artet in Beschwörungen beim Barte des Propheten aus. Auf keinen Fall dürfen wir ein Barthaar abschneiden oder gar die sauerkrautartige Wolle abrasieren.

Einen anderen aus diesem Patientenquartett beobachtete ich doch intensiver, weil er bei dem Verkehrsunfall möglicherweise einen Gewehrkolben in die Lebergegend gerammt bekommen hat. Einige Messungen scheinen notwendig zu sein. Salmei schiebt mich wie selbstverständlich als die behandelnde Person vor. Es bedeutet für ihn sicher sehr viel, sich als Mann nicht in den Vordergrund zu stellen, sondern einer Frau den Vortritt zu lassen. Ich werde ihm das nie vergessen, denke ich dabei. Inzwischen sind wir umringt von vierzig Mudschahidin, alle bis zu den Zähnen schwer bewaffnet, gefährlich spitz schauen aus dem umgeschnallten Patronengürtel die tödlichen Geschosse hervor. Die Männer sind aus allen Unterkünften angelaufen gekommen, um uns in Aktion zu sehen.

Da der Bewusstlose in ein etablierteres Hospital muss, beschließen die drei anderen, uns ebenfalls mit dem Transport-Pick-up zu verlassen. Ich atme erleichtert auf, bin ich doch froh, sie los zu sein. Mein neuer Kommandant ist uns sehr dabei behilflich, den Bewusstlosen zu betten. Nach der Abfahrt des Krankentransportes löst sich die Menschenmenge wieder auf. Noch so ein Schauspiel kommt für mich nicht in Frage, der abgeschlossene Behandlungsraum muss unbedingt fertig gestellt werden.

In der Nacht nach einer weiteren Bombenexplosion werden uns vier Verletzte gebracht, zwei Männer und zwei Jungen. Die Kinder haben durch Verbrennungen ganz verquollene Gesichter, überall sammeln sich in den Brandblasen Flüssigkeiten an; der eine Mann hat eine Verbrennung zweiten Grades. Die Erstversorgung bei diesen Patienten muss bei Laternenlicht und mit Hilfe von Taschenlampen vor sich gehen. Am nächsten Tag können wir sie zur stationären Behandlung nach Peschawar leiten.

Safi, ein Laborant aus Sadda, ist für eine Woche gekommen, um die Laboreinrichtung zu sichten und zu säubern. Salmei hilft ihm beim Aussortieren der verfallenen Lösungen, die sicher auch schon älter als zwölf Jahre und höchst gefährlich sind. Die ausrangierten Flaschen und Inhalte bringen die beiden mit dem Pick-up zur Stadtgrenze und vergraben sie an einem Ort, der ihnen geeignet scheint, um bei Menschen keine lebensgefährlichen Konsequenzen entstehen zu lassen; denn auf keinen Fall soll bei diesem Unterfangen Grundwasser verseucht werden. Beim Abendessen erzählt der Fahrer Asis Achmed strahlend, dass Mudschahidin diese Flaschen wieder ausgebuddelt und sie stolz in ihren Besitz gebracht hätten. Safi kann sich angesichts einer solch großen Dummheit kaum beruhigen. Asis Achmed und Sheikh müssen sofort aufbrechen und die Mudschahidin über die Gefährlichkeit ihres Tuns aufklären.

Währenddessen wird ein Mann mit einer zerfetzten Hand gebracht, er hat in ihr aus Versehen eine Granate explodieren lassen. Eine Amputation der Hand wäre jetzt angebracht, doch Dr. Dietrich, unser Chirurg, kommt erst nächste Woche wieder. Auch in diesem Fall können wir nur die Blutungen stillen und den Patienten am nächsten Morgen weiterleiten.

Fast ist die Nacht schon zu Ende, gerade wollen wir uns ein wenig zur Ruhe legen, als ein starker Luftangriff beginnt. Erschrocken halten wir inne. Alle fünfzehn Minuten werden direkt über der Stadt Bomben abgeworfen. Wir laufen nach der ersten Lähmung nach draußen und sehen dichte Rauchschwaden, genau dort, wo die Kommandatur steht. Wieder und wieder kreuzen Flugzeuge auf, das angstvolle Warten wird nahezu unerträglich. Jeder hat nur einen einzigen Gedanken: Wo wird die nächste Bombe einschlagen? Nach einem weiteren Treffer drücke ich mich an eine Seitenmauer, um mich vor Bombensplittern zu schützen. Die merkwürdigsten Bilder aus meiner Kindheit und meiner Zeit als junge Krankenschwester schwirren durch meinen Kopf wie kleine vorbeiflitzende Filme.

Nicht lange darauf wird ein junger Mudschahid eingeliefert, sein Bauch klafft weit auf. Wir bereiten so schnell wie möglich alles vor, um operieren zu können, als Logorai hineinkommt und nur ein Wort sagt: »Tot«. Der Mann ist gestorben. Man bittet uns, ihn zuzunähen, da man ihn zu seiner Familie bringen möchte. Sein Kopf wird auf grüne Zweige gebettet. Irangul und ich haben Mühe, die große Wunde zu verschließen.

»Was wir jetzt hier betreiben, ist Kriegschirurgie.« Irangul versucht zu begreifen, was da vor ihm liegt, durch welche Art Verletzung dieser tote Mensch so zerrissen wurde.

»Der OP-Tisch ist nicht gerade auf meiner Höhe.« Auch ich unterdrücke den aufkommenden Schrecken, in dem ich mich auf die praktischen Gegebenheiten konzentriere.

»Was haben die Menschen in Beirut alles aushalten müssen.« Es wird schon seinen Grund haben, warum Irangul gerade jetzt an frühere und weiter entfernt liegende Kriegsgrausamkeiten denkt. Wir beide knien neben dem Toten auf dem Boden und beeilen uns, fertig zu werden. Als Logorai und Mohamed Azym weiteres Instrumentarium auswickeln, bricht unvermittelt Ungeduld aus mir heraus: »Das ist nicht steril!«, pfeife ich die beiden an.

Während wir uns um den Toten kümmern, fliegen über uns wieder lautstark Bombenträger. Die darauf folgenden Detonationen erschüttern die Mauern unseres Hospitals. Unbeirrt sorgen wir uns um die zerfetzte rechte Hand des verstorbenen Kämpfers und befreien sie von herunterhängenden Teilen.

»Weshalb wurde die Hand auch getroffen?« Logorai möchte sich die Kampfsituation vorstellen.

»Vielleicht befand sie sich gerade in Bauchhöhe, als der Einschlag erfolgte.« Eine andere Erklärung habe ich nicht. Sorgfältig verbinde ich den Stumpf der Hand, um den Angehörigen den furchtbaren Anblick zu ersparen. Anschließend übergeben wir den Toten den draußen wartenden Mudschahidin. Ehrfurcht und Dankbarkeit erfassen mich, als ich beobachte, dass Mohammed Azym und Nurasan zu dem Toten auf den Pick-up klettern und ihm den letzten Dienst erweisen. Sie binden ihm das Kinn hoch, auch die Zehen werden zusammengewickelt.

Am Abend kann ich nicht lange in Gesellschaft bleiben, ich gehe vor die Tür und muss weinen. Für den Heldentod bin ich wohl doch nicht so gut geeignet. Mir fällt Logorais Bemerkung ein, die er vorhin beim Abendessen machte: »Ich habe auch Angst, wer keine Angst hat in einer solchen Situation, der ist eher dumm.« Die Äußerung tröstet mich. Bevor ich weiter über den Krieg ins Grübeln verfalle, reißt mich Mohammed Azym aus meinem Alleinsein: »Komm schnell! Ein Verletzter mit abgetrenntem Arm, ein weiterer Toter.« Es stellt sich heraus, dass an diesem Tag in Khost eine große Schura geplant war und achthundert Teilnehmer den Angriff auf Gardez besprechen wollten. Diese Nachricht musste dann doch ein Spion an Kabul weitergegeben haben. Der Luftangriff war eine Reaktion auf diesen Plan, deshalb sollte auch die Kommandantur vernichtet werden.

Am nächsten Tag übergibt mir unser Kommandant beim Betreten der Klinik eine besonders große und schöne Rose.

GEFANGENE

Gelam Jam ist die gefürchtetste Killertruppe, aber auch die bestausgebildetste Einheit in der Kabul-Armee. Sie kämpfen an vorderster Front, nehmen Mudschahidin gefangen und zwingen diese »Ascars« genannten Soldaten dann, gegen die eigenen Leute vorzugehen.

Früher wurden sämtliche Gefangene umgebracht. Inzwischen hat man herausgefunden, dass es nützlicher sei, sie für Arbeiten unterschiedlichster Art einzusetzen. Bei uns sind zwei Gefangene aus der Kabul-Truppe in der Küche beschäftigt, andere werden in Khost als Sortierer für erbeutetes Kriegsmaterial eingesetzt. Die zum Teil hochexplosiven Stoffe trennen sie nach den einzelnen Waffengattungen. Hier und da explodiert dabei eine Bombe und verursacht die schrecklichsten Handverletzungen.

An einem Freitag gebe ich unserer Mannschaft einen freien

Tag, damit sie sich erholen oder große Wäsche machen können. Für den Nachmittag planen wir einen gemeinsamen Ausflug. Doch kommt es ganz anders. Eiligst wird uns nach der schläfrigen Mittagspause ein Verwundeter gebracht. Wie üblich begleiten ihn mehrere Menschen, doch inzwischen darf nur eine nahe stehende Person mit dem Klinikpersonal im Operationssaal bleiben, die anderen werden vom Kommandanten sofort hinausgewiesen. Der Verletzte klammert sich an dem Mann fest, der wohl ein Freund von ihm ist. Eine Hand ist furchtbar zugerichtet, wieder einmal ist eine Granate vorzeitig explodiert. Die Qualen müssen immens sein, der Blutverlust ist hoch. Wir legen sofort eine Infusion mit einem starken Schmerzmittel an. Ich bin, nach einem kurzen Blick auf die zerfetzte Hand, damit beschäftigt, schnell einen Druckverband anzulegen. Der Mann soll nicht noch mehr Blut verlieren. Der Freund beruhigt ihn, hält ihn fest. Das Gesicht des Patienten schwillt zudem von einer Stichflamme an. Ich weise meine Leute an, sich um eine Ambulanz oder einen Pick-up zu kümmern, damit der Mann schnellstmöglich zur Behandlung nach Pakistan kommt.

»Operieren wir nicht hier?« Irangul traut sich alles zu.

»Nein.« Meine Antwort ist knapp. Nie habe ich freiwillig Eingriffe dieser Art vorgenommen. Ich kenne meine Grenzen und würde das nur im äußersten Notfall machen. Es ist besser, eine gute Schwester zu sein als ein schlechter Arzt.

»Ich kann ja den Knochen sägen.« Mir graust bei dem Gedanken, dass Irangul die Operation durchführen könnte.

»Nein.« Jetzt wird mein Ton langsam barsch. Irangul ist hingegen enttäuscht, dass ich seinen Tatendrang eindämmen will.

Noch immer taucht kein Fahrzeug auf. Ich weise erneut darauf hin, wie wichtig es für den Patienten ist, bald operiert zu werden. Während ich weiter warte, kommt mir ein Gedanke, ob auf dem OP-Tisch ein »Ascar« liegt, der für das Kabul-Regime kämpfen musste, dann wieder von den einst eigenen Leuten gefangen genommen wurde. So ist es dann auch.

»Wenn er ein Ascar ist, dann hat er ja überhaupt kein Geld, um in seiner Situation ein Auto mieten zu können!« Ich schaue mich fragend in der Runde um. Omardin, mein Koordinator, und die Sanitäter verhalten sich indifferent. Sie wollen sich nicht, so wird mir langsam bewusst, für einen solchen »minderwertigen« Verletzten, für einen verhassten Gefangenen mit den Mudschahidin anlegen. Ich werde wütend und fauche Omardin an, wenn er nicht sofort ein Auto besorgen würde, müsste unser eigener Pick-up den Transport übernehmen.

»Wir sind keine Ambulanz.« Omardin reagiert mit Trotz. Überhaupt will keiner etwas unternehmen. Mir bleibt nichts anderes übrig, als Safi zum Kommandanten zu schicken, unter dessen Aufsicht der Patient steht. Schließlich kommt ein Jeep.

Etliche Mudschahidin stürmen herbei, um den verletzten Mann zum Fahrzeug zu bringen. Naiv wie ich immer noch bin, denke ich, dass jetzt alles geregelt sei, und ich wiederhole meinen Dank nach allen Seiten. Noch begreife ich das erbärmliche Schauspiel nicht, das sich vor meinen Augen abspielt: Schreiend sitzt der verletzte Gefangene vor dem Jeep in der Hocke, mit Gewalt soll er in das Auto gezerrt werden. Doch der Patient will die Hand seines Freundes nicht loslassen. Als er endlich im Fahrzeug verstaut ist, braust der Jeep los. Aus dem Fenster wird ein Schlauch geschleudert, man hat dem Gefangenen die Infusion herausgerissen. Im Nachhinein werde ich den Gedanken nicht los, dass der Patient sich weigerte einzusteigen, aus Furcht, von den Mudschahidin getötet zu werden. Ich habe nie wieder etwas von dem Mann gehört. Es ist anzunehmen, dass der Gefangene erschossen wurde. So viel Aufhebens, so viel Ärger war den Mudschahidin der Mann nicht wert, zumal er mit der zerfetzten Hand nutzlos geworden war. So habe ich wahrscheinlich in meinem Eifer, das Beste für den Menschen zu tun, ihn wohl eher dem Tod zugeführt.

An einen Ausflug mochte ich nicht mehr denken.

KLINIKALLTAG

In der ersten Zeit behandeln wir nur Mudschahidin. Der Krankenhauspförtner stapelt auf seinen Armen die Kalaschnikows, da die Waffen nicht mit in die Behandlungsräume genommen werden dürfen. Von diesen entledigt, sehen die Krieger geradezu erbärmlich aus.

Nach einem Monat kommen häufig Menschen zu uns, die Malaria haben. Khost ist eine Brutstätte von Anophelesmücken, jenen Insekten, die die Krankheit übertragen. Da die Wasserqualität in dieser Region sehr schlecht ist, leiden auch viele unter Durchfallerscheinungen. Kouchies gehören auch zu unseren Patienten, weil diese Nomaden in den vom Krieg verlassenen Bauten nach Brauchbarem suchen und so manch explodierende Granate in die Hände bekommen.

Trotz der vielen Arbeit suchen wir einen strategisch günstigen Platz, wohin das Krankenhaus im Notfall evakuiert werden kann. Der Ausweichort, den wir finden, liegt zehn Kilometer außerhalb von Khost an einer Hauptstraße. Weit und breit ist kein Bombenkrater zu sehen, bislang scheint dieser Landstrich nicht unter Beschuss geraten zu sein. Aber ist er wirklich sicher? Wer kann das beantworten? Wasser gibt es auch; ich hatte an sauberes, fließendes Wasser gedacht, sehe aber nur einen malariaverseuchten Tümpel. Jedenfalls wollen wir dieses kleine Anwesen reinigen und für den Ernstfall ausstatten.

Weiter geht es auch mit den Aufräumarbeiten im Kellergeschoss der Klinik. Um die Berge an Dreck möglichst bald abzutragen, werden erstaunliche Reserven mobilisiert. Omardin bringt es sogar fertig, dass Mudschahidin mithelfen und wir von ihnen vier Gefangene zugeteilt bekommen, die den Abfall auf einen Truck schleppen. Mit den unzähligen Müllladungen füllen wir viele Bombenkrater außerhalb der Stadt.

Alle von uns haben eine Schmutzallergie entwickelt. Den Kopf wickeln wir beim Arbeiten in Lagenmull ein, sodass nur die Augen frei bleiben. Diese wiederum umranden wir mit schwarzem Kajal – die kohlehaltige Farbe ist traditionell im Orient Schmuck und Schutz zugleich. Einzig ein Bad, bestehend aus zwei kleinen Thermoskannen mit Wasser, vermindern meine ekligen Staubschichten.

Eines Mittags kommt ein Kurier mit einem Brief von Max aus Peschawar. Darin werde ich angewiesen, mich unverzüglich auf den Weg nach Chak-e-Wardak zu machen, um dort weiter am Hospitalaufbau mitzuwirken. Sein Ton in diesem Schreiben gleicht einem Feldmarschall. Wenn Max aus Sorge um mich zu diesem Aufbruch drängt, so muss er dies nicht in Form eines Befehls anordnen, der mir keine Entscheidungsfreiheit mehr einräumt.

Verärgert darüber, gebe ich nicht eher Ruhe, bis auch in der letzten Ecke Ordnung herrscht. Ich will die Aufgabe, die ich mir selbst gestellt habe, unbedingt zu Ende führen. Verbissen schaufeln sogar die Fahrer den Müll auf die Tragen. Auch sie wollen nicht eher abfahren, bis alles fertig ist. Müde, aber zufrieden erreichen wir gemeinsam unser Ziel. Am nächsten Morgen rufe ich zur letzten Dienstbesprechung. So traurig der Abschied ist, so froh bin ich auch, zu einem friedlicheren Aufenthaltsort zu gelangen. Die letzten Nächte haben mich nervlich doch reichlich strapaziert. »Khost ist ein guter Ort, nur manchmal wird er bombardiert«, flüstert mir Logorai beim Abschied zu.

Die lang gezogene Flussoase in der kargen Hügellandschaft des Chak-Distrikts begeistert mich immer wieder. Es gibt alte Apfelbäume, viele Aprikosenbäume und noch mehr Maulbeerbäume. Es werden Gurken, Tomaten und Zwiebeln für den Eigenbedarf angebaut, die Felder sind bestellt mit Reis, Kartoffeln und Gerste, aus der das Fladenbrot gemacht wird. Sind Obst und Gemüse reif, kann man sich daran satt essen. Außerhalb der Saison gibt es nichts, da der Handel, bedingt durch den Krieg, nahezu lahm gelegt ist. Die Kornfelder sind mit Mohn und Kornblumen durchzogen, dazwischen liegen saftige Grünflächen. Auf der einzigen Hauptstraße bieten Händler ihre Waren feil, Esel ziehen schwer beladene Holzkarren, ab und zu bleibt einer stehen und mistet ab, was das Interesse der zahlreichen Kinder findet. Eine Frau in einer farbigen Burka reitet auf einem Maultier und hält dabei ein Kind in den Armen, der Ehemann oder ein männlicher Verwandter schreitet in einem angemessenen Abstand hinterdrein und gibt dem Tier die Richtung an. Immerhin sitzt die Frau und der Mann geht hinterher – die Szenerie wirkt wie ein Bild aus der Bibel, festgefroren zwischen Gestern und Heute.

Das Heute, die Moderne, repräsentiert ein hellroter Toyota, der langsam an dem Treiben vorbeifährt. Männerpaare entschwinden in der Ferne, alleine trifft man fast niemanden an, wenn große Strecken zurückgelegt werden sollen. Schon aus Sicherheitsgründen gehen die Menschen immer in Gruppen. Viele von ihnen sind bewaffnet. Die Lastwagen sind mit Eisenketten und Metallrohren ausgestattet, die ungeheuren Lärm verursachen. Pick-ups, in denen, bedingt durch die schlechten Straßenverhältnisse, schwer bewaffnete Mudschahidin auf- und nieder schaukeln, verschwinden am Horizont, nur riesige Staubwolken bleiben zurück. Kinder treiben zwei oder drei Kühe vor sich her oder führen Ziegen und Schafe zu guten Weideplätzen.

Im Sommer ist es in Chak tagsüber heiß und trocken, nachts angenehm kühl. Die Winter sind klirrend kalt, Schnee versperrt den Zugang in das Tal. Wer dennoch aus dem eingeschlossenen Dasein ausbrechen muss, kann dies nur mit einem langen Fußmarsch von mehreren Tagen über die kargen Hügel erreichen. Ständige Begleiter sind dabei die Wölfe, die nachts in großes Geheul ausbrechen. Wer kein passendes Schuhwerk hat, muss mit Erfrierungen an den Füßen rechnen.

Die Menschen in dieser Gegend gelten als freundlich, aufgeschlossen und auch relativ gebildet. Mädchenschulen hat es allerdings auch hier nicht gegeben. Vor dem Krieg ermöglichte die Nähe Kabuls einigen Mädchen die Schulbildung, und viele Wardakis – Chak liegt in der Provinz Wardak – konnten dort eine Schule oder Universität besuchen. Das alles ist seit mehr als fünfzehn Jahren vorbei. Nur einige wenige können das College in Peschawar besuchen, ein Studium ist so gut wie unmöglich. Die pakistanischen Universitäten sind den Afghanen größtenteils verschlossen. So herrscht hier ein großer Mangel an Fachkräften.

Seit unserem letzten Aufenthalt im Wasserwerk sind Staudamm und Kanäle noch mehr verschlammt. Nichts, aber auch gar nichts wurde zu ihrer Säuberung oder Instandhaltung unternommen. Doch Krebse und Frösche fühlen sich wohl in diesem Morast, auch die kleinen, grätigen Fische schwimmen wie immer umher und werden unseren Speiseplan bereichern. Zum Glück sind in der Zwischenzeit keine Bomben auf das grundsolide gebaute Kraftwerk abgeworfen worden.

Noch zu Zeiten unseres mobilen Einsatzes wurde erörtert, ob Chak-e-Wardak nicht ein ausgezeichneter Platz für ein Hospital sei, da dieses Gebiet über ausreichend Wasser und durch das Kraftwerk auch über Elektrizität verfüge. Die Schura stimmte dem Projekt zu und ließ die vorgesehene Stelle roden, sogar Äpfel tragende Bäume wurden ausgegraben – im Brauchtum der Afghanen ist es eine Sünde, Obstbäume zu fällen.

Ich habe nun den Auftrag, zusammen mit den dort im Einsatz tätigen Ärzten einen Plan für ein grundlegend neues Spital zu entwerfen. Es existiert ein Vorschlag, den wir aber gemeinsam verwerfen, da er uns wenig durchdacht erscheint. Zwei afghanischen Ärzten versuche ich meine Vorstellungen von einem gut funktionierenden Krankenhaus zu vermitteln. Wir sitzen dabei an einem Gurkenbeet, eine besonders schöne Spätsommer-Rose liegt zwischen uns; es gibt kein Reißbrett, kein Konferenzzimmer. Unser eifriges Planen steckt an, der Funke springt über und nach kurzer Zeit fangen alle Mitarbeiter an, Konstruktionen zu zeichnen. Schließlich kommt dabei etwas zustande, das auch die praktische Seite eines Krankenhauses berücksichtigt, wie beispielsweise einen Umkleideraum für den OP-Bereich. Aufgrund unserer Einsatzerfahrungen ist uns bewusst, dass das neue Gebäude von allen Seiten großzügigen Tageslichteinfall braucht, damit wir weitestgehend unabhängig von Elektrizität sind. Entscheidend ist auch der separate Frauentrakt mit eigenem Eingang und speziellen Waschplätzen.

Nach dem Abendessen begebe ich mich auf meinen Lieblingsplatz am Bach und hänge meinen Gedanken nach. Die Sterne funkeln als beruhigende Pole am Himmel. Einige Afghanen gesellen sich hinzu, um ihr Abendgebet zu verrichten. Ayup, ein Sanitäter, bringt Tee, ich fühle mich in dieser Runde gut aufgehoben. Ein gut aussehender, kräftiger junger Mann klettert plötzlich in den Apfelbaum und füllt seinen Patu mit dem roten Kernobst. Schöner können wir den Abschluss des Krankenhausplanes nicht feiern.

NACH DEM RECHTEN SCHAUEN

Immer wieder stelle ich fest, dass die Bedeutung und auch die Abhängigkeit von einer afghanischen Persönlichkeit seitens der Deutschen unterschätzt wird. Ohne Beziehungen zu einflussreichen Menschen ist man in einem Land wie Afghanistan verloren oder zumindest erfolglos.

Der afghanische Direktor unserer Hilfsorganisation in

Peschawar stammt beispielsweise aus einer alten, angesehenen Familie. Sein Vater spielte zu Zeiten des Königs politisch in Kabul eine bedeutende Rolle. Die Kontakte dieser Familie überziehen viele Provinzen Afghanistans wie ein Netz. Stellt man sich gegen ein Mitglied dieses Familienclans, so wird jegliche Verbindung gelöst, die Konsequenzen kann man sich dann nach jeweiliger Sachlage ausmalen. Jener afghanische Direktor ist für das gesamte afghanische Personal bei allen Hilfseinsätzen zuständig, aber auch für die Organisation der Reisen und für die Aufenthalte der Ausländer in Afghanistan.

Zwischen dem afghanischen Direktor und der deutschen Direktion kommt es jedoch zum Bruch. Der Grund: Der deutsche Direktor arbeitete nicht nur im Alleingang, sondern auch noch gegen seinen afghanischen Partner. Er verfolgte dabei leider seine ganz persönlichen Interessen. So vergab er den Bauauftrag für das Hospital in Chak-e-Wardak an den jungen Afghanen Rahmat Gul, der ihm sehr verbunden war. Dieser hatte bei Ausbruch des sowjetisch-afghanischen Krieges die Schule verlassen und war als Vierzehnjähriger bei den Mudschahidin als Spion eingesetzt worden. Im Selbststudium hatte er sich ein ausgezeichnetes Englisch beigebracht; mit dieser Fähigkeit gelangte er zum Hilfskomitee und wurde schließlich der Vertrauensmann des deutschen Direktors. Mit negativen Folgen: Rahmat Gul wurde in seinem Wesen immer überheblicher. Und vergaß dabei, dass er sich seinem afghanischen Vorgesetzten, und damit auch der afghanischen Seite, langfristig gesehen loyal hätte verhalten sollen.

Es sickerte nämlich durch, dass bei dem Hospitalbau in Chak nicht alles rechtmäßig zugegangen war. Die zuständigen Kommandanten wunderten sich, dass kein Architekt zu Rate gezogen wurde. Über Wasserleitungen und die Elektrizitätsversorgung machte man sich auch Gedanken. Zudem beschäftigte man Arbeiter, die aus dem Clan des jungen Bauleiters kamen und nicht, wie ausgemacht, aus der Umgebung. Die eingekauften Materialien waren von schlechter Qualität, wurden aber als sehr teuer ausgezeichnet. Als Höhepunkt seiner Gerissenheit wollte Rahmat Gul den afghanischen Direktor ausschalten. Wer konnte das von Deutschland aus kontrollieren?

Peschawar ist weit, Chak noch weiter, im nahenden Winter wird eine Kontrolle sowieso unmöglich sein.

Doch die Rechnung ging nicht auf. Rahmat Gul hatte die Macht des afghanischen Leiters unterschätzt. Dieser forderte sämtliche Kommandanten auf, das Krankenhaus zu boykottieren. So kam das ganze Vorhaben zum Stillstand. Rahmat Gul wurde fristlos entlassen, und alle anderen Komitees bekamen eine schriftliche Mitteilung darüber und die Aufforderung, ihn nicht zu beschäftigen.

Das alles hatte sich ein Jahr vor meinem Eintreffen in Chak abgespielt. Mir wird jetzt auch langsam klar, warum ich hier nach dem Rechten schauen soll: Allein mit den gerade noch fertig gestellten Grundmauern lässt sich kein Hospital betreiben. Aber wir sind ja mit Feuereifer dabei, einen neuen Anfang zu wagen. Ich lasse Yarmohamad kommen, der einer meiner ersten Auszubildenden im Medical Training Center in Sadda war. Yarmohamad, der vor dem Krieg die Militärakademie besucht hatte, fiel durch sein großes Verantwortungsbewusstsein auf. Alle anderen Schüler im Kurs akzeptierten ihn sofort als Führer. Hier in Chak soll er alle administrativen Vorgänge kontrollieren und schauen, dass die veränderten Baupläne auch realisiert werden. Weil wir weniger Geld als gehofft bekommen, besteht die Notwendigkeit, bei der weiteren Ausführung ein Gebäude zu streichen. Mit der Folge, dass wir einige Räumlichkeiten funktionell umgestalten müssen.

Parallel zu den baulichen Planungen und Ausführungen machen wir uns Gedanken um die Fachkräfte, die in diesem Hospital gebraucht werden. Natürlich möchte ich Sheikh wieder an meiner Seite haben. Er bringt Tajmohamad mit, der bei seiner Familie in Chak lebt, und weiht ihn in die Geheimnisse der Aufbewahrung von Medikamenten ein. Tajmohamad ist ein grobknochiger, hoch aufgeschossener Mann, der unter erheblichem Schielen leidet. Seine Augen müssen regelrecht einen Anlauf nehmen, um dann ein Gegenüber fixieren zu können. Manchmal ist das für ihn so anstrengend, dass er beim Reden nach Worten sucht oder ganz einfach welche überschlägt. Dieser Mann kann, wenn es darauf ankommt, roboterhaft alles beiseite schieben und den Weg frei kämpfen. So wurde er sehr häufig während des sowjetischen Krieges nach Peschawar geschickt, um Geld nach Afghanistan in die verschiedenen Komitee-Kliniken zu transportieren. Später war er als Waffentransportbegleiter mit der Kalaschnikow häufig unterwegs. Bei einem solchen Einsatz beschossen Regierungsposten den Mudschahidin-Transporter in der Nähe von Ghazni. Tajmohamad trug eine Schussverletzung davon, die sich zu einer nicht heilenden Fistel entwickelte. Nun kann er bei uns im Spital einen weniger nervenaufreibenden Job ausführen.

Neu bei uns im Team ist auch Selim. Um ihn von all den anderen Selims zu unterscheiden, nennen wir ihn nur den »Röntgen«-Selim, da er eine Ausbildung zur Röntgenfachkraft in Peschawar gemacht hatte. Als ich in Chak erzähle, »Röntgen«-Selim sei damals der Beste in seinem Kurs gewesen, wird gutmütig gespöttelt. Wie soll das angehen, wo doch seine Augen verschiedene Richtungen einschlagen würden! »Röntgen«-Selim, das muss man wissen, ist der Bruder von Tajmohamad und schielt fast genauso schlimm wie dieser. Die Auswertung der Röntgenbilder, gebe ich zu verstehen, erledigen ja die Ärzte.

Seb Noor lernte ich vor zwei Jahren in Sadda als Sanitätsschüler kennen. Er fiel durch seine penible Art auf. Blank geputzte Schuhe waren für ihn besonders wichtig. Jetzt kommen gebügelte und blütenweiße Kittel hinzu, um beim Barte des Propheten seine Würde und Ernsthaftigkeit zu unterstreichen. Seit einem Jahr führt er ein Flüchtlingsdasein, da sein Dorf im Distrikt Maidan – nicht mehr als vierzig Kilometer von uns entfernt – von Mitläufern des Kabul-Regimes besetzt wird. Innerhalb von zwei Minuten musste die gesamte Familie, erzählt Seb Noor, ihr Haus und Geschäft im Stich lassen! Sie konnten nichts mitnehmen. Jetzt wohnen die fünfunddreißig Clanmitglieder in Chak auf engstem Raum, einige schlafen auf dem Dach. Das Gehalt von Seb Noor muss für alle reichen. Kein Wunder, dass er bei all dem Gejammer der Familie hin und wieder sein Haupt melancholisch wiegt.

Seb Noor kommt besonders gut mit »Anästhesie«-Selim aus, den wir so rufen, um ihn nicht mit dem »Röntgen«-Selim zu verwechseln. Dieser kleine, junge Mann entwickelt sich in seinen riesigen Trekkingschuhen zu imaginärer Größe. Auch er trägt seinen Anteil am Kriegsschicksal. Der Vater von »Anästhesie«-Selim sitzt seit elf Jahren als politischer Häftling in Kabul. Vielleicht lebt er auch gar nicht mehr! Die Folterungen und psychischen Qualen können ihn längst umgebracht haben. Jedenfalls erhielt die Familie in all diesen Jahren keine Nachrichten von dem Vater. Selims sehr junge Frau leidet seit der Geburt ihres ersten Kindes unter Epilepsie. Gestern gestand er mir traurig, dass sie jetzt zwei Anfälle pro Tag hätte, manchmal auch nachts, ausgelöst durch die Salven der Kalaschnikows, da ein Mudschahidin-Zentrum in der Nähe ihres Haus liegt. Leider habe er keine älteren Verwandten, die seine Frau nach Kabul begleiten könnten, um dort eine entsprechende Klinik aufzusuchen. Seine Brüder, wie er selbst auch, seien zu jung, um durch die Regierungsposten zu kommen. Unweigerlich würde man sie rekrutieren, zumal sie durch den Vater nicht ganz unbekannt sind.

Dr. Gulap ist ein afghanischer Arzt, der schon vor meiner Ankunft in Chak Patienten behandelte. Der Internist ist mit allen Vorzügen und Nachteilen eines gebildeten Muselmanen ausgestattet. Dichtes schwarzes Haar und ein Bart, der nie gestutzt wird, gehören genauso zu seiner Ausstrahlung wie seine sonnigen Augen. Den Mann ergreift manchmal tiefe Resignation, dann wieder spannt sich sein Körper zu etwas Raubtierhaftem, wenn er nicht wahrhaben will, dass seine medizinischen Fähigkeiten an Grenzen kommen, er ohnmächtig das Sterben eines Menschen hinnehmen muss. Seine anfängliche Ignoranz und Arroganz mir gegenüber haben sich weitgehend gelegt, Natürlichkeit und Aufmerksamkeit sind an deren Stelle getreten. Seine grundsätzliche Einstellung zur Frau ist aber nach wie vor geprägt durch den islamischen Fundamentalismus. Ich konnte ihn nur durch meine Fachkenntnisse und meinen Einsatz gewinnen.

Ein Mann von besonderer Ausstrahlung ist Ingenieur Mahmood Khorram. Stets ist er modisch gekleidet, was heißt, dass Weste und Patu farblich von ihm auf die übrige Kleidung abgestimmt werden. Nur zu gern sieht sich Ingenieur Mahmood in der Rolle des Mannes von Welt. So macht er gewandt die Honneurs und weiß über jeden und alles Bescheid. Manchmal ist er zu sehr damit beschäftigt, sich in den Mittelpunkt zu stellen, sodass hin und wieder ein leichter Anstoß notwendig ist, um ihn zu seiner eigentlichen Arbeit zurückzuführen. Er hatte vor dem Krieg die Chance, in Bulgarien den Beruf des Elektrikers zu erlernen. In Afghanistan wird er folglich »Ingenieur« genannt. Während seiner Bulgarien-Zeit war er auch in Moskau und spricht seitdem ein verständliches Englisch. Ingenieur Mahmood wohnt momentan mit seiner Familie in Peschawar, ist aber dabei, in seine alte Wohnburg mit stolzen Türmen, nicht weit von Chak entfernt, zurück zu ziehen. In den Zeiten vor den Kriegen muss er so etwas wie ein Landedelmann gewesen sein, mit vielen Pferden und ertragreichen Plantagen.

Dann gibt es noch den Laboranten Fazil Elahi, der in Peschawar ausgebildet wurde. Fazil ist drahtig, jung, voller Tatendrang und hochintelligent. Die latente Unterforderung macht ihn sprunghaft. Aber der neuen Generation Afghanistans sind beim beruflichen Weiterkommen Grenzen gesetzt. Sein Vater war Pilot bei der Luftwaffe. Er beendete bei Ausbruch des Krieges seine Laufbahn, als das kommunistische System die Macht übernahm.

So wie er ist, ist auch seine Küche: Das einzig Saubere an Azef sind seine klaren Augen. An dem einen Tag gibt es Linsen mit Reis und am nächsten Tag Reis mit Linsen. Die einzige Abwechslung besteht darin, dass das Dal, so wird das Linsengericht genannt, mal angebrannt ist, mal nicht weich gekocht! Azef ist aber ansonsten ein gutmütiger, hilfsbereiter Mann. Ich habe seine ganze Sympathie und kann ihn jederzeit um Tee oder warmes Wasser bitten.

Für einen Ambulanzbetrieb reicht das Personal, für einen brach liegenden Krankenhausbetrieb muss es noch aufgestockt werden. Facharbeiter sind jedoch rar. So haben wir den einzigen Installateur von Wardak gewinnen können, der das gesamte Wasserleitungssystem in Gang setzt. Der Mann ist zwar schon alt, aber ihm zur Seite steht ein jüngerer, der in diese Arbeit hineinwächst, um später die Wartung und die Reparaturen der Leitungen übernehmen zu können. Andere Bauarbeiter müssen wir aus Kabul holen. Sie sind nur deshalb in

Chak gelitten, weil man sie unbedingt braucht und keine eigenen Leute mit den von uns gewünschten Spezialfähigkeiten vorhanden sind. Sie werden als Kommunisten betrachtet, bewegen sich somit bei den Mudschahidin in Feindesland. Diese Arbeiter nehmen die Gefahren und Schwierigkeiten nur deshalb auf sich, weil sie in Kabul keine Verdienstmöglichkeiten mehr finden.

GEFÄHRLICHES KABUL

Wie schwierig es ist, überhaupt etwas zu bekommen! Der Bazar in Chak ist sehr klein, die Möglichkeiten des Handelns sind sehr eingeschränkt, da die Nachschubwege wegen der Bombardierungen verschlossen sind. Lkws fahren nur unregelmäßig und immer ungeplant. Je nach Straßen- und Kriegslage werden die Routen kurzfristig bestimmt oder auch geändert. Zwischen dem von Mudschahidin kontrollierten Land und Kabul sind Transporte mit Materialien oder Waren besonders riskant – im Bereich Hauptstadtzone formieren sich immer wieder neue Fronten.

Yarmohamad, unser Administrator, aber will uns überzeugen, dass Holz und andere notwendige Dinge in Kabul am preisgünstigsten zu kaufen sind. Da wir keine anderen Möglichkeiten haben, steht also eine Einkaufstour nach Kabul an. Sorbe, ein ehemaliger Offizier, übernimmt die Aufgabe der Besorgung. Da sein Bruder in Kabul lebt, kann er dort wohnen und durch ihn auch schneller an die gewünschten Materialien herankommen. Über alle Aufträge wird eine Liste erstellt. Fazil Elahi, unser Laborant, braucht einen besonderen Anschluss, der in Kabul an den Deckel eines Druckkochtopfes angeschweißt werden muss. Mit diesem Topf will er dann Wasser destillieren. Der Schreiner misst aus, was er an

Holz braucht. Neben Sorbe soll auch der Installateur mitreisen, da Unklarheiten über den Durchmesser der Wasserrohre bestehen. Er muss das Problem mit einem Fachkollegen abklären und dann entsprechende Rohre und Verbindungsstücke einkaufen.

Es können zur Zeit nur ältere Menschen nach Kabul reisen, vergleichbar mit den Bestimmungen der früheren DDR, wo auch nur Rentner in den Westen entlassen wurden. Nur besteht hier der Unterschied, dass die jungen Menschen, wenn sie die Stadtgrenze durchqueren, nicht erschossen, sondern zum Schießen gezwungen werden. Nun, unsere beiden Alten ziehen in frisch gewaschener Kleidung und neu geschlungenem Turban nach dem Gebet im Morgengrauen los, ausgestattet mit unseren guten Wünschen. Sie steigen in einen Bus, der sie zu einer anderen Haltestelle bringt, wo sie, um nach Kabul zu kommen, umsteigen müssen. Bislang wissen sie noch nicht, wo das sein wird, weil Kampfhandlungen immer wieder die Reisestrecke verändern. Seit zwei Monaten ist der direkte Weg nach Kabul über Sheikhabad geschlossen, da die Route ständig unter Beschuss liegt. Jetzt gibt es nur den Umweg über die Provinz Logar. So ein Unternehmen dauert mindestens sechs Tage. In dieser Zeit ruht die Arbeit, da man ohne einige dieser wichtigen Teile aus Kabul nicht weiterkommt.

Plötzlich, an einem Spätnachmittag, hören wir, der Bus aus Kabul sei da! Wir laufen alle hin, um unsere beiden Einkäufer zu begrüßen. Doch bringen sie keine guten Nachrichten. Wir leiden mit ihnen, als sie erzählen, was ihnen zugestoßen ist.

»Wir waren schon länger als einen Tag unterwegs, als an den Posten des Kabul-Regimes die Menschen aus dem Mudschahidin-Land schlecht behandelt wurden.« Sorbe steht der Schrecken noch immer im Gesicht geschrieben. »Wir wurden gedemütigt und man schlug sogar auf uns ein.«

»Unverschämte Grenzposten haben den Reisenden das Geld aus der Tasche gezogen oder nahmen ihnen die Uhr ab.« Auch der Installateur kann seine Erlebnisse noch gar nicht richtig glauben. »Einem Mann haben sie seine gesamten Handelsgüter weggenommen, eine Nähmaschine und die dazugehörigen Garne.«

»Wir alle waren diesen Behandlungen völlig wehrlos ausgeliefert.«

»Es war uns auch nicht möglich, einen Lastwagen aufzutreiben, deshalb mussten wir auch mit dem normalen Passagierbus zurückfahren.«

»So konnten wir auch keine größere Menge an Holz und Rohren mitführen, nur so viel, wie wir auf dem Gepäckdach des Busses verstauen konnten, ohne aufzufallen.«

Die Berichte der beiden alten Menschen stimmen uns sehr traurig.

Während abgeladen wird, benützen einige Mitreisende die Gelegenheit, sich die Beine zu vertreten, oder sich am Wegesrand ein wenig auszuruhen. Ich sehe viele alte, eisgraubärtige Männer. Einige Frauen schauen mich an, ich fühle ihren Blick hinter dem Gitter ihrer Burka, kann aber nicht erkennen, wie alt sie sind. Verhüllt unter der Burka dürfen auch jüngere Frauen nach Kabul reisen. Dann entdecke ich eine Afghanin, die ihr Kind schnell am Straßenrand abhält und dabei kurz den Schleier in die abgewandte Richtung lüftet. Ihr noch junges Gesicht sieht mich fragend an.

Wir streicheln ehrfürchtig über die zugeschnittenen Holzstangen und betrachten liebevoll die Wasserrohre. Alles wird zu einer großen Kostbarkeit, wenn man mitbekommt, unter welchen Strapazen diese Materialien erworben wurden. Die beiden alten Männer schütteln nur missbilligend den Kopf, um auszudrücken, wie wenig sie erreicht haben. Ihre Augen leuchten erst glücklich und stolz auf, als ich ihnen für ihre Mühe danke, dass sie überhaupt dieses Wagnis auf sich genommen haben.

Bezahlt haben die beiden Einkäufer die Ware mit Geld, das ich mir leihen musste. Wer hat schon Geld? Hier jedenfalls ist es so knapp, so sehr Mangelware, dass die Leute oft monatelang geduldig darauf warten. Da es keine Banküberweisungen gibt, kann immer nur unregelmäßig ausgezahlt werden – wenn ein Geldkurier kommt.

Yarmohamad war schon vor drei Wochen nach Peschawar gereist, um wieder Nachschub in Form von Geld zu holen. Er machte sich mit einem Begleiter auf den Weg, da es allein zu gefährlich ist. Sie sollen pakistanische Rupies mitbringen, da

der Afghani, die hiesige Währungseinheit, einer galoppieren-
den Inflation unterliegt. Yarmohamads Rückkehr ist aber
schon lange überfällig! Er wollte ursprünglich innerhalb von
zwei Wochen zurück sein. Jetzt, nach den Erlebnissen der beiden Alten, fange ich an, mir Sorgen zu machen. Sicher gab es
unterwegs wieder Schwierigkeiten. Doch am selben Abend
kommen auch Yarmohamad und sein Begleiter wieder. Es hat
etwas länger gedauert, die ausgezahlten Afghani auf dem
Schwarzmarkt gegen pakistanische Rupies zu tauschen. Keiner reißt sich um eine schwache Währung. Jedenfalls sind die
Kassen wieder gefüllt, wir müssen nicht mehr auf Pump leben.

EIN FELDLAZARETT AUS DEN USA

Stolz können wir sagen, dass das Chak-Hospital in Hand- und
Maßarbeit gebaut wird! Weil wir kaum Strom haben, können
wir auch keine Maschinen einsetzen. Es gibt keine Zement-
mischmaschine, jeder Stein wird mit der Hand behauen und
einzeln aufeinandergefügt. Jedes Fenster, jede Tür wird vom
Schreiner gefertigt. Jeder Tisch und jeder Schrank ist nach unseren Vorstellungen gebaut, man kann fast sagen modelliert worden.

Bei der Ausstattung des Hospitals hilft uns eine Spende aus
den USA: ein in große Kisten verpacktes Feldhospital, das vor
fünfundzwanzig Jahren aufgelöst worden war. Beim Auspacken kommen mehrere Feldbetten zum Vorschein, sie sind fast
alle noch zu gebrauchen. Aus einem alten Gestell, das nicht
mehr zu flicken ist, basteln wir Sitzgelegenheiten für warten-
de Patienten, aus einigen anderen, deren Bespannung brüchig
geworden war, funktionieren wir die massiven Metallgestelle
übereinander gestapelt zu soliden Regalgerüsten um. Der
Schreiner kleidet die Innenseiten mit Holz aus, für Dach und

Boden des Regals werden übrig gebliebene Metallplatten verwendet. Wir freuen uns alle über diese formschönen Regale für unsere Apotheke. Das Feldlazarett aus den USA war in massiven Holzkisten der Armee verstaut. Ich bitte den Schreiner, die geräumigen grünen Behältnisse in eine Regalwand für unser Lager umzuarbeiten. Es sind so viele, dass wir einen Saal komplett mit Regalen ausstatten können, noch dazu sieht es geradezu professionell aus. Immerhin können wir sagen, dass jeder Raum liebevoll und ganz persönlich gestaltet wird.

In einer Kiste befinden sich ärmellose Kasacks aus reiner Baumwolle mit einem kleinen Ausschnitt. Wer soll so etwas anziehen? Islamische Frauen auf jeden Fall nicht. Doch habe ich spontan eine andere Idee: sie könnten prima Schlitztücher beim Operieren abgeben. Dazu brauchen wir nur die Seitennähte auftrennen, die Kopföffnung in der Mitte ergibt dann den Schlitz, um das freie Feld für die Schnittführung zu haben. Der Gedanke wird sofort in die Tat umgesetzt.

Aus einigen dieser Kasacks lasse ich viereckige Tücher doppelt nähen. In diese können wir Instrumentensets einwickeln, um sie darin zu sterilisieren. Jeden Tag gibt es etwas Neues, das von uns erdacht und je nach Begabung gefertigt wird. Wir wachsen alle zusammen, nach und nach entsteht »unser Krankenhaus«.

VORZEICHEN DES KRIEGES

Sicher ist man inzwischen vor dem Krieg in Afghanistan nirgends mehr. In den letzten Sommermonaten ist die Front gefährlich näher gerückt, jetzt im Herbst ist sie nur noch fünfunddreißig Kilometer entfernt. Am schwersten werden die Distrikte Maidan und Jaghatu getroffen. Hier liegen große Mudschahidin-Zentren. Die Mudschahidin haben für die erste Hilfe eigene ausgebildete Sanitäter. Trotzdem wird es zur Gewohnheit, dass im wöchentlichen Rhythmus zwei von unseren Sanitätern an die Front geschickt werden. Nun stelle ich diesen Dienst ein, weil wir selber nicht ausreichend Personal haben. Außerdem können die Mudschahidin ihre Verletzten zu uns bringen; es steht auch eine Ambulanz des Roten Kreuzes und des Roten Halbmondes der Araber zur Verfügung, die den Transport nach Peschawar übernehmen.

Jede im Kampf befindliche Partei muss für den Abtransport ihrer Verletzten und Toten sorgen. Das klappt auch, doch nach unseren Ansprüchen werden die Verwundeten völlig unzureichend versorgt. Oft liegen sie einfach auf der offenen Ladefläche des Pick-ups, werden ohne schmerzlindernde Medikamente über lange und unwegsame Strecken transportiert. Dennoch will ich meine Sanitäter nicht zum Fronteinsatz schicken. Ich brauche sie dringend hier in Chak. Immer wieder hoffe ich, dass der unsinnige Krieg bald beendet sein wird.

Doch alles kommt noch schlimmer. Nach einem islamischen Wochenende, also an einem Samstagmorgen, kommt der Laborant Fazil Elahi völlig verstört und verspätet zum Dienst. Hastig bricht es aus ihm heraus: Sein Dorf sei die letzten Tage heftig bombardiert worden, es hat auch Tote gegeben. Als er helfen wollte, sei er durch die Druckwelle einer Detonation in den Graben geschleudert worden. Er verlor das Bewusstsein, wie lange könne er nicht mehr sagen. Später habe er dann mit seinem Fahrrad Verwundete zu einer Ambulanz gebracht, wo sie versorgt werden konnten.

Auch Ingenieur Mahmood war am Mittwoch für ein längeres Wochenende nach Hause gefahren. Heute, am Samstag, will auch er wieder zurück sein, da Yarmohamad dann wieder einmal nach Peschawar reisen muss, um Geld zu holen. Der Ingenieur soll Yarmohamad vertreten und die Arbeiter beaufsichtigen. Doch Ingenieur Mahmood kommt nicht. Auch am nächsten Tag ist er immer noch nicht erschienen. Unsere Ungeduld steigert sich, da Yarmohamad nicht weg kann!

Nach zwei Wochen ist uns allen klar, dass beim Ingenieur etwas passiert sein muss, denn ohne zwingende Gründe würde er nicht so lange wegbleiben. Da er weiter weg wohnt, versuchen Dr. Gulap und ich ein Motorrad aufzutreiben, um den Ingenieur aufzusuchen. Vielleicht braucht er ja Hilfe. Doch wir finden keine Fahrgelegenheit. Zu Fuß würden wir drei Tage brauchen. Inzwischen häufen sich die Schreckensmeldungen. Jaghatu und Ghazni, wo der Ingenieur seine Familie hat, werden täglich bombardiert. So bleibt die Sorge, viele schreckliche Bilder lassen sich nicht aus unseren Köpfen vertreiben. Nach drei Wochen begibt sich Yarmohamad dann doch auf den Weg, um Ingenieur Mahmood zu suchen. Die Arbeiter werden derweil nach Hause geschickt. Kurz nach Yarmohamads Abreise entdecken wir den Ingenieur vor dem Krankenhauseingang. Bedrückt sitzt er da, ein geliehenes Motorrad steht vor ihm. Sein Dorf, erzählt er, sei bombardiert worden. Er musste seine Familie und die Tiere bei Verwandten unterbringen. Pausenlos sind dabei Luftangriffe geflogen worden, kopflos flüchteten viele Menschen und Tiere. Auch Nomaden habe er unterwegs getroffen, sie weinten und schrien. Er konnte ihnen auch nicht helfen, nur sagen, dass diese dummen Piloten nicht erkennen können, wer Nomade und wer Mudschahidin ist. Was aber auch kein Trost war.

Ingenieur Mahmood ist zwei Tage hier, als Meldungen zu uns durchdringen, dass ausgerechnet der Ort, wohin er seine Familie gebracht hatte, bombardiert worden sei. Die Angst um Frau und Kinder ist in seinen Augen unübersehbar, so lasse ich ihn zu seinen Angehörigen ziehen. Das Gebiet ist deshalb so heftig bombardiert worden, weil Kabul erfahren hatte, dass dreißig Panzer der Mudschahidin auf dem Weg zur Hauptstadt sind.

Ebenfalls nur fünfunddreißig Kilometer von uns entfernt liegt Tangi Seidan. Seit drei Tagen werden Bomben auf den Ort abgeworfen. Dort steht das einzige Krankenhaus, ein von Arabern geleitetes Hospital, das schwer verletzte Mudschahidin operieren kann. Verschreckte Patienten verlassen fluchtartig das Krankenhaus und kommen zu uns. Durch meine Erfahrungen während des Bombardements in Khost zieht sich alles in mir vor Angst zusammen, wenn ich den ohrenbetäubenden Lärm eines tieffliegenden Kampfflugzeuges höre. Wir liegen genau in der Anflugschneise und wissen somit sofort, wann ein Angriff erfolgt und in welcher Richtung. Manchmal ist er so nah, dass man den Bombeneinschlag hört. Wann, so denke ich immer häufiger, ist Chak an der Reihe? Unwillkürlich drücke ich mich an die Wand.

Hin und wieder entdecken wir ein Aufklärungsflugzeug über uns. Yarmohamad sagt dann: »Sehr gefährlich, sie machen Luftaufnahmen!« Er stellt daraufhin sein Radio auf Funkempfang, um die Fliegergespräche abzuhören. Manchmal ist er unruhig, wenn er nichts hören kann, weil die Piloten schweigend arbeiten. Da er auf der Militärakademie war, kann er die Vorgehensweise bei militärischen Operationen einschätzen. Auch verletzte Mudschahidin und ihre Begleiter, die zu uns kommen, informieren uns über Siege und Niederlagen, über eingenommene Regierungsposten oder Aufforderungen zum gemeinsamen Gebet für die zu beklagenden Toten.

An einem Wochenende vermisse ich auch Dr. Gulap. Er kommt erst am Nachmittag an. Da er kein Fahrzeug auftreiben konnte, musste er sechs Stunden zu Fuß gehen. Früher war die Strecke sehr befahren. Jetzt aber, nach Schließung der Straße von Ghazni nach Kabul, fährt so gut wie kein Fahrzeug mehr.

WAS IST EIN SCHLECHTER MENSCH?

Fast ein Jahr ist vergangen und wir haben uns langsam zusammengerauft. Nur der Krankenpfleger Amin macht Probleme. Seine Arroganz macht allen zu schaffen. Er fragt lieber Menschen aus – so hatte er einst die beiden Töchter des Veterinärmediziners Dr. Hussein suggestiv nach miserablen Zuständen in Amerika ausspioniert –, als dass er sich um seine eigentliche Arbeit kümmert. So fanden wir einmal Instrumente, Medikamente und Behandlungsräume völlig verdreckt und durcheinander vor. Ich brachte alles in Ordnung, um dann kurze Zeit später wieder alles völlig verschmutzt vorzufinden. Nicht eine einzige sterile Kompresse konnte ich auffinden! Chirurgische Verbände erst recht nicht.

Amin gefällt sich in der Rolle des Arztes, der großspurig Medikamente verteilt und verschenkt. Bei vielen Patienten ist »Dr. Amin« sehr beliebt, da er ihnen ja mit den gewünschten Medikamenten zu Willen ist. Von zwei Seiten fühlt er sich geschützt und bestärkt. Zum einen von Dr. Gulap, der als noch unerfahrener Arzt diesem Gebaren nicht viel entgegensetzt, zumal der Internist an den Wochenenden zu seiner Familie will und Amins Vertretung gern in Anspruch nimmt. Zum anderen hilft ihm seine Parteizugehörigkeit zu den Hizbis, die als die vehementesten Fundamentalisten bekannt sind. So kommt ihm diese fundamentalistische Einstellung sehr entgegen, um seine Arroganz mir gegenüber, einer Ausländerin und dazu noch einer Frau, voll ausspielen zu können. Nur beeindruckt mich dieses Verhalten überhaupt nicht, und ich lasse ihn ebenso abblitzen. Zudem mache ich aus meinem Urteil über ihn kein Geheimnis.

Die gleiche schlechte Meinung über Amin hat auch ein gerade bei uns praktizierender deutscher Arzt. Dr. Schilling und er sind in eine massiven Auseinandersetzung verstrickt, wobei Amin droht, er könne Dr. Schilling gefährlich werden. Es stellt sich aber heraus, dass ihn die Afghanen ebenfalls nicht mögen, dennoch haben alle Angst vor ihm und vor den Konsequenzen, die ein Zwist mit ihm bringen könnte. Es ist zu erwarten, dass die Hizbis ihn konsequent unterstützen werden, denn der Partei gegenüber ist er in seiner Art sehr behilflich.

Manchmal beschleicht mich das Gefühl, das Hospital sei eigentlich in den Händen der Hizbis. Laufend kommen Parteibriefe, die in verschiedenen Angelegenheiten zur Hilfe auffordern. Niemand traut sich, diese abzulehnen. In einem Brief stand, dass mit dem Komitee-Pick-up ein verletzter Mudschahidin nach Sheikhabad zum Roten Kreuz transportiert werden solle. Von dort könne dann die Ambulanz diesen Patienten nach Peschawar bringen. Auf den ersten Blick war dagegen nichts einzuwenden, aber bei Kenntnis der Sachlage verbarg sich dahinter eine reine Machtdemonstration, da Parteien für ihre Krankentransporte selbst zuständig sind. Und ich wusste, dass an dem Tag, wo mich der Brief erreichte, zwei Jeeps im Hizbi-Zentrum standen. Außerdem brachte ein Pick-up der Partei den Mann ja zu uns, mit diesem Fahrzeug hätte der Verletzte auch weitertransportiert werden können. Nur – uns tat der Patient leid, der durch eine Minenexplosion einen zerfetzten Fuß hatte. Für ihn sollte es keine Leidensverlängerung geben, weil Machtkämpfe zwischen den Parteien ausgetragen werden sollten!

An einem Morgen vermisse ich einige Mitarbeiter. Nach einer umgehenden Befragung kommt heraus, dass sie für eine Woche in Maidan an der Front seien. Wieder war ein Brief der Hizbis angekommen. Und auf Betreiben von Amin setzten sich die von ihm ausgesuchten Mitarbeiter in Bewegung. Mich hatte man gar nicht erst informiert. Sofort rufe ich eine Dienstbesprechung ein und stelle klar, dass schriftlich an die Partei weitergeleitet werden soll, dass ein derartiger Einsatz aus Personalmangel nicht wieder stattfinden könne. Außerdem hätten wir bei einem solchen Einsatz auch erst die Genehmigung des Direktors in Peschawar einzuholen.

Unterdessen wird auch in Peschawar beraten, wie man Amin am besten loswerden könne. Es gibt den Vorschlag, ihn nach Khost zu versetzen, in der Annahme, er würde auf keinen Fall dorthin gehen. Eine Einsatzverweigerung könnte aber die Kündigung bedeuten. Keiner von uns wird aber über die Entscheidungsfristen informiert, sodass wir weiterhin zähneknirschend Amins Gehabe dulden müssen.

Einmal bitte ich, Amin Bescheid zu geben, er solle nicht in die Klinik kommen, er könne zu Hause zu bleiben. Aber keiner der Mitarbeiter traut sich, ein derartiges Machtwort weiterzutragen. Ich aber habe mich an Amin festgebissen und denke nicht daran, sein unverschämtes Benehmen und seine Unverfrorenheit weiter in Kauf zu nehmen. Wenn ich Amin im Hospital sehe, so gebe ich Yarmohamad zu verstehen, werde ich sofort das Krankenhaus verlassen. Ich würde erst dann wieder in Erscheinung treten, wenn Amin nicht mehr anwesend sei. Man versucht, mich zu besänftigen und Amin gut zuzureden, seinen Dienst in Khost aufzunehmen. Ein Mann wie Amin will aber die Sprache der Höflichkeit nicht verstehen. So kreuzt er jeden Tag erneut mit einer Selbstverständlichkeit im Spital auf, die auch als bodenlose Dummheit ausgelegt werden kann.

Konsequent verlasse ich das Krankenhaus, genau wissend, dass Yarmohamad und die anderen Mitarbeiter ohne mich nicht weiterarbeiten können. Es gelingt ihnen, wie auch immer, Amin aus dem Hospital zu bewegen. Anschließend werde ich geholt, um die Sprechstunde zu beenden. Nach dem Dienst bittet man mich in einen Raum, in dem zwei Kommandanten auf mich warten. Es ist der schöne Sedique von der fundamentalistischen Partei Jamniat und sein Bruder, der ihn begleitet. Nach Art des Propheten läuft Sediques Bart ungestutzt in Zipfel aus. Der eisgraue Gesichtsrahmen lässt seine blauen Augen je nach Zielsetzung frech aufstrahlen oder kalt aufblitzen. Das lange Ende seines Turbans wippt dazu bestätigend. Seine kleinen Hände versuchen, den Ernst der Situation zu unterstreichen, wollen aber so gar nicht zu dem umgeschnallten Patronengürtel passen, der eher als Schmuck zu werten ist, denn als Bedrohung. Sedique und sein Bruder, ein ehemaliger Offizier, versuchen mir klarzumachen, dass es für sie unverständlich sei, dass ich diesen unmöglichen Amin dulde. Wieso er denn noch immer im Krankenhaus ein- und ausgehe? Was soll ich ihnen antworten?

»Ich weiß, dass Armin ein schlechter Mensch ist, aber ich kann ihn nicht mit einer Kalaschnikow hinausjagen.« Meine Antwort muss die beiden Kommandanten überzeugt haben, denn mit ihr ist die Unterredung beendet.

Amin tänzelt aber weiterhin im Krankenhaus ein und aus. Ein entscheidender Fehler unterläuft ihm jedoch, als er die Klinikschlüssel zum »Eit«-Fest mit nach Hause nimmt und wir nicht ins Krankenhaus können, als ein Notfall eingeliefert wird. Einen Tag später soll ich wieder vor eine Abordnung treten, überraschenderweise dieses Mal von den Hizbis. Es sitzen etwa acht Personen vor mir, einige davon sind Lehrer. Sie versuchen mir klar zu machen, dass es besser sei, Amin im Spital willkommen zu heißen, und dass er ein guter »Doktor« sei. Meine Reaktion ist entschiedene Ablehnung. Ich belege meine Meinung mit Beispielen aus ihrem Mudschahidin-Leben. Ich könne ja auch nicht beurteilen und dem Kommandanten Vorschriften machen, welcher Mudschahidin gut sei, welcher schlecht. Doch weiß ich wiederum im medizinischen Bereich Bescheid und könne dort feststellen, dass Amin ein schlechter Krankenpfleger sei, dem bei den Patienten große Fehler unterlaufen würden, beispielsweise indem er Krankenhausschlüssel mit nach Hause nähme, sodass Notfälle nicht versorgt werden könnten. Dies sei so, fahre ich fort, als ob ein Mudschahidin auf seinem Posten während eines Überfalls schlafen und damit die Kameraden in Gefahr bringen würde, gar dadurch ihren Tod zu verantworten hätte. Außerdem bringe ich einige Verhaltensmaßnahmen aus dem Koran an, den ich schon in Sadda studiert hatte. Das überzeugt und beeindruckt. Einige lauschen mit undurchdringlicher Miene, ein anderer nickt bestätigend. Er war wohl schon von vornherein nicht von seiner Mission überzeugt gewesen. Ich gebe ihnen auch zu verstehen, dass ich keinen Brief schreiben werde, der ein gutes Wort für Amin einlegen würde. Yarmohamad, meine rechte Hand, reagiert mit bündigen Worten: »Gute Rede.« Er ist mit mir zufrieden.

Wir gehen weiter unserer täglichen Arbeit nach. Fast scheint alles so wie früher zu sein. Ahnungslos registriere ich nur, dass ein Patient verkündet, von Fazil Karim, einem Krankenpfleger, lasse er sich nicht spritzen. Einige Tage später unterbricht ein lautstarker Menschenauflauf im Hospital meine Arbeit. Im Flur stehe ich vor einer Gruppe halbwüchsiger Schüler, bewaffnet mit Stöcken. In diesem Gewoge taucht ein düster dreinblickender Lehrer auf. Fassungslos frage ich, was das zu bedeuten habe. Fazil Karim antwortet mit vor Wut bebender Stimme: »Wissen Sie, die Menge da will mich schlagen.« Noch ist mir der Grund nicht klar, doch Trotz und Widerstand sind in mir geweckt. Ich stelle mich vor Fazil Karim, weil ich denke, dass die aufgebrachte Menge es nicht wagen wird, mich anzugreifen. So dränge ich die Gruppe zurück ins Freie. Yarmohamad und der Bruder von Fazil Karim, der bei uns als Schreiner tätig ist, helfen mir. Entschlossen eile ich dann von Behandlungsraum zu Behandlungsraum. »Die Patienten«, verkünde ich, »die noch da sind, werden zu Ende behandelt, dann schließe ich das Krankenhaus.« Ich will zum Ausdruck bringen, dass ich es auf keinen Fall dulde, dass ein Mitarbeiter im Krankenhaus verprügelt wird. Jeder aus unserem Team hält sich an die Anweisung. Alle kommen darin überein, dass man nicht eher wieder arbeiten werde, bis unsere Sicherheit garantiert ist.

Eine Schura wird zu diesem Vorfall einberufen.

»Ich bin tief enttäuscht, dass junge Schüler, die Zukunft Afghanistans, dazu benutzt werden, Unstimmigkeiten tätlich auszutragen.« Damit habe ich meine Ansicht zum Ausdruck gebracht. »Können Sie mir eigentlich erklären, warum Fazil Karim mit Stöcken geschlagen werden sollte?«

»Er ist ein schlechter Mann.« Die Antwort eines Schura-Mitgliedes kommt nur zögernd heraus.

»Es gibt da eine französische Frau, ihr Name ist Cathérine.« Jetzt kann ich mir die Geschichte zusammenreimen: Zwischen Amin und Fazil Karim existieren bekanntermaßen Rivalitäten. Und nicht erst seit gestern. Amin hat nun Angst, da er ja nicht mehr im Hospital erwünscht ist, dass Fazil Karim seinen Platz einnehmen könnte. So macht er Propaganda gegen ihn, indem er überall verbreitet, er hätte mit einer französischen Ärztin Intimitäten ausgetauscht, was immer man darunter verstehen will.

Später erfahre ich noch, dass zwei Lehrer wiederum Verwandte von Amin sind. Diese hatte er nun mobilisiert, inklusive der Schüler, um Fazil Karim los zu werden. Es stellt sich auch heraus, dass die Schüler schon zuvor benutzt worden waren, um Fazil Karim daran zu hindern, zum Dienst zu gehen. Der Ausschluss von Amin aus dem Hospital hatte dann die Prügelei ausgelöst. Bei all diesen Aktionen rechnete aber keiner damit, dass wir das Krankenhaus schließen würden. Die Lehrer bekommen nun Angst, da sie ohne Abstimmung mit den Kommandanten gehandelt hatten. Sie bitten uns, doch wieder das Krankenhaus zu öffnen. Wir aber bleiben eisern, erst wollen wir unsere Sicherheit von der Schura garantiert haben.

Drei Tage nach meinem Auftritt bei der Schura bekomme ich das Ergebnis ihrer Besprechung mitgeteilt: Amin dürfe das

Krankenhaus nicht mehr betreten, ebenso Fazil Karim. Mit dem Gerücht, ein Verhältnis mit einer Ausländerin zu haben, verliert er in der afghanischen Gesellschaft von Chak sein Gesicht, für ihn gibt es hier keine Chance mehr. Er muss sich an einem anderen Ort einen Arbeitsplatz suchen, fern von der Familie. Will er zurückkommen, nur um seine Angehörigen zu besuchen, wird er sich auch außerhalb des Hauses nicht blicken lassen dürfen. Ich denke an meine Kindheit, als mich einmal meine Mutter zur Strafe für eine Tat, die ich nicht begangen hatte, in den dunklen Keller sperrte. Aus Protest, um wiederum sie für ihre Ungerechtigkeit zu bestrafen, habe ich den ganzen Dreck im Keller, all die herumliegenden Hobelspäne durchs Schlüsselloch gesteckt. Fazil Karim kann in seiner Situation gar nichts tun.

Wir öffnen das Krankenhaus wieder. Meine Position ist gestärkt und es hat sich gezeigt, dass ich als Verhandlungspartner akzeptiert werde, wenn auch mittels dieser unangenehmen Personalangelegenheit. Zudem ist dieser Zeitpunkt nahezu perfekt, da wir jetzt im Frühsommer den Umzug vom Wasserkraftwerk in das Hospital gleich in ganz großem Stil bewerkstelligen können. Innerhalb eines Tages ist alles geschafft. Glücklich darüber, dass wir nun in dem neuen Gebäude arbeiten können, wollen wir ein großes Fest feiern. Alle sind dazu eingeladen. Wir fahren in ein etwas entfernt liegendes Dorf, um eine schöne Ziege direkt aus der Herde auszusuchen. Der Kaufabschluss wird mit Yoghurt und Tee besiegelt.

Am nächsten Tag schwelgen wir in Kebab, Köfte und Kabulireis. Der Festreis enthält Rosinen und in Zucker gegarte Möhrenstreifen. Zum anschließenden Tee werden viele süße afghanische Köstlichkeiten wie Rosinen und Nuckels, in Zucker geröstete Mandeln, gereicht. Rührend ist zu beobachten, dass Dr. Gulap seitdem mit einem weißen Kittel bekleidet ist und mit neuer Würde umherwandelt.

NICHT IMMER KANN ICH HELFEN

In der Dunkelheit wird ein alter Mann eingeliefert, verwundet durch sechs Messerstiche, Mudschahidin haben ihm aufgelauert. Er hat Glück, da keiner der Stiche eine innere, schwere Verletzung verursacht hat. Umringt von vielen Verwandten sieht er Mitleid erheischend und anklagend in die Runde. Wir behalten ihn über Nacht. Und ich bekomme von ihm seine Lebensgeschichte und die des Wasserkraftwerks erzählt.

Ich war schon immer ein wenig erstaunt darüber, dass das Kraftwerk, mitten im Mudschahidin-Territorium gelegen, bislang nicht bombardiert wurde. Nun aber höre ich, dass das gesamte Personal vom kommunistischen Kabulregime bezahlt wird. Ich hatte wohl bemerkt, dass die Arbeiter aus dem Kraftwerk isoliert, aus der Gemeinschaft ausgeschlossen waren und auch nur wortkarg zu einer notwendigen medizinischen Behandlung kamen, doch wirkliche Gedanken machte ich mir darum nicht.

Dieser Mann hier ist nun ein solcher geduldeter Arbeiter. Nach irgendwelchen dörflichen Auseinandersetzungen hatten die Mudschahidin ihm einen Denkzettel verpassen wollen, allerdings auf unfaire Weise. Einem alten Mann im Dunkeln aufzulauern, ist nicht gerade eine Heldentat.

Es gibt auch sonst viel zu tun. Täglich behandeln wir in der internistischen Sprechstunde hundertdreißig Patienten. Amöbenruhr ist die häufigste Diagnose. Leider achten die Menschen nicht genügend auf sauberes Trinkwasser oder kochen es nicht ausreichend ab. Gerade bei Kindern verläuft diese Krankheit dramatisch, sie kann für die ganz Kleinen so gefährlich werden, dass sie daran sterben. Viele der dehydrierten, ausgetrockneten Kinder kommen auch zu spät zur Behandlung. Und leider halten die Eltern die Dosierung der Medizin nicht immer ein, sodass die Hilfe nicht wirken kann.

Da eine gläubige Frau sich im strengen Islam nicht von einem fremden Mann untersuchen lassen darf, werde ich auch zu Notfällen, bei denen Frauen betroffen sind, hinzugezogen. Manche Einsätze sind wirklich tragisch und überfordern mich. So werde ich einmal zu einer Gebärenden in den OP gerufen, die ich nicht mehr weiterschicken kann. Sie hatte seit zwanzig Stunden Wehen. Ich berichte Dr. Gulap, dass wir unbedingt die Geburt einleiten müssen, da die Plazenta verlagert sei. Er aber meint, das Baby solle normal zur Welt kommen. In meiner Not erwirke ich beim Ehemann, dass Dr. Gulap nun den Befund selbst ertasten darf, im Beisein des Ehemannes und seiner Mutter. Ich habe schon öfter feststellen können, dass Dr. Gulap den Frauen gerne helfen möchte, dennoch die Verhaltensweisen der traditionellen Gesellschaft strengstens respektiert. Mit der Zustimmung des Ehemannes wagt er jedoch eigenhändig die Untersuchung. Meine Einschätzung stellt sich als richtig heraus, die Geburt wird sofort eingeleitet. Die völlig erschöpfte Frau bringt einen gesunden Jungen zur Welt. Alle sind glücklich und vergessen, dass der Geburtshelfer ein Mann war.

Noch am selben Abend wurde ich wieder zu einer Schwangeren in die Notaufnahme gerufen. Sie ist im sechsten Monat und hat seit zwei Tagen heftige Blutungen. So können wir bei der Vierzigjährigen auch keinen Blutdruck mehr messen. Diese Arme erlebte schon zehn Schwangerschaften, wobei die meisten in Fehlgeburten endeten. Nur zwei Kinder konnte sie lebend zur Welt bringen. Wir geben ihr Infusionen und veranlassen den sofortigen Abtransport nach Tangi Seidan, wo eine Direktübertragung von Blut möglich ist. Ihr Bruder soll für diese Transfusion mitfahren, wozu er auch sofort bereit ist.

Später erfahre ich, dass sie wieder ihr Kind verlor und wohl auch keine weiteren mehr bekommen kann.

An einem anderen Tag wird eine Frau gebracht, deren Plazenta abgerissen ist und sich noch in der Gebärmutter befindet. Im Dorf hatte man ihr Methergin gespritzt, sodass der Uterus kontrahiert war und die Plazenta festhielt. Meine Unterstützung besteht nur darin, den Ehemann und die Verwandten zu überzeugen, dass die Frau sofort nach Tangi Seidan muss. Bevor ich lange über Patienten nachdenken kann, muss ich Entscheidungen treffen. Und zwar sofort. Andere Möglichkeiten der Hilfe habe ich in solchen Fällen kaum. Hinterher überfällt mich immer eine beklemmende Angst wegen meiner Machtlosigkeit und Unsicherheit.

HOCHZEIT IM DEZEMBER

Mitten im tiefsten Winter, im Dezember, ist eine Hochzeit angesagt: Der Bruder von Dr. Gulap heiratet und alle sind eingeladen. Werde ich einmal heiraten? Unvermittelt schießt der Gedanke durch meinen Kopf. Das Thema löst bei mir immer gemischte Gefühle aus. Meine Mutter hat ihren ersten Mann im Krieg verloren, der zweite ist einfach abgehauen und ließ sie mit vier kleinen Kindern und einem Berg Schulden zurück. Abenteuerlustig zog es ihn nach Südamerika, wo man damals noch untertauchen konnte. Als ich ihn dann nach einer achtzehntägigen Schiffsreise in São Paulo aufspürte, um für sein Verschwinden eine Erklärung zu bekommen, wie auch für seine hartherzig ausgeteilten Schläge, war ihm das nur peinlich. Ich konnte mich nach dieser Begegnung wenigstens auf die Pflege brasilianischer Millionäre konzentrieren.

Jedenfalls sind Ehemänner, die befehlen wollen, die sagen möchten, wo es lang gehen soll, besonders bezogen auf ihre eigenen Interessen, nichts für mich. Ich kann nicht gehorchen. Sonst wäre ich vielleicht nach meiner katholischen Schwesternausbildung Nonne geworden. Aber das ganze Getue um die Hauben, die man dort tragen muss, war mir zuwider. Und nun bin ich im Land der Schleier, auf dem Weg zu einer Hochzeit.

In der alten Ambulanz führen wir ein Schaf als Geschenk mit. Etwas verunsichert blökt es in einem fort, sodass wir ständig lachen müssen.

Fröhlich kommen wir in der Ortschaft Schnees an. Ungewöhnlicherweise bringt man mich zum Essen nicht zu den Frauen, sondern ich soll bei den Männern bleiben. Das Essen ist deftig, anschließend tanzen zwei Mudschahidin zu Trommeln und Flöten. Ihre Darbietungen haben Aufforderungscharakter, was mir langsam peinlich wird, da jeder im Raum beobachtet, was ich von den gestenreichen Versprechungen der Tanzenden halte. Ich flüstere Dr. Gulap zu, dass ich mir wünsche, zur Frauengesellschaft überwechseln zu dürfen. Er bringt mich mit einem Lächeln dorthin.

Bei meinem Eintritt in einen kleinen Raum werde ich sofort

von geschmückten und geschminkten Frauen und Kindern umringt. Eine ältere Dame, wohl Dr. Gulaps Mutter, hat alle Mühe, für mich einen Weg zu bahnen und mich aus den Umklammerungen zu befreien. In einem Teil des Zimmers tanzt ein Mädchen, ich kann sie aber nicht sehen, nur hören, da die dichte Frauenmauer mir die Sicht versperrt. Nach einigen Minuten gebe ich auf und entschwinde ins Freie. Dort wartet Dr. Gulap, er hat geahnt, wie es mir unter den Frauen ergehen wird. Verständnisvoll hilft er mir aus der Situation: »Sie sind müde«, sind seine einzigen Worte. Anschließend zeigt er mir einen hübschen und ruhigen Raum, wo ich allein schlafen kann.

Nach einem besonders reichhaltigen Frühstück verabschieden wir uns und brechen auf. Ingenieur Mahmood sagt zu mir: »Alle hoffen, dass Sie zurückkommen werden.«

Jeder von meinen Mitarbeitern weiß, dass mein Vertrag in diesem Monat ausläuft. Ich will zurück nach Deutschland, um mich beim Deutschen Entwicklungsdienst zu bewerben. Mein Plan ist dabei, sollte ich die zu absolvierenden Prüfungen bestehen, dann möchte ich nicht mehr als »Headnurse«, als leitende Krankenschwester, nach Chak-e-Wardak zurückkehren, sondern als Projektleiterin mit den nötigen Vollmachten. Auch kommt hinzu, dass der Winter in diesem traurigen Land nicht zu ertragen ist.

Unverhofft ist alles so eingetroffen, wie ich es mir gewünscht hatte. Ich werde als Projektleiterin zurück nach Afghanistan geschickt und – ich kann es kaum glauben – zurück nach Chak. Meine Freunde in Deutschland sind nicht gerade begeistert über die Vorstellung, dass ich wieder meinen Seesack packen möchte. Aber sie kennen mich schon seit langem als eigenwillige Persönlichkeit, wissen, welche Ansprüche ich als Frau an mich selber habe. Es fällt mir dennoch schwer, mein kurzes Heimspiel zu beenden, wieder alles aufzugeben. Aber, so sage ich mir, es ist für Afghanistan, und für die Menschen dort, die ich liebe. Akten kann man notfalls links liegen lassen, Menschen, die Hilfe brauchen, nicht.

Also fange ich an, die Geschenke für meine neuen Freunde auszusuchen. Man kann in einem Land wie Afghanistan nicht ausschließlich Gesundheit geben, auch Schönheit ist wichtig. Kosmetik ist in einem Leben, wo es für Frauen nur wenig individuelle Ausdrucksmittel gibt, mehr als nur Schminke. So packe ich für diese Reise nach Afghanistan liebevoll kleine Schmuckschachteln, die Lippenstifte, Lidschatten, Mascara und pflegende Cremes enthalten. Bei der Zusammenstellung der Farben muss ich ein wenig aufpassen. Dunkelrote Lippen und blauer Lidschatten stehen zwar einer hellhäutigen Europäerin, aber bei einer orientalischen Frau, die eher einen gelblich-olivfarbenen Teint und dunkle Augen hat, sind diese Farben zu vermeiden. Für die Kommandanten gibt es ausgesuchte Taschen und Schreibmappen aus Leder. Es macht Spaß, alles herzurichten und sich auszumalen, wie sich alle freuen werden.

Schließlich ist alles zur Abreise im März bereit. Mit hundertfünfunddreißig Kilogramm Gepäck stehen meine Freundin Margret und ich am Flughafen Frankfurt, bereit zum Einchecken. Ein Kurier der deutschen Hilfsorganisation, für die ich arbeite, soll noch Geld bringen. Doch was kommt? Zehn schwere Aktenordner, aber kein Geld! »Unverschämt!«, ärgert sich Margret. Ich weiß auch, was ich davon zu halten habe. Leise steigt in mir der Verdacht auf, dass man von Anfang an geplant hat, mich nur als Instrument zu benutzen, ohne jede Kompetenz. Als bundesrepublikanische Hilfsorganisation braucht man bei den jeweiligen Einsätzen im Ausland wenigstens einen Deutschen vor Ort. Wahrscheinlich ist der deutschen Organisation meine Gutmütigkeit bekannt, entsprechend ist organisiert und geplant worden.

So fliege ich los, ohne einen Pfennig in der Tasche. Meine Bedenken schlucke ich aber an Bord des Flugzeugs mit einem Glas Sekt hinunter.

Das Umsteigen in Karachi mit dem vielen Gepäck verläuft relativ gut, und in Peschawar werde ich von Mustafa, dem afghanischen Repräsentanten, und Monika, einer deutschen Kontrolleurin der europäischen Union, abgeholt.

Langsam lerne ich Monika kennen. Sie verlangt, dass ich alles an sie weitergebe, was ich in Erfahrung gebracht habe. Das aber kann ich nicht so einfach zulassen, immerhin habe ich für mein Wissen drei schwere Jahre investiert. Zudem versucht sie nicht offen mit mir über alles zu reden, sondern sie fragt mich herrisch aus. Ihre Besprechungen gleichen Verhören. Das kann ich erst recht nicht leiden. Ich wehre ihre fordernde Art ab, verweise sie darauf, dass wir auf den deutschen Geschäftsführer warten müssen, um dann von ihm klare Anweisungen zu erhalten.

Als dieser dann endlich nach Peschawar kommt, eilt Monika geradewegs in sein Hotel, um ihm ihre Kündigung mit der Begründung zu überreichen, dass sie die Zusammenarbeit mit der Organisation zu schwierig finde und in mir auch keine Unterstützung entdecken könne. Sie gibt auf. Monika hatte noch nicht wie ich ihr Herz an Afghanistan verloren.

Vor Menschenliebe blind und zusätzlich reichlich naiv arbeite ich weiter, ohne dass meine Chefs mich an einer Besprechung teilnehmen lassen, nur bruchstückhaft werde ich im Nachhinein informiert. Wieder finde ich Entschuldigungen für dieses unmögliche Verhalten, denke einfach, ich bin ja akzeptiert, ich brauche mir keine Sorgen zu machen. In Chak, so beschwichtige ich mich, werde ich ja wieder selbstständig meine Arbeit verrichten können.

Als ein Vertreter der EU mich nach Mustafa, meinem afghanischen Chef, ausfragen will, nehme ich ihn in Schutz, ich könne nichts über ihn aussagen, da ich nichts wisse. Was nicht stimmt. Er war in Deutschland zwei Jahre lang Sozialhilfeempfänger gewesen, mit deutschem Pass. Davor besaß er ein Transportunternehmen, das er aber wegen dunkler Geschäfte aufgeben musste. Waffenschmuggel und Drogen sollen dabei eine Rolle gespielt haben, was ich aber erst später herausfand. Ich weiß überhaupt nicht, warum ich ihn gedeckt habe. Schon am nächsten Tag erfahre ich durch ihn eine weitere Demütigung.

Wir alle sind zu einer letzten Dienstbesprechung bei Mustafa eingeladen, da der deutsche Chef nur noch wenige Tage da ist. Bei dem Abendessen soll über die Aufgabenverteilung gesprochen werden. Nach der Ankunft werde ich freundlich zu den Frauen und Kindern komplimentiert, um mit ihnen zu speisen. Ich bin etwas unwillig, da es ja eigentlich ein Arbeitsessen ist, ich also mit den Männern in einem Raum hätte sein sollen. Als schließlich der Abschlusstee mit dem üblichen Beiwerk aus Rosinen und Mandeln gebracht wird, wage ich dann doch mit Ungeduld in der Stimme zu fragen, wann man mich denn zur Besprechung rufen würde. Schnell schickt Mustafas Frau jemanden zu den Männern. Nach kurzer Zeit taucht Mustafa selbst auf und speist mich scheinheilig charmant ab: »Karla«, säuselt er süßlich, »Sie arbeiten mit Herz, nicht mit Position.« Damit ist alles klar, über mich ist entschieden worden und die getrennte Dienstbesprechung damit zu Ende. Meine Hände umklammern meine Tasche, dort habe ich meine schriftliche Bestätigung aufbewahrt, dass die Mitarbeiter in Chak unter meiner Leitung stehen.

Es kommt der Abflugabend des deutschen Geschäftsführers. Er ist der Meinung, dass ich ihn nicht zum Flughafen zu begleiten bräuchte; als seine Mitarbeiterin halte ich diese Geste aber für selbstverständlich. Der Abend ist schwül und diesig. Im trüben Neonlicht, das nicht alle Ecken der Abflughalle erleuchtet, stehen wir: Gruppenbild mit Dame auf Warteposition. Viel Unausgesprochenes liegt zwischen uns. Unbeholfen, fast unsicher verabschieden wir uns. »Alles Gute«, wünscht mir der

Geschäftsführer beim Durchqueren der letzten Kontrolle. Es klingt ziemlich gequält.

Sie sollen noch meinen starken Willen kennen lernen, denke ich am nächsten Tag und fange sofort mit der Organisation für das Krankenhaus in Chak an. Keineswegs will ich mich von irgendwelchen Direktoren bevormunden lassen. So kann ich Dr. Martine gewinnen, eine Ärztin aus Bordeaux, die für die französische Organisation Avicenne arbeitet und die ich bei meinen letzten Aufenthalten in Peschawar näher kennen gelernt habe. Mit ihrer Hilfe möchte ich auch in Chak ein Impfprogramm starten, das besonders auf Kinderlähmung, aber auch auf Tetanus abzielt. Sie erreicht mit ihrer dynamischen und sympathischen Ausstrahlung, dass wir kostenlos Impfstoffe bekommen und bei einer angekündigten Impfung auch das entsprechende Personal. Auch stellt sie uns eine afghanische Frauenärztin für zwei Tage in der Woche in Aussicht. Das »Swedish Comitee« will bei uns Krankenpfleger integrieren, das DAP (Disabled People, zu übersetzen mit »Körperbehinderte«), eine Einrichtung der Vereinten Nationen, bietet uns einen Physiotherapeuten an. Von der EU soll das restliche Geld kommen. Fast haben wir es geschafft. Die ehemalige Ambulanz steht kurz davor, ein richtiges Hospital zu werden.

DIE POLITISCHE WENDE

Im März 1992 überschlagen sich die Ereignisse. Präsident Nadschibullah tritt zurück, um einer Übergangsregierung Platz zu machen. Freie Wahlen werden versprochen. Bis dahin soll eine Übergangsregierung aus nominierten Vertretern der großen Parteien der Mudschahidin die Geschäfte führen. Hochstimmung bricht unter den Flüchtlingen aus, vor allem in Pakistan, aber auch in Afghanistan, wo innerhalb des Landes viele

Menschen ihren Wohnort aufgrund von Bombardierungen oder Eroberungen durch das kommunistische Regime verlassen mussten. Viele sehen sich schon in Kabul, besonders jene Personen, die aus der einstigen Oberschicht stammen und vor dem Krieg in der Hauptstadt in unterschiedlichsten Bereichen eine Rolle gespielt hatten. Es werden Pläne geschmiedet, kaum kann man es abwarten, sich auf den Weg zu machen. Am liebsten möchte man schon morgen los.

All diese Stimmungen erlebe ich hautnah im Haus von Mohammed Rassuhl, in dem ich in Peschawar untergebracht bin. Das Familienoberhaupt, dessen Vater in der Zeit des afghanischen Königs eine führende politische Rolle gespielt hatte, studierte bei Ausbruch des Krieges Landwirtschaft. Zudem hatte er mit deutschen Studenten eine Hilfsorganisation gegründet. Seine Frau, Mariam, lernte er in Deutschland kennen, die dorthin geflüchtet war. Es war Liebe auf den ersten Blick. Mit ihr fuhr er über Land zurück nach Pakistan, um dort anfangs unter schweren Bedingungen ein Leben im Flüchtlingscamp zu führen. Für die Frau, die entfernt mit dem Königshaus und dem damaligen Präsidenten Daud verwandt ist, also einen entsprechenden Lebensstandard kannte, war es besonders schwer, da sie unter primitivsten Umständen lernen, ja akzeptieren musste, dass Flüchtlinge den Status von Bettlern haben und auf der anderen Seite der Gesellschaft stehen. Von Kabul her war sie zumindest die Freiheiten gewohnt, welche die islamische Gesellschaft zu damaliger Zeit zuließ. Jetzt aber wurde sie in die Burka, ins Verlies der Anonymität gesteckt.

Ein Jahr später erhielt Mohammed Rassuhl die Chance, Hilfsprojekte in Afghanistan von Peschawar aus zu betreuen. Anfangs lebte die Familie sichtlich wieder auf. Sie waren aus der Isolation der Flüchtlinge wieder in ihr soziales afghanisches Leben zurückgekehrt. Aber auch viele Erwartungen knüpften sich an diesen Schritt. Überall hieß es »Er ist wieder da. Er wird wieder Geld machen«. Aber erst einmal musste erkundet werden, was überhaupt möglich ist. Dazu sind Beziehungen wichtig, nicht nur in Deutschland. Schnell wird wieder fallen gelassen, was sich nicht entsprechend erfüllt. Mariam wurde vom Kreis der Frauen ähnlich beäugt. Sie lebte in der Angst, ihr Mann könne sich übernehmen, der Einstieg könnte nicht gelingen. In ihrer Vorstellung geisterte das Bild von einer neuen, drohenden Verbannung.

Mariam kennt ihren Mohammed Rassuhl nur zu gut, der den Eindruck eines etwas großmäuligen, gutmütigen, aber auch tappsigen Bären macht. Ihr ist nur allzu klar, dass er seine Naivität oftmals mit Klugheit verwechselt. So kann sie feststellen, wie er felsenfest davon überzeugt ist, durch ein Essen und ein charmantes Geplauder die Leute für sich zu gewinnen. Mit Spielzeug als Gastgeschenk für die Kinder, glaubt er, alles im Griff zu haben. Die Kurzsichtigkeit seines Planens ist in Mariams scharfen Augen nicht zu übersehen.

Mohammed Rassuhl ist nun im Anfangsstadium der Wende wieder ganz optimistisch. Hektisch versucht er Anschluss zu finden bei denen, die vielleicht später das »Sagen« haben könnten. Aber das ist nicht so ganz einfach. Politik ist ein trügerisches Spiel. So richtig kann man ja nie wissen, ob es vielleicht dieser oder eher jener sein wird? Sehen und gesehen werden ist die Devise der Stunde. Mohammed Rassuhl überlegt, mit welchen Ideen oder Projekten er sich weiter profilieren könnte. Sein erster Gedanke ist, der einfachen Bevölkerung in Kabul zu helfen. Doch verwirft er schnell den Plan, denn vor der Wende kam man bei derartigen Unternehmungen schnell in den Ruf, ein Kommunist zu sein. Dann will er eine Soforthilfe starten, mehrere Tausend Tonnen Getreide von Pakistan nach Afghanistan schicken lassen, da die Bevölkerung dort, wie die Nachrichten im Radio verkünden, nichts zu essen haben und frieren. Doch momentan kann aufgrund der ungeklärten Machtverhältnisse nichts durchgesetzt werden, jeden Tag gibt es neue Schreckensmeldungen von Überfällen und Plünderungen. Der einstige Jubel ist vorbei, weicht einem Fall ins abgründige Tief.

Nadschibullah, so wird bekannt, ist aus den eigenen Reihen zum Abdanken gezwungen worden. Ebenfalls hört man, dass Achmadschah Massud, der Führer der Jamniat, eine der einflussreichsten islamischen fundamentalistischen Parteien, schon während des Krieges entscheidende Kontakte zum Kabul-Regime hatte, was daran zu erkennen war, dass er mehrmals den Salang-Pass, die Brücke zwischen Afghanistan und der einstigen Sowjetunion, zu heimlichen Gesprächen frei passieren konnte. Massud will das Erbe Nadschibullahs antreten, marschiert kämpfend in Kabul ein und löst in der Folge die Übergangsregierung ab. Eine mögliche Einheit der unterschiedlichen Parteien wird somit beendet. Von freien Wahlen ist keine Rede mehr. Viele Politiker sind empört, die Bevölkerung schreit auf, weil Massud sich mit den allseits verhassten Gelam Jam verbündet, den Killertruppen der früheren Kabul-Regierung.

Hekmatjar scheint jetzt wieder an Einfluss zu gewinnen, obwohl er mit seinen radikalen islamischen Ansichten anfangs wenig Boden in Afghanistan gewinnen konnte. Er ist der Gegenspieler von Massud und Führer der fundamentalistischen Partei Hisb-e-Islami. Hekmatjar belagert den Süden Kabuls und lässt den südlichen Stadtteil Kabuls bombardieren, weil sich dort hauptsächlich die Gelam Jam aufhalten. Jetzt ist es nicht mehr der Dschihad, der heilige Krieg, der für politische Ziele herhalten muss, jetzt geht es um reine Machtansprüche. So fällt eine Stadt nach der anderen, gleich »reifen Weintrauben«, wie es in der »Frontier Post« zu lesen ist, in die Hände der verschiedenen Gruppen. Viele Kämpfe brechen aus, Überläufer unterschiedlichster Couleur sind zu beobachten. Auch droht ein ethnischer Krieg zwischen Paschtunen und Stämmen, die Farsi sprechen, auszubrechen. Die Paschtunen, die über die Hälfte der afghanischen Bevölkerung ausmachen, können niemals eine Oberhoheit anderer Gruppen akzeptieren.

Langsam kippt die freudige Erwartung in Resignation um. Mohammed Rassuhl ist davon überzeugt, so oder so werde er verlieren. Weder unter der Führung Hekmatjars noch Massuds hätte er in Kabul eine Chance, zu Ansehen und Wohlstand zu kommen. Kurzfristig fasst er neuen Mut, als der neutrale Führer Professor Mujadiddi größeren Zulauf erhält, der ein Abkömmling der Hazarats ist. Plötzlich erinnert sich Mohammed Rassuhl der Verwandtschaft mit ihm. Früher war es eher peinlich, ein Hazarat zu sein, da sie von den Paschtunen belächelt und bewitzelt werden. Sie gelten als minderwertig. Nun

werden aber Besuche abgestattet, um alte Verbindungen auf-
leben zu lassen.

Mujadiddi ist ein gewähltes Mitglied der Übergangsregierung. Er hat sich samt Leibwache und Verwandte auf den Weg
nach Kabul gemacht, um sein Amt anzutreten: als Einzel-
kämpfer, aber mit dem Geld und dem Rückhalt ausländischer
Staaten. Die übrigen Regierungsmitglieder blieben aus Sicherheitsgründen in Peschawar. Da der Flughafen Kabuls von den
Gelam Jam kontrolliert wird, der Miliz, wie sie jetzt bei den
Mudschahidin heißen, und Hekmatjar gedroht hatte, jedes
ankommende Flugzeug abschießen zu lassen, machte sich
Mujadiddi also per Jeep auf den Weg über Jalalabad in die
afghanische Hauptstadt. Dort angekommen, erschöpften sich
seine Aktivitäten in diplomatischen Reden, mit denen er viele
vor den Kopf stieß.

Hekmatjar kämpft unterdessen wieder erbittert gegen die
Miliz, gegen Massud, wie er sagt. Die Miliz ist der reinste
Schrecken. Plündernd und mordend ziehen sie durch die Straßen. Die Kinder bewachen, bewaffnet mit Kalaschnikows, die
Familien. Häuser werden in Brand gesetzt, viele Familien flüchten aus der Stadt zu Verwandten in die Provinz, sofern diese
Möglichkeit besteht. Kabul ist ohne herrschendes Gesetz, ohne
polizeiliche Aufsicht. Ein zweites Beirut. Chaos, Panik und läh-
mende Angst beherrschen die Stadt. Verschiedene Mächte
regieren die einzelnen Stadtteile. Auch die Exilafghanen erfasst
nach und nach Trauer, Ohnmacht und Depressivität. Keiner in
den Flüchtlingslagern kann fassen, dass der Dschihad, der nun
zu Ende sein soll, derart aggressive Auswüchse erfährt. Wie
können diese Fundamentalisten, so fragen sich viele, im Namen
des Islam Morde an anderen Muslimen gutheißen, wo doch
im Koran geschrieben steht: »Und wer einen Gläubigen tötet,
dessen Lohn ist die Hölle, darin wird er ewig weilen.« Niemand will jetzt nach der anfänglichen Aufbruchsstimmung
zurück in eine Stadt, die durch fanatische Mächte beherrscht
wird.

Mohammed Rassuhl und Mariam sehnen sich nur nach
Ruhe, wollen nicht von einer Flucht zur nächsten getrieben werden. Ihre Nerven sind sehr angespannt. Sie überlegen, alles zu

verkaufen, um nach Tadschikistan oder Usbekistan auszuwandern. Diese Länder, so sprechen sie sich Mut zu, seien ebenfalls islamisch, die Sprache sei ähnlich und der Lebensunterhalt billig. Doch das Paar ist nicht in der Lage, in diesem Strudel des Umbruchs eine Entscheidung zu treffen. Was nur zu verständlich ist, angesichts des erfahrenen Leids vergangener Jahre.

REISE DURCH EIN ZERBOMBTES LAND

Verbissen kämpfe ich trotz der instabilen politischen Situation darum, nach Chak abreisen zu können. Auch die Nachricht, dass ein norwegischer Arzt vom Internationalen Roten Kreuz bei der Begleitung von Verwundeten durch einen Mudschahid erschossen worden ist, kann mich nicht von meinem Plan abbringen. Der Mudschahid, der den tödlichen Schuss abfeuerte, gab zu Protokoll, dass ihn ein Mullah mit der Begründung, dieser Mann sei kein Muslim, zu der Tat gezwungen hätte. Später kam heraus, dass wohl Araber den Auftrag dazu gegeben hatten. Jedenfalls ist zum jetzigen Zeitpunkt nicht eindeutig zu erfahren, wie auf Ausländer reagiert wird. Ich aber weiß, dass ich in Chak sicher sein werde, dass ich meinen Begleitern vertrauen kann.

Also brechen wir auf. Es ist der 28. April 1992. Unsere Kolonne besteht aus zwei Pick-ups und einem Truck. Krankenhauspersonal, Bauarbeiter, Materialien für das Hospital – alles ist dabei. Wieder einmal liegt eine Fahrt ins Ungewisse vor uns. Mir ist dann doch etwas mulmig zumute, all die Warnungen und Bedenken lassen sich nicht gänzlich in den Wind schlagen. Sogar Furcht schleicht sich ein, da ich die Verantwortung für meine Mitarbeiter übernommen habe.

Am ersten Abend in Sadda, unserer Übernachtungsstation, kommt auch nicht die übliche Fröhlichkeit auf. Um das Festessen aus Hühnchen, Kabulireis und Borani, gebackenen Auberginenscheiben in einer Joghurt-Soße, sitzen alle versunken da, die Köpfe hängen wie Trauerweiden herunter. Sie denken an die Freunde und Verwandte, die in den kriegerischen Gebieten vermutet werden, von denen es oft keinerlei Nachrichten über Befinden oder Verbleib gibt. Die Ungewissheit über deren Schicksal macht auch ein zeitweiliges Vergessen der politischen Umstände unmöglich. Immer wieder sehe ich, wie die Männer versunken zu ihrem Pakoll, ihrer Paschtunenmütze, greifen, eine Geste, die ins Leere geht, Bände über ihre Hilflosigkeit spricht.

Ich bin froh, dass in Sadda wieder Haji Daud zu uns stößt. Mein persönlicher Leibwächter ist mir besonders ans Herz gewachsen. Sofort gibt er mir zu verstehen, dass ich mit meiner Reise besser ein oder zwei Wochen gewartet hätte, bis mehr Klarheit über die Situation herrschen würde. Und er erzählt die Geschichte von einem berühmten Kommandanten, über den alle Menschen nur Gutes sagten, weil er stets heldenhaft für sein Land gekämpft hatte. Als er dann aber im Krieg fiel, war er sehr schnell vergessen, und keiner hat der zurückbleibenden Familie in ihrem Schmerz geholfen. Haji Daud hat Recht, aber ...

In einer neuen Formation fahren wir am nächsten Morgen los. Der erste Pick-up soll in einem Kilometer Abstand vorausfahren und die Lage ausmachen. Der zweite Pick-up könnte auf diese Weise noch am ehesten gewarnt werden, er hätte dann immer noch Gelegenheit zur Umkehr. Zuerst geht es durch den Khost-Distrikt. Erfreut registriere ich leuchtend grüne Getreideteppiche, die sich in den Ebenen ausbreiten. Sonne und Wolken zaubern immer wieder neue Webmuster. Es wird also wieder angebaut. Auch die Stadt Khost weist Zeichen einer wiedererwachenden Zivilisation auf. Im Basar von Khost essen wir zu Mittag, doch drücke ich mich in eine Ecke, abgeschirmt von meinen Begleitern. Noch immer werde ich vom Gefühl der Unsicherheit beherrscht, obwohl die Menschen wie in uralten Zeiten tuscheln, palavern und mit viel Gestik und Mimik große Reden schwingen. Alles erinnert an die alten Märchenerzähler. Das Halbdunkel und die bärtigen Turbanträger unterstreichen den Eindruck. Nur die Kamelkarawanen sind durch Jeeps, Pick-ups und Trucks ersetzt worden.

Weiter geht die Reise durch zerbombtes Land. Alles ist öde und ohne jegliches Grün. Sämtliche Bewässerungsanlagen sind zerstört worden, da die Tani-Region an der Hauptstraße nach Kabul liegt. Bombardierungen haben diesen Landstrich für Jahrzehnte verwüstet. Noch ist die Situation so neu, dass mir erst jetzt bewusst wird, dass wir hier entlang kutschieren können, ohne Furcht vor Bomben haben zu müssen. Wir queren die Abzweigung Richtung Sormat, früher mussten wir diesen Umweg wählen, um nicht den Regierungstruppen in die Hände zu fallen. Nun können wir weiter die Hauptstraße verfolgen und kommen ohne Stopps vor militärischen Posten gegen Nachmittag in Gardez-City an.

Was wir sehen, können wir kaum glauben: Die schöne, in eine Hügellandschaft gebettete Stadt wird durch mehrere Minengürtel martialisch abgesichert. Der Basar ist völlig zerstört, Plünderungen haben dazu beigetragen. Überhaupt ist Gardez komplett leer geräumt worden. Alles muss in den Taschen der Mudschahidin verschwunden sein oder wurde nach Pakistan verkauft. Mit Siegermiene stolzieren die Mudschahidin umher, ist doch in diesem Bezirk Nadschibullah zur Welt gekommen. Ich bleibe im Pick-up sitzen und halte mein bartloses Gesicht bedeckt, kann es aber nicht lassen, aus dem Fenster heraus ein Foto mit dem Teleobjektiv zu machen.

Auf der Weiterfahrt treffen wir bekannte Gesichter, die gerade aus Kabul kommen. Sie raten uns, die Strecke über Logar zu nehmen, da die Route von Gardez nach Sormat wenig Schutz bietet und zudem sei auch nicht bekannt, ob sie vermint ist. Uns begegnen Mudschahidin-Fahrzeuge, die ein intaktes Ambulanzauto und einen Bus abschleppen. Selbst unsere Begleiter schütteln die Köpfe angesichts dieser unglaublichen Plünderungen.

Die Straße in Richtung Logar ist von schneebedeckten Berghängen umsäumt und hervorragend asphaltiert. Die Fahrzeuge können bis zu achtzig Stundenkilometer fahren. Die Geschwindigkeit reißt alle mit, und es wird gescherzt und gelacht. Doch sehr schnell drücken erneut Schreckensbildnisse auf die Stimmung. Ein vor kurzem durch Minen explodierter Lkw lässt uns erschaudern, zu beiden Seiten der Straßen sind ausgebrannte und ausgeschlachtete Militärstellungen zu sehen. Die Kampfspuren sind noch nicht beseitigt worden. Bei den Siegern, den Mudschahidin, ist ein Aufbruch zu merken. Sie verladen Waffen und transportieren Soldaten ab. Alles wirkt ungewohnt, ich spüre nur, wie Trauer in mein Herz einzieht.

In der Dunkelheit erreichen wir Sheikhabad, wo wir zu Abend essen wollen. Der medizinische Direktor der Hilfsorganisation ordnet an, dass ich im Pick-up meine Speisen zu mir nehme. Leicht düpiert willige ich ein. Aber die anderen suchen so lange, bis sie einen Gastraum finden, wo wir alle gemeinsam tafeln können. Das Essen ist teuer, da der Afghani seit der Wende an Wert gewonnen hat. Kurz nach Mitternacht sind wir endlich in Chak-e-Wardak, nach über siebzehn Stunden. Wir werden freudig begrüßt, aber in den Gesichtern ist noch etwas anderes, Wichtigeres, zu lesen, nämlich die Frage: »Wie geht es in Kabul weiter?«

UNVERSCHLEIERTE STADTFRAUEN

Uns ist allen klar: Wir müssen nach Kabul, wir müssen sehen, was in dieser einstigen Weltstadt los ist. Täglich erhalten wir Meldungen, dass dieser oder jener dort war oder auf dem Weg nach Kabul ist. Auch die Tatsache, dass immer wieder Kämpfe aufflackern und Pick-ups einfach beschlagnahmt werden, hält uns nicht von der Idee ab, der Stadt einen Besuch abzustatten. Wir wollen unbedingt in das Zentrum von Afghanistan, von dem wir über Jahre hinweg ausgeschlossen waren. Wir gebärden uns wie die Falter, die geradezu blind zum Licht streben. Sicherheitshalber sollen wir auf ein Reisedokument mit den Stempeln von den richtigen Parteien warten.

Kabul möchte ich mit meinen Freunden und Mitarbeitern erleben. Nur in dieser Gesellschaft, integriert in ihren Schutz, erhoffe ich mir, etwas über diese Stadt zu erfahren, ihren Charakter zu spüren. Endlich sind die Dokumente da, und wir einigen uns auf einen Wochenendausflug. Am Donnerstagnachmittag – in islamischen Ländern beginnt dann das Wochenende –, wenn die Patienten versorgt sind, wollen wir so früh wie möglich starten.

Dr. Gulap erzählt uns von einem Bekannten, der einen Kleinbus besitzt, gerade passend für uns. So müssen wir nicht getrennt in verschiedenen Fahrzeugen unterwegs sein. Der Besitzer des Busses ist sofort einverstanden mit unserem Plan. Weil er aber noch nie in Kabul war, will er selber hinter dem Steuer sitzen, wir dagegen müssen einzig für den Dieseltreibstoff aufkommen. Kein Problem! Aber – es fehlt der Zündschlüssel! Der Bruder des Busbesitzers war ohne Bescheid zu geben nach Kabul aufgebrochen und hatte aus Versehen den Schlüssel mitgenommen. Wir sind ganz enttäuscht, unsere Gesichter werden lang und länger.

Aufgeben kommt aber nicht in Frage. Ich bitte nun Ingenieur Mahmood, alles zu versuchen, damit diese besondere Fahrt doch noch zustande kommt. Schließlich die erlösende Nachricht: nach heftiger Suche hat man doch noch einen Ersatzschlüssel auftreiben können, womit der Fahrt mit dem Bus nichts mehr im Wege steht. Schnell packen wir unsere Sachen und schlingen den üblichen Reis mit Linsen hinunter. Schon hören wir ein röhrendes Gehupe auf der Straße; wir sollen in den Bus einsteigen.

Auf dem Dach, zu unserem Schutz, nehmen drei mit Kalaschnikows bewaffnete Mudschahidin Platz. Einer von ihnen, der besonders freundlich aussieht, hat eine künstliche rechte Hand, hält aber ungemein geschickt mit der anderen die Waffe.

»Wer sind diese Männer?«, frage ich Ingenieur Mahmood.

»Sie sind seine Freunde«, gibt er zur Antwort und weist auf den Busfahrer. Zwischendurch werden der Motor und unsere Gemüter durch Wasser abgekühlt. Afghanische Musik erklingt in voller Lautstärke aus einem Radio, das einer mitgenommen hat. Wir sind glücklich. Das Scheppern, Rasseln und Schnaufen des Busses verstärkt unsere ausgelassene Stimmung.

Die Hauptstraße nach Kabul ist erreicht. All die Jahre zuvor verlor sich hier unser Blick am Horizont. Danach gab es nur das Dröhnen der Panzergeschosse und das dumpfe Explodieren der Bomben jenseits dieses Gebietes. Oft waren die Einschläge bis Chak zu hören. Für viele Flüchtlinge war diese Straße die einzige Hoffnung, aus dem Bombenhagel herauszukommen. Fremden vermittelt sie den Eindruck von großer Verlassenheit, als wäre sie in all der Depression vergessen worden. Jetzt scheint man wieder von ihr Notiz genommen zu haben, hier und da gibt es vereinzelt neue Asphaltflächen, von Panzern ausgefahrene Riesenschlaglöcher werden zugeschüttet. Wir nähern uns dem ehemaligen Todesstreifen Maidan. Eine Hügelkette zu beiden Seiten, gespickt mit Minen, zeigt die Grenze an. In der Sonne blitzen einige Tellerminen gefährlich auf. Das ehemals fruchtbare Maidantal, berühmt für seine zuckersüßen Äpfel, zeigt noch keine Lebenszeichen. Verbrannte und verdorrte Bäume, dazwischen zerstörte Häuser bilden die einzige traurige Abwechslung. Wir nähern uns Maidan Schar, dem Zentrum der Stadt. Hier ist der norwegische Arzt des Internationalen Roten Kreuzes erschossen worden. Ich verhülle mich in meinen Patu, tief ziehe ich die islamische Kappe in mein Gesicht. Keiner soll mich als Ausländerin entlarven können. Die Spuren an den Häusern zeugen von heftigen Kämpfen. Ohne Schwierigkeiten können wir den Maidan-Schar-Basar passieren. Einige Händler haben sich schon wieder etabliert, sogar Teestuben sind eingerichtet worden. Der Basar ist ein Durchgangsort für Reisende nach Kabul, aus diesem Grund kommt es zu den vereinzelten geschäftlichen Aktivitäten. Wir folgen dem weiteren Straßenverlauf, links und rechts erblicken wir immer wieder abgeschossenes Kriegsgerät. An Straßenengen sind Panzer zu Kontrollposten aufgefahren.

Auf einmal breitet sich wie eine wundersame Impression eine weite, grüne Ebene vor uns aus, die am Horizont durch eine Gebirgskette mit Schneehauben eingegrenzt wird. Dies sei der Paghman-Distrikt, wird mir freudig mitgeteilt. Vor dem sowjetisch-afghanischen Krieg war es ein touristisch sehr beliebtes

Gebiet. Plötzlich glänzen uns die ersten Dächer Kabuls entgegen. Fast andächtig halten wir an. Es ist die Zeit des Nachmittaggebetes, welches jetzt als Dank verrichtet wird.

Ich lasse meine Augen zum Haus des ehemaligen Präsidenten Daud schweifen. Auf einen Vorsprung gebaut, besitzt es die beste Aussichtslage, umgeben von fruchtbaren Ländereien und Gärten. Der außen liegende Stadtring verweist uns auf die Belagerungssituation Kabuls. Die verschiedenen Mudschahidin-Parteien haben hier ihre Kriegslager aufgeschlagen, Panzer markieren die jeweiligen Standorte.

In der Dämmerung trifft unser klappriger Bus in einem Vorort Kabuls ein. Ingenieur Mahmood und ich suchen ein Taxi, um zu seinen Verwandten zu kommen, wo uns eine Unterkunft erwartet. Die übrigen Mitreisenden bleiben bei Verwandten des Fahrers Karim. Aber die Sperrstunde in Kabul macht dieses Vorhaben zunichte, jeglicher Autoverkehr wird eingestellt. So müssen auch wir gezwungenermaßen die Gastfreundschaft der Busfahrerfamilie in Anspruch nehmen. Dankbar beziehe ich ein Zimmer im Frauenbereich, in dem ich allein schlafen kann. Meine männlichen Mitreisenden, immerhin sind es fünfzehn Personen, kommen im Gästezimmer zur Ruhe.

Eigentlich ist Kabul keine kleine Stadt, doch gleich am nächsten Morgen treffen wir auf der Straße Mudir Sharif, den Chef der Hizbis in Chak. Wie alle Kommandanten hält auch er sich jetzt in der Hauptstadt auf. Mudir Sharif lädt uns ein, seinem Jeep zur Mudschahidin-Zentrale zu folgen, wo alle Parteien aus Wardak ein Büro bezogen haben. Mir wird nahegelegt, im Bus zu bleiben, aber Mudir Sharif erlaubt mir, seinen neuen Kommandostand zu betreten. Es ist eher ungewöhnlich, dass eine Frau zu diesen Fundamentalisten darf. Wahrscheinlich hat er meine Kamera gesehen und will von mir auf seinem neuen Platz fotografiert werden. Wir werden zuvorkommend behandelt, auch stellt man uns für die Besichtigungstour einen Mudschahidin-Pick-up zur Verfügung. Es sei zur Zeit noch zu riskant, mit Privatautos in die Stadt zu fahren, wird uns gesagt.

Ich soll vorne sitzen, neben dem Mudschahidin-Fahrer. Plötzlich quetscht sich Ingenieur Mahmood dazwischen. Dem fundamentalistisch-religiös eingestellten Mann am Steuer ist es unangenehm, neben einer ausländischen Frau zu sitzen. So muss Ingenieur Mahmood im wahrsten Sinne des Wortes den »Lückenbüßer« spielen. Die übrige Mannschaft sitzt vergnügt auf der Ladefläche des Pick-ups, für sie kann die Entdeckungsfahrt beginnen.

Langsam trüben sich die Mienen, da einige die Stadt noch in Erinnerung hatten, wie sie vor vierzehn Jahren war. Krieg und Kommunismus haben ihr jedenfalls keinen Glanz gebracht, die Stadt sieht reichlich heruntergewirtschaftet aus. Ich verschaffe mir erst einmal einen groben Überblick, entdecke den Stadtteil, wo die Regierungsgebäude und die Häuser der Reichen stehen. Die Universitätsanlage wirkt verlassen, dagegen quellen die Basare über. Obst, Gemüse und andere Lebensmittel gibt es in Hülle und Fülle, ebenso Gebrauchsgüter. Überall kaufen und verkaufen die Menschen mit großer Leidenschaft. Ich staune nur über die Vielfalt des orientalischen Lebens. Über die Medien wird genau das Gegenteil von dem, was ich hier erlebe, verbreitet.

Fasziniert betrachte ich die Frauen. Schön und schick, geschminkt und unverschleiert schlendern sie in Begleitung eines männlichen Begleiters durch die Straßen. Für mich ist dieses Bild völlig neu. Die Gesichter der meisten Männer sind glattrasiert. Doch in dieser Stadtgesellschaft weist Bartlosigkeit oftmals auf ein Mitglied der Gelam Jam, der gefürchteten Miliz hin. Ein anderes Merkmal sind ihre Augen, die oftmals die Form von Sehschlitzen haben, da hauptsächlich Usbeken vom damaligen Regierungschef Nadschibullah zur Bildung dieser Spezialarmee gerufen wurden. »Gelam« lässt sich mit »gewebter Teppich« übersetzen, »Jam« heißt »zusammenrollen«. Den Gelam Jam versprach man, dass sie nach einer Eroberung alles mitnehmen dürfen, was sie in einen Teppich einrollen können.

Auf den ersten Blick scheint sich das Leben in der Stadt normalisiert zu haben. Wichtige Ministerien oder andere öffentliche Gebäude werden durch bewaffnete Mudschahidin bewacht. Mudschahidin-Pick-ups mit wehender Parteifahne und aufgestellten Maschinengewehren, hinter denen Soldaten in Herrscherpose flankiert sind, patrouillieren die Straßen entlang. Dieses Bild wiederum ist sicher für die Stadtbewohner fremd.

Es soll uns an diesem Tag gut gehen. Wir ziehen weiter in das Stadtviertel Schar-e-Now, das als Ausflugsort mit kleinem Picknickpark bekannt ist. Die Hauptstraße ist gepflegt, Kioske säumen die breite Allee. Aus einem duftet es köstlich: Kebabspieße drehen sich hier über einem Holzkohlefeuer. Schon sind fast alle Tische mit unseren Leuten besetzt. Unmengen von Spießen lassen wir uns auftischen. Als Krönung genießen wir ein Eis. Ich wollte in meinen Träumen schon immer einmal ein Eis in Kabul schlecken. Scherzend erzählen wir uns eine ältere Geschichte, noch aus den Zeiten des kommunistischen Regimes. Eine deutscher Arzt und eine deutsche Krankenschwester waren aus Unvorsichtigkeit in die Hände des Kabul-Regimes geraten und mussten für ein paar Tage in Ghazni ins Gefängnis, kamen anschließend aber nach Kabul, wo sie unter besseren Bedingungen in den Regierungsgasthäusern untergebracht waren. Wenn das Essen damals auch so gut war wie jetzt das unsrige, so lachen wir, dann hätten wir uns längst gefangen nehmen lassen sollen und wären somit schon früher in den Genuss der Gastlichkeit Kabuls gekommen.

Am Nachmittag geht jeder seinen eigenen Wünschen nach. Ingenieur Mahmood und ich fahren zu seinen Verwandten. Der Schwager war Englischlehrer gewesen, hatte aber seinen Beruf aus politischen Gründen aufgeben müssen. Seine beiden Töchter sprechen ebenfalls gut Englisch. Die heranwachsenden Frauen bemühen sich, mich zu unterhalten und mir von ihrem Leben zu erzählen. Die sechzehnjährige Rahmina verkörpert das, was man sich unter einer Tochter aus gutem Hause vorstellt. Sie geht der Mutter im Haushalt zur Hand und versteht sich besonders auf Stickereiarbeiten. Ihre um zwei Jahre jüngere Schwester Fatima zeigt mir ein Heft, worin sie fein säuberlich Koch- und Backrezepte geschrieben hat, anschaulich gestaltet durch eingeklebte, ausgeschnittene Bilder aus Magazinen. Zum Beweis von Fatimas Fähigkeiten wird später ein von ihr selbst gebackener Kuchen zum Tee serviert. Mit den dicken schwarzen Zöpfen unter dem Kopfschleier und den klaren Gesichtskonturen stellen beide Töchter für mich das dar,

was man früher unter einer wohlbehüteten reinen Mädchen-
seele verstand. Sie sind wirklich die schönsten Schmuckstücke
ihrer Eltern, und man versteht einmal mehr, warum afghanische Männer ihre Frauen als größten Schatz ansehen und in
höchsten Ehren halten.

In der Unterhaltung kommt leider dann doch heraus, dass
das anscheinend normale Bild Kabuls trügerisch ist. Die Schulen sind geschlossen, auch die der Mädchen, die im von Hazarats besetzten Gebiet liegt. Gelam Jam und Hazarats, so wird
gesagt, halten Ausschau nach jungen Frauen, überfallen und
vergewaltigen sie. Aus diesem Grund wollen auch Krankenschwestern in den Hospitälern nachts keinen Dienst mehr ausüben. Die Universität ist ebenfalls von Hazarats besetzt, viele
Geschäfte, so bekommen wir zu hören, sind leergeräumt,
geplündert worden. Alle Angestellten der ehemaligen Regierung wie Polizisten, Lehrer und Bankangestellte haben seit drei
Monaten kein Gehalt mehr bekommen.

Gegen Abend fordert mich Ingenieur Mahmood zu einem
Spaziergang auf. Nach der langen Zeit im Haus der Verwandten gehe ich sofort auf seinen Vorschlag ein. Der Weg führt uns
zum Intercontinental Hotel, in dessen Nähe es wunderschöne
Alleen gibt. Das Interconti ist von Massud und seinen Leuten
besetzt, die es im Namen der Regierung, die es noch gar nicht
gibt, in Beschlag genommen haben. Panzer und Mudschahidin
haben davor Stellung bezogen. Das Hotel ist nur für Journalisten zugänglich. Wir dürfen also nicht eintreten.

Dafür ist der Spaziergang umso schöner. Blütenduft mischt
sich in die laue Abendluft. Am Ende einer Allee gelangen wir
zum berühmten Aussichtspunkt Bagh-e-Bala. Von dort breitet
sich die Stadt Kabul zu unseren Füßen aus. Wir sehen in der
Ferne die Berge und den Flughafen, in der Nähe betören uns
Rosen. Morgen werden wir wieder in Chak sein. Ein Gedanke, der so schnell, wie er aufgetaucht ist, auch wieder verschwindet.

Unser Hospital soll eines der drei Gesundheitszentren in der Provinz Wardak sein – so heißt es jedenfalls in unserem Auftrag von der europäischen Gemeinschaft. Baraki Barak und Jaghatu sind die beiden anderen. Doch wie sieht es dort aus? Welche Möglichkeiten haben diese Hospitäler? Da ich es nicht weiß, beschließe ich, sie mir anzuschauen. Ich gehe meinen Mitarbeitern sowieso auf die Nerven, weil mir die Innenarbeiten im Krankenhaus zu lange dauern und ich ungeduldig werde. Es ist schon Juni, und immer ist noch vieles nicht geschafft.

Bei strahlendem Sonnenschein und klarer Morgenluft brechen wir auf. Die Wegstrecke ist holprig, überall sind Bauern auf dem Acker tätig. Nach sechs Stunden Fahrzeit erreichen wir Baraki Barak-Basar in der Provinz Logar. Dieser uralte Basar hat wenig von der ansonsten so üblichen orientalischen Geschäftigkeit, vielmehr scheint hier alles in einem ursprünglichen Gleichmaß abzulaufen. Nur eine Reihe schwer bewaffneter Mudschahidin stört dieses Bild, wie der Sprung in einer Glasscheibe.

Das Krankenhaus Baraki Barak ist ein fensterloser Neubau, der in der gleißenden Mittagshitze verlassen dasteht. Niemand ist zu sehen, nur ein einziger Wächter. Einen Klinikbetrieb scheint es auch nicht zu geben. Wir erklären dem Wächter unser Anliegen und er gibt uns die Erlaubnis, diese einsame Baustelle zu betreten. Die Fläche, so stellen wir gemeinsam fest, ist für einen Hospitalbetrieb viel zu klein. Wahrscheinlich kannten die Planer bislang nur Ambulanzen. Zudem sind meine Begleiter der Meinung, dass ihnen ein gravierender Fehler bei der Wahl des Heizungssystems unterlaufen sei. Sie hätten sich für die Tawa Khana, die traditionelle afghanische Heizung, entschieden. Diese Fußbodenheizung, so erklärt mir Dr. Gulap, leitet von einer Holz- oder Dungfeuerstelle die Hitze über ein Röhrensystem zu allen Räumen. »Ein ganzes Krankenhaus so zu beheizen, ist ein Verbrechen«, ruft er entrüstet aus, »da viel zu viel Holz verbraucht wird. Wir haben in unse-

ren Wäldern schon genug Kahlschlag betrieben.« Kopfschüttelnd betrachtet er das leere Gebäude: »Dieses Hospital ist von
Architekten gebaut worden, die keine Ahnung haben.«

Mehr lässt sich auch nicht sagen. Enttäuscht verlassen wir
den Ort. Es wird bestimmt noch ein Jahr dauern, bis der Klinikbetrieb aufgenommen werden kann. Zum Glück lenkt uns
die schöne Landschaft ab. Gegen Abend kommen wir in Seyd
Abad an, wo die Familie von Dr. Gulap wohnt. Hier können
wir auch übernachten.

Sehr früh am nächsten Morgen brechen wir in Richtung
Ghazni auf. Ein uraltes Bewässerungssystem, die Karez, ermög-
licht in der wüstenartigen Landschaft Ackerbau. Berühmt ist
Ghazni für seine Weintrauben; die Rosinen werden überall in
Afghanistan gern zum Tee gegessen oder in den Kabulireis
gemengt. Das Tuckern der Wasserpumpen auf den Feldern ist
eine gleichförmige Geräuschkulisse. Nach fünf Stunden Fahrt
erreichen wir Band-e-Sarde. Kari-Baba, der berühmte Kommandant von Ghazni, hat hier die verlassenen sowjetischen
Kasernen der französischen Hilfsorganisation Avicenne überlassen. Die Sowjets hatten dieses ehemalige Militärzentrum aus
strategischen Gründen an einem Staudamm eingerichtet. Die
Kasernen sind jetzt teilweise ausgebrannt und Einschüsse zeugen von heftigen Kämpfen. Wir aber fahren weiter am Stau-
see entlang, wo es nur so wimmelt von Fischen, in Richtung
Ghazni-City.

Wieder befällt uns dieses unwirkliche Gefühl, eine Straße
entlangzufahren, die noch vor zwei Wochen von der kommunistischen Regierung gesperrt war. Karim, der Fahrer, macht
uns darauf aufmerksam, dass dies alles hier Realität ist und
kein Traum. Hungrig nehmen unsere Augen jedes Detail auf.
Erot registrieren wir die ehemaligen militärischen Aussichts-
und Kontrollposten, ungehindert fahren wir daran vorbei. Wir
können es nicht fassen. Ergriffen stimmen meine Begleiter ihre
Nationalhymne an. Dann weist uns Ingenieur Mahmood auf
eine große Anlage hin, die sich auf einem der Hügel erstreckt.
Hier liegt der große König Sultan Mahmood Ghazni begraben. Seine letzte Ruhestätte aus dem 14. Jahrhundert umwölbt
eine wunderschöne, noch gut erhaltene Kuppel, rundherum

stehen uralte Bäume, die Schatten spenden. Kurz danach müssen wir an einem Posten der Mudschahidin anhalten. Es gibt keine Probleme, wir dürfen in die Stadt hinein.

Das Leben in Ghazni pulsiert, im Basar wuseln die Menschen von herrlich makellosen Früchten zu buntgebrannter Keramik. Die Stadt hatte sich den Mudschahidin kampflos ergeben, aus diesem Grund war die Bevölkerung verschont geblieben von den Plünderungen und dem brutalen Gemetzel beider Seiten. Aber wie lange noch? Die Gesichter der Menschen drücken Unsicherheit aus. Sind sie wirklich ungeschoren davongekommen? Nur die Mudschahidin laufen mit der Miene der Eroberer herum, scheinen alles im Griff haben. Schwer bewaffnet stechen sie aus der Masse durch ihre aufrechte und stolze Haltung heraus. Zwischen den bärtigen Mudschahidin schlängeln sich die Stadtbewohner mit devotem Gebaren und nackt glänzenden Gesichtern.

Am Spätnachmittag verspüre ich ein Geräusch, das dem von plötzlich aufwirbelnden Blättern gleicht. Kommandant Jamaluddin mit seinen Mudschahidin hat uns erspäht. Drei Jahre habe ich ihn nicht gesehen, damals lernte ich ihn bei einer Ambulanzbehandlung in Chak kennen, nun steht er mir wieder gegenüber, dieses Mal als einer der Herrscher der Stadt. Vierzehn Jahre lang hatte er in einer Entfernung von nur zehn Kilometern ein kämpferisches, gefährliches Leben geführt. Sein Haus war mehrere Male vernichtet worden, ständig war er auf der Flucht vor dem Geheimdienst, sodass sein Jeep nur im Zickzack und mit einem Höllentempo durch die Gegend fahren konnte. Jetzt ist das Leben im Untergrund vorbei, nichts treibt ihn mehr. Breitbeinig posiert er vor seinem Jeep, kein unruhiges Aufflackern ist in seinem Gesicht zu registrieren. Wir werden sofort von ihm vereinnahmt und sollen ihm folgen. Einem Kommandanten Jamaluddin schlägt man keine Bitte ab. Unter dem besonderen Schutz meines ehemaligen Gastgebers erreichen wir einen Steinbau. Mit grimmig-stolzem Gesicht und zackig-aufrechtem Gang gibt er uns die Anweisung, in die obere Etage des soliden Gebäudes hinaufzusteigen. Wir nehmen auf Stühlen Platz, der größte ist dem Kommandanten vorbehalten, er füllt ihn unverblümt und ohne Schwierigkeiten.

Mit einer Geste, die nur den Besitzenden eigen ist, erzählt er die Geschiche des Hauses. Gebaut und bewohnt haben es reiche Sikhs, bis der Chad, der Geheimdienst, es ihnen abgenommen hat. Weil aber der berüchtigte Secret Service über Jahre hinweg genauestens Tagebuch führte, konnte er, der Kommandant, nach Aneignung des Gebäudes, alles nachlesen, war er so an Aktionen durchgeführt hatte. Jede kleinste Fahrt war datiert und mit genauer Route festgehalten worden. Der ehemalige Direktor des Chad ist jetzt sein Gefangener, ein kleiner Mann der sich um den großen Kommandanten winden muss.

Welch ein Gefühl für Kommandant Jamaluddin, jetzt in Ghazni, in diesem Haus, auf diesem speziellen Stuhl zu sitzen! Er hatte von Kommandant Kari-Baba das Amt des Sicherheitschefs übertragen bekommen. Jamaluddin und seine Mudschahidin kontrollieren die Stadt ohne gewaltsame Übergriffe. Alles scheint hervorragend zu funktionieren. Für mich ist Ghazni die erste Stadt, die ich als nahezu frei von Angst und Diebstahl erlebe. Kommandant Jamaluddin hat da so seine eigene Sichtweise: »Es kann nicht eine einzige Kalaschnikow«, versucht er mir sein Sicherheitssystem zu verbildlichen, »aus der Stadt herausgeschmuggelt werden.« Er wisse immer ganz genau, fährt er in bestimmendem Ton fort, wer was entwendet. Derjenige würde sofort verfolgt werden. Ich hege keinen Zweifel daran. Nach dem Tee mit vielen Mandeln und Rosinen geben wir das Versprechen ab, uns zum Frühstück wieder einzufinden. Die Mudschahidin bringen uns bis zur Haustür der Verwandten von Ingenieur Mahmood, wo wir unser Haupt betten können.

Betäubender Fliederduft strömt uns aus dem Lehmhaus von Mahmoods Verwandten entgegen. Ich bekomme ein herrliches Zimmer, ganz für mich allein. In einer Ecke sehe ich eine alte Frau in einer Hockstellung, die dicken, grauweißen Zöpfe umrahmen ihr durch ein hartes Leben gezeichnetes Gesicht. Beruhigend schaukelt sie auf ihren Oberschenkeln einen in bunte Tücher gebündelten Säugling liebevoll in den Schlaf. Ihr weiter Rock breitet sich wie ein Schutz über dieses junge, unschuldige Leben aus. Den Anblick der beiden Menschen werde ich nie vergessen. Wie ein Bild aus uralten Zeiten wird es unauslöschlich in meinem Gehirn bleiben. Ingenieur Mahmood begrüßt die Schwester seiner Frau nach afghanischer Sitte zurückhaltend still, aber seine Augen strahlen unverhohlen Freude und Liebe aus. Aber auch Trauer ist in ihnen zu entdecken. Das Gesicht der Schwägerin ist überschattet von viel erfahrenem Leid. Die ständigen Kriegsangriffe in unmittelbarer Nähe haben ein unauslöschliches Zucken in der Mundpartie zurückgelassen.

Anders hätte es auch nicht sein können: Das Frühstück mit Kommandant Jamaluddin ist wieder einmalig. Es gibt die leckeren Ghazni-Köfte, Käse, dazu frisches, duftendes Fladenbrot und Butter. Anschließend fahren wir, persönlich eskortiert vom Kommandanten, zum Krankenhaus. Das Krankenhauspersonal und der Direktor des ehemaligen Regierungshospitals sind von den neuen Mächten nicht vertrieben worden, sie sollen weiter an diesem Ort arbeiten. Die Visite mit dem Direktor breche ich bald ab, mir ist vom Geruch in den Krankenzimmern richtig übel geworden. Lieber will ich den OP, das Labor, die Blutbank und die EKG-Einrichtung besichtigen. Diese Räume sind zwar sauber, aber unbenutzt. Im Lager und in der Apotheke finde ich kein einziges Medikament, obwohl jeden Tag an die Tausend Menschen hierher kommen. Der Arzt versichert uns immer wieder, wenn er einen Generator bekäme, könnte er sämtliche chirurgischen Eingriffe vornehmen. Da er Neurochirurg ist, frage ich mich langsam, ob er überhaupt in der Lage wäre, normale chirurgische Eingriffe durchführen zu können. Nur mit Elektrizität sind Operationen noch nicht getan. Warum weist er nicht auf weitere Mängel hin? Kommandant Jamaluddin beobachtet mich intensiv. Aus dem Ausdruck meines Gesichtes will er ableiten, was ich von dem Arzt und dem Krankenhaus halte. In die obere Etage darf nur ich, da dieser Bereich den Frauen vorbehalten ist. Eine alte Hebamme verrichtet hier ihren Dienst, beruhigt Patientinnen, die mit schmerzverzerrtem Gesicht und schweißig bleich in den Krankenbetten liegen. Möglicherweise hatten die Frauen eine Fehlgeburt.

Ich verspreche, mich bei ausländischen Organisationen um

Hilfe für Ghazni zu bemühen. Eine Ladung an Medikamenten kann schon kurze Zeit darauf beim Internationalen Roten Kreuz in Kabul abgeholt werden.

Unser letztes Ziel ist der Ort Jaghatu. Seit Jahren wird er durch Kommandant Hassan kontrolliert, einem entfernten Verwandten von Ingenieur Mahmood. In einem soliden Bau ist das Hospital untergebracht. Es gibt ein Labor und einen Raum für Impfungen, chirurgische Möglichkeiten sind jedoch überhaupt nicht vorhanden. Diese Station, so ist mein Fazit, kann ein gutes Gesundheitszentrum werden, nie aber eine Klinik mit OP-Betrieb.

Wieder im hellen Sonnenlicht, sehe ich die Schafsherden der Nomaden. Wo wollen sie noch Grün finden, denke ich, die Berge sind so kahl hier? Weiter schweifen meine Gedanken zu unserem Krankenhaus in Chak-e-Wardak. Warum war ich eigentlich so unzufrieden mit dem Bau? Er ist in einem hervorragenden Zustand. Auch die medizinische Arbeit kann sich sehen lassen. Karla, sei also zufrieden!

EIN »ONEHUNDREDPERCENT«-VISUM

Mein Visum für Pakistan läuft im Juli ab. Da ich aber jederzeit nach Peschawar zurückberufen werden kann, muss ich ein neues beantragen. Der kürzeste Weg dafür ist Kabul. So brechen der Fahrer Karim, Fazil Elahi und ich schon am Morgen um fünf Uhr auf. Fazil Elahi begleitet uns, weil er sich bestens in Kabul auskennt, dort bis 1985 gelebt hat und sogar zwei Jahre lang auf der Polizeischule war. Weil Abschiednehmen in Afghanistan so wichtig ist, stehen alle Freunde an der Straße, um uns zu umarmen. Sie wären dafür sogar mitten in der Nacht aufgestanden oder hätten einen Verwandten geschickt, wenn Krankheit sie selbst ans Bett gefesselt hätte. Zu so früher Stun-

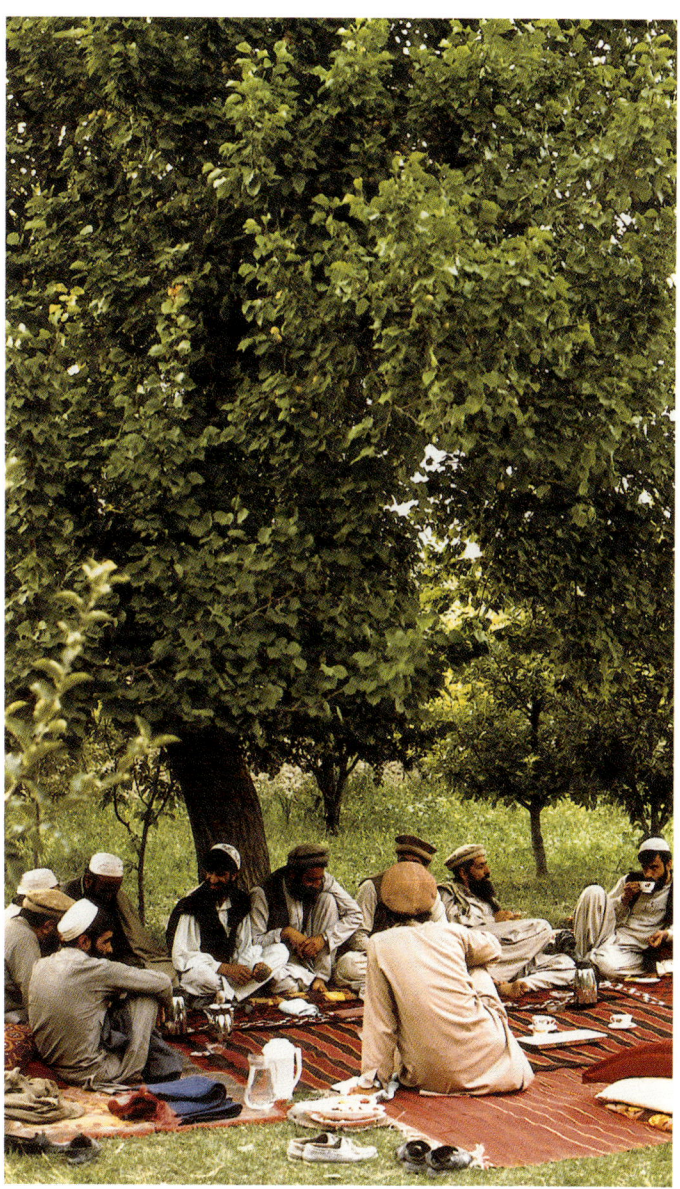

Die Mitarbeiter des Hospitals beim Teetrinken

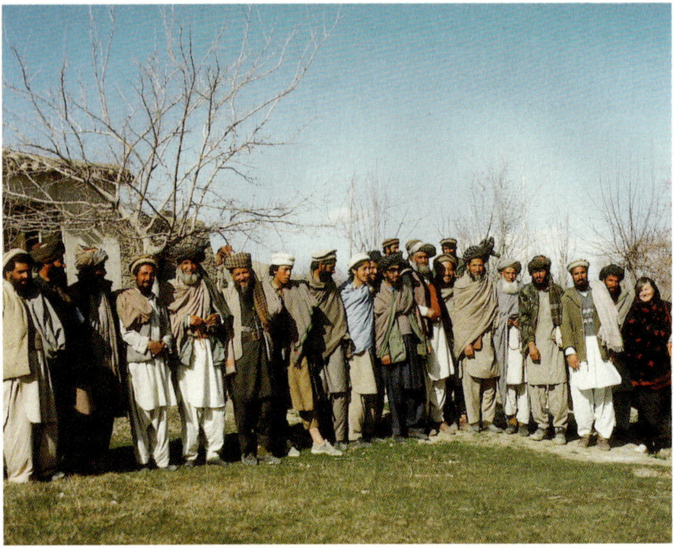

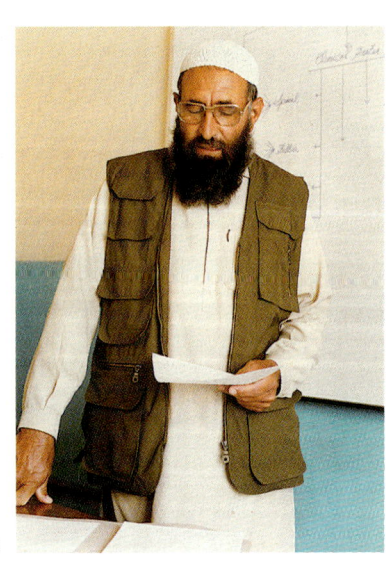

Karla Schefter zusammen mit der Schura aus Chak.
Die örtlichen Autoritäten besichtigen das Hospital.

Dr. Saadat

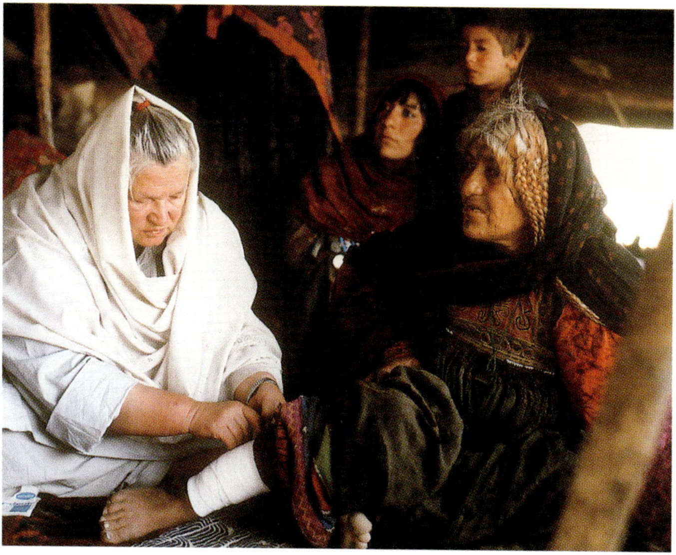

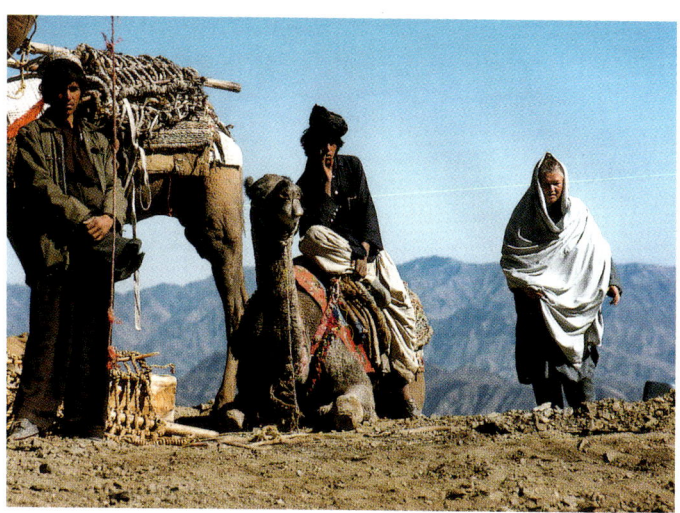

Karla Schefter verarztet eine befreundete Nomadenfamilie. Um von anderen Schmerzen abzulenken, fügen sich Nomadinnen oft selber Verbrennungen zu.

Karla Schefter auf dem Weg von Pakistan nach Chak

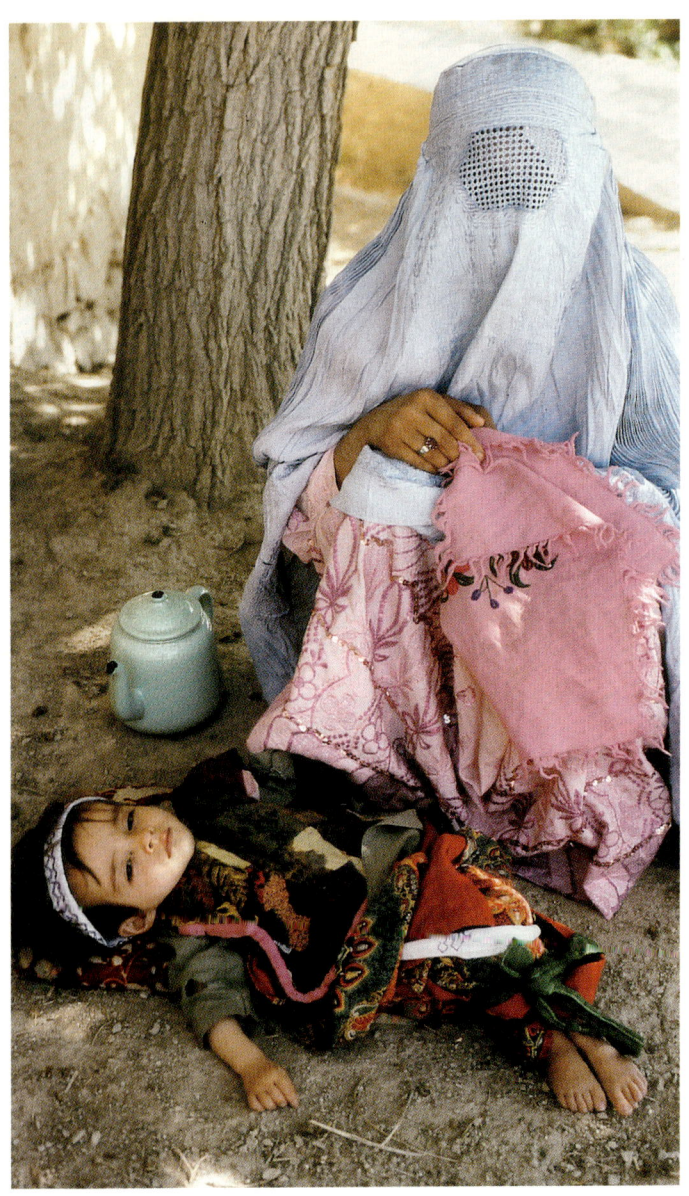

Eine Mutter wartet mit ihrem kranken Kind auf die Behandlung

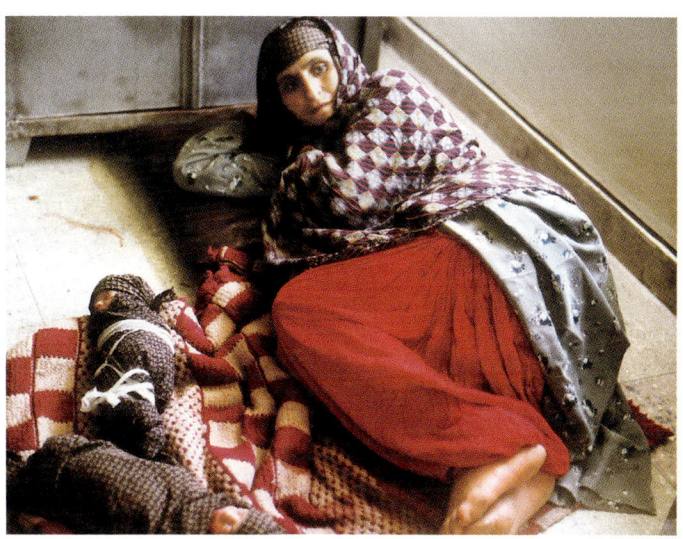

Die beiden Zwillinge Pawina und Naima zusammen mit ihrer Mutter kurz nach der Geburt

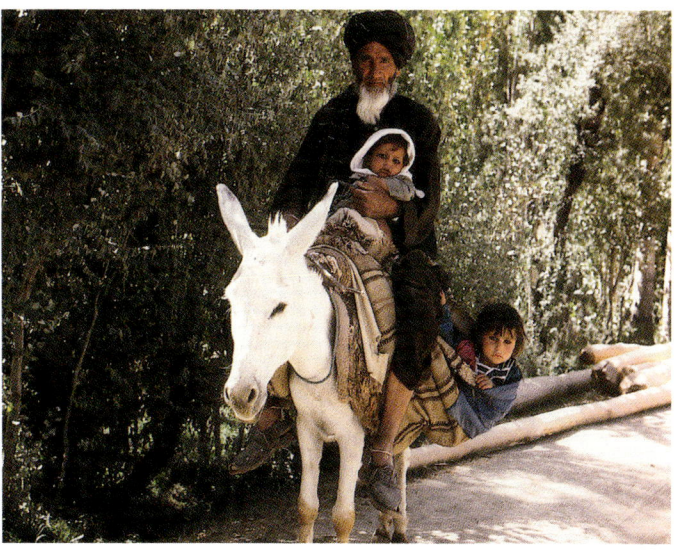

Ein Großvater bringt seine beiden kranken Enkel ins Chak-e-Wardak Hospital

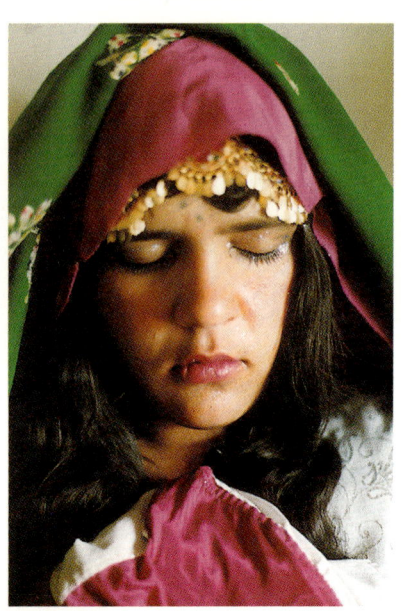

Die Mudschahidin-Braut
Fatima mit gesenktem Blick.
Sie darf niemanden direkt
anschauen.

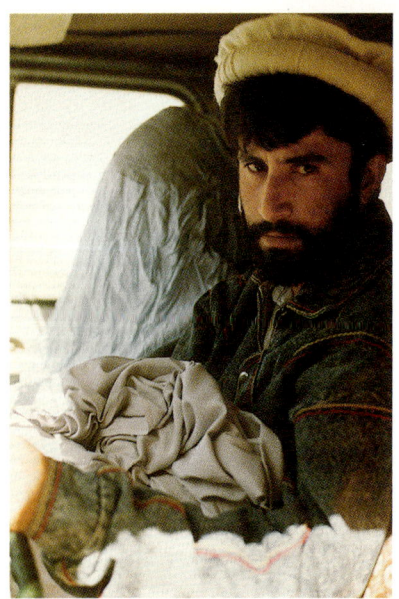

Achmadschah fährt seine
verschleierte Braut Fatima
zu seinem Haus

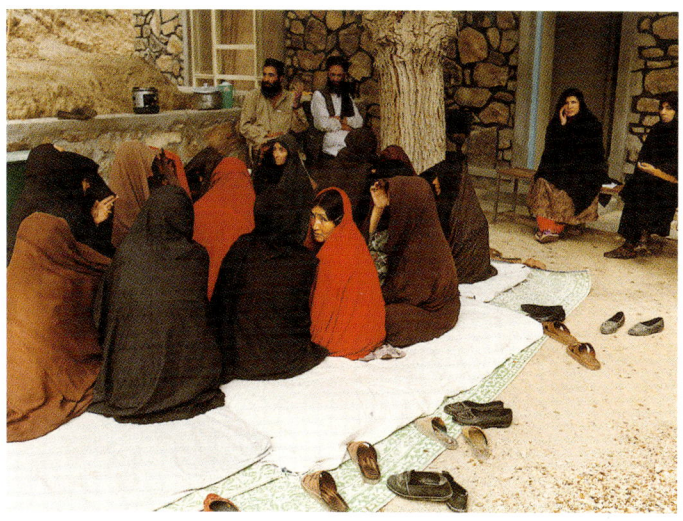

Hebammen aus den umliegenden Dörfern werden im Chak-e-Wardak Hospital unterrichtet. Damit die Männer sie nicht sehen, müssen sie ihr Gesicht hinter dem Schleier verstecken.

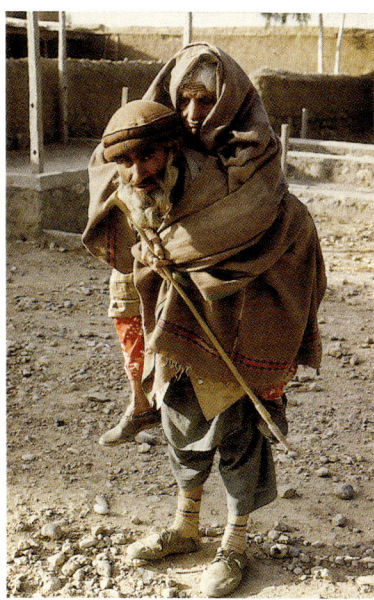

Ein Mann bringt seine kranke Ehefrau ins Chak-e-Wardak Hospital

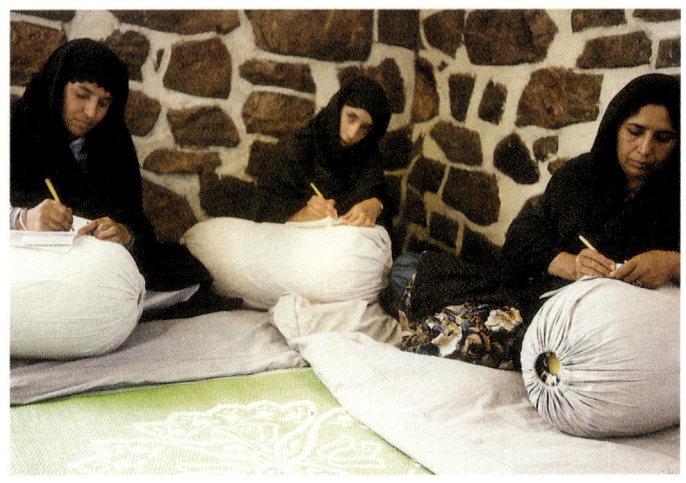

Das erste Frauenteam im Chak-e-Wardak Hospital: Die Frauenärztinnen
Dr. Zakina (l.), Dr. Aquela (r.) und Krankenschwester Parwin (m.)

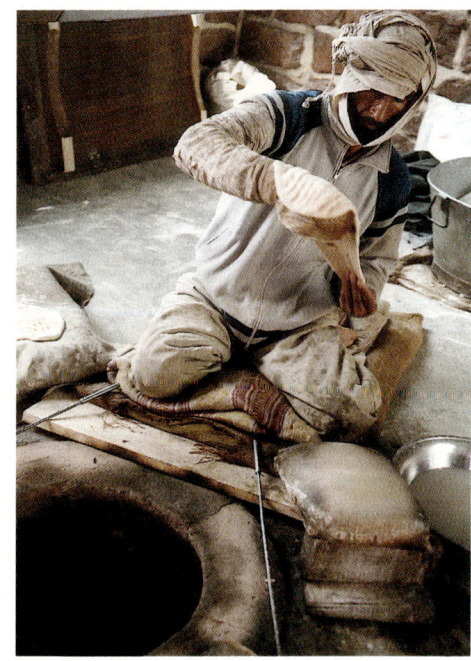

Der Krankenhaus-
bäcker Salmadsch
bei der Zubereitung
von Fladenbroten –
das Hauptnahrungs-
mittel in Afghanistan

de sind sogar die Kontrollposten kaum besetzt. Drei Stunden später erreichen wir die Vorstadt von Kabul, wo wir bei einem Cousin von Fazil Elahi erst einmal frühstücken. Dieser Mann ist ein Unikum. Einerseits beklagt er sich bitter, dass in dieser Zeit jeder nur ans Töten und Zerstören denkt. Andererseits beschreibt er sich selbst als Hazarat, dann wieder als Gelam Jam. Beide Gruppierungen zeichnen sich durch ihre Killerqualitäten aus. Sagen will er wohl damit, dass er nach Bedarf gleich einem Chamäleon seine Farbe wechselt. Fazil Elahi erklärt später, dass dieser Cousin wichtige Beziehungen zu den Hizbis habe und die Mitgliedsausweise ausstelle, also als eine Art Polizist tätig ist. Damit weiß ich immer noch nicht, wie ich den Charakter des Cousins einzuschätzen habe, woran ich gegebenenfalls bei ihm wäre.

Gestärkt streben wir jetzt zum pakistanischen Konsulat in Schar-e-Now. Plötzlich kommen uns rennende Menschen entgegen, Fahrzeuge suchen rücksichtslos und hupend ihren Weg. Blitzschnell reißt Karim das Steuer herum und lenkt in eine Seitenstraße ein. Wir vermuten, dass auf dieser Strecke gekämpft wird, und versuchen über einen Umweg das Konsulat zu erreichen. Auf dem Weg drängen uns Panzer an den Straßenrand, sie rasen, besetzt mit bewaffneten Hazarats, die Straße hinunter. Das rasselnde Panzerkettengeräusch auf dem Asphalt erfüllt die Luft. So schnell können wir gar nicht schauen, wie dieser grauenvolle Spuk an uns vorbeizieht.

Das pakistanische Konsulat ist geschlossen. Erst am kommenden Samstag, so die Auskunft, könnten wir mehr Glück haben. Bis dahin sind es noch mehrere Tage. So lange will ich nicht hier sein, ich will so schnell wie möglich der Stadt entkommen. Die Luft flirrt geradezu vor Gefahr. Fazil Elahi fragt mich mit zögerlicher Stimme, ob ich noch etwas einkaufen wolle. Aber ich habe nicht die Nerven, mich um diese jetzt vergleichsweise nichtigen Dinge zu kümmern. Ich will nur raus, zurück nach Chak. Dort hören wir über Radio Kabul, dass die Kämpfe zwischen Hazarats und Hizbis ausgebrochen sind.

Der Samstag ist da, das pakistanische Konsulat soll heute wieder tätig werden. Fazil Elahi und Karim sind bereit, den nächsten Anlauf zu starten. Falls die Situation erneut brenzlig

wird, wollen wir einfach umkehren. Wieder nehmen wir unser
Frühstück beim Cousin von Karim ein und fahren dann – dieses Mal direkt – zum Konsulat. Die Atmosphäre ist entspannt,
durch eine Luke in der Tür wird mir ein Formular gereicht,
das ich ausfüllen soll. Aus Angst vor Attentaten lässt man niemanden herein. Als ich den Pass samt Formular zurückreiche,
weist man uns an, am nächsten Tag wiederzukommen, da der
Konsul zu beschäftigt sei und erst einmal Liegengebliebenes
aufarbeiten müsse.

Was tun? Leicht irritiert begeben wir uns in einen Teppich-
laden, der in unmittelbarer Nähe der Botschaft liegt. Vielleicht
finde ich ja ein passendes Geschenk für Freunde in Deutschland. Doch dann veranstalte ich das, was alle in Afghanistan
machen würden: Ich breche vor dem Händler in ein großes
Wehklagen aus. Man könne mir doch nicht, einer Frau, in diesen gefährlichen Zeiten zumuten, wieder in die Provinz zurück
zu reisen. Wer weiß, welches Risiko morgen auf einen wartet,
da, wie man ja wisse, jeden Tag erneut Kämpfe ausbrechen
könnten. Der Ladenbesitzer, ein kleiner Mann, der sich der
Form einer Kugel nähert, versteht sich aufs Geschäft. Eigentlich ist jeder Afghane ein geborener Händler, aber dieser hier
ist sicher über die Grenzen Kabuls hinaus bekannt, denn er
bedeutet uns, dass nicht nur seine Teppiche eine Garantie hätten, sondern auch das persönliche Erscheinen des Konsuls in
seinem Geschäft: »onehundredpercent«. Bei dem Wort »hundertprozentig« blitzen seine Augen auf, als hätte er eine Leucht-
reklame verschluckt.

Also gehen wir auf seinen Vorschlag ein, in dem Teppich-
geschäft auf den Konsul zu warten. So manch schöner Kelim
wird uns vorgelegt, einer erweckt auf Anhieb unser Interesse.
Auch der Besitzer merkt das und setzt einen hohen Preis an. Er
beklagt, dass jetzt niemand kaufen würde, fürs Geschäft sei die
kommunistische Zeit besser gewesen. Wir wollen uns jedoch
nicht gleich festlegen und fragen, wo denn der Konsul bleibe.
»Onehundredpercent« käme er, versichert uns erneut der
Geschäftstüchtige, wir sollten nur noch fünf Minuten warten.

Und richtig: Ein eleganter Pakistani erscheint, und unsere
Bitten und Klagen über die schwierige Zeit fangen aufs Neue

an. Er wiederum hebt mit den verwickeltsten Erklärungen an
– selbstverständlich mit noch größerer Tragik in der Aus-
drucksweise –, wie überlastet und überfordert er doch sei.
Unser Geschäftsfreund aber stimmt für uns nun einen Bittge-
sang an, und schließlich verschwinden Pass und Formular blitzschnell in der Tasche des Konsuls. Wir aber sollen gegen vier
Uhr nachmittags wiederkommen. Leidvoll, mit heruntergezo-
genen Brauen und Mundwinkeln, Trauer in den Augen,
machen wir nun unserem Gehilfen klar, dass diese Zeit sehr
spät sei, da wir ja noch am gleichen Tag zurück müssten. »Onehundredpercent at two o'clock«, hundertprozentig um zwei
Uhr, verspricht er uns.

Vor dem Konsulat taucht in der Zwischenzeit wieder ein elegant gekleideter Pakistani mit rotem Einstecktuch auf und
sucht sich so ganz nebenbei zwei Gebetsteppiche aus. »Onehundredpercent« bekommt das Konsulat Teppicheinheiten als
Bakschisch für das Entgegenkommen, wenn es zugeführten
Interessenten zügig Visa ausstellt. Wir warten und plaudern
weiter, geben dem kleinen Kugelmann aber zu verstehen: erst
Visum, dann Teppich! »Onehundredpercent« tauchen jetzt
zwei Angestellte der Botschaft auf und überreichen uns den
Pass mit dem Visum. »Onehundredpercent« hat alles doch
noch vor dem Essen geklappt. Zufrieden in jeder Hinsicht versichern wir uns wortreich der gegenseitigen Wertschätzung und
verabschieden uns. Glücklich ziehen wir ab, den Kelim unter
dem Arm.

Nach genussvollen Kebabfreuden wollen wir noch einige
Einkäufe erledigen. Am alten Basar halten wir an. Fazil Elahi
bittet uns, im Auto zu warten. Wir haben Zeit, das Leben und
Treiben um uns herum zu beobachten. Da wir uns im Gebiet
der Gelam Jam aufhalten, sehen wir in viele usbekische Gesichter. Ein Kommandant mit hochgezwirbeltem Bart fällt durch
sein Imponiergehabe besonders auf, seine stolz vorgewölbte
Brust ist mit einem Patronengürtel drapiert. Geschützt wird er
von Leibwächtern, die Kalaschnikows tragen. Der Kommandant selbst muss sich mit diesem schweren Zeug nicht ab-
mühen. Plötzlich ist ein entrüstetes Raunen zu vernehmen. Wir
schauen wie hypnotisiert auf eine hochgewachsene, hagere

Frauengestalt, eine Ausländerin, die zwar einen weißen Kopfschleier trägt, aber auch eine Bluse, die sie fast nackt erscheinen lässt. Ihr schneeweißer Spitzen-BH ist selbst für uns sichtbar. Ein solcher Anblick ist im Westen nicht der Rede wert,
aber in diesem islamischen Land ist das schon mehr als eine
Provokation. Die Frau mit der Durchsicht ist in Begleitung
eines Afghanen, um Einkäufe zu tätigen. Es ist fast nicht zu
glauben, mit welcher Selbstverständlichkeit sie sich für diese
Gesellschaft nahezu ausgezogen angezogen bewegt. Fazil Elahis knapper Kommentar dazu: »She must be sick«, sie muss
krank sein.

ABTREIBUNG

Zurück in der Provinz sieht vieles anders aus. Einen Tag nach
unserer Rückkehr aus Kabul kommt Jeanette, eine Krankenschwester aus Marseille, die uns die französische Hilfsorganisation Avicenne für zwei Wochen überlassen hat, mit schre-
ckensbleichem Gesicht auf mich zu und bittet mich um Hilfe.
   Sie führt mich zu einem jungen Mädchen, das mit seiner
Mutter eingetroffen ist. Dem Mädchen geht es sehr schlecht.
Ständig muss sie sich übergeben. Nach und nach bekomme ich
ihre Geschichte erzählt, ich staune nicht schlecht. Sie ist verlobt mit einem Mudschahid, und wie das Leben so will, voll-
ziehen sie, bevor der zukünftige Mann in den Krieg marschiert,
den Liebesakt. Das gibt es überall auf der Welt, bekanntermaßen gehäuft in Zeiten des Krieges. Aber auch die Folgen
machen vor keinem Paar auf der Welt halt. Sie wird schwanger. Nur existiert nicht überall das islamische Recht, die so
genannte Scharia, die eine voreheliche Schwangerschaft nicht
toleriert. Kurz zuvor hatten wir gehört, dass ein junges Paar
aus diesem Grund zu Tode gesteinigt worden war. Einer unse-

rer Mitarbeiter hatte dabei geholfen. Wörtlich übersetzt heißt »Scharia« »den Weg aufzeigen«.

Erschwerend kommt bei unserer jungen Patientin noch hinzu, dass der Kindsvater schwer verletzt in Kabul liegt und man nicht weiß, ob er überleben wird. Die Situation ist für das Mädchen nahezu aussichtslos. Unverheiratet kann sie dieses Kind nicht zur Welt bringen, auch sie würde zu Tode gesteinigt werden. Die Mutter bittet uns um Hilfe für ihre Tochter. Wir sollen eine Schwangerschaftsunterbrechung einleiten. Die Mutter beobachtet mich angestrengt, aber auch angstvoll. Wie werde ich dazu stehen? Welchen Rat werde ich Jeanette geben? Voller Dankbarkeit nimmt sie meine Hand, als sie versteht, dass ich Jeanette bedeute, dem Mädchen beizustehen. Aber wie?

Wir wissen beide nicht, wie so ein Eingriff zu machen ist. Es bleibt aber die Tatsache, dass wir alles versuchen müssen, denn sonst ist das Mädchen verloren. Bildlich sehe ich schon vor mir, wie die Schwangere schmerzgepeinigt aufschreit, wenn harte Steine sie treffen. Ich sehe das zarte, schöne Geschöpf, wie es blutüberströmt am Boden liegt, darüber gebeugt die verzerrten Gesichter der Steiniger, die ihre Chance hatten, sich heuchlerisch »Im Namen Allahs« auszutoben.

Das Mädchen starrt uns kreidebleich an und verfolgt die Vorgänge, unterbrochen von Würgeanfällen. Die Schwangere ist von besonderer Schönheit, Kleidung und Schmuck verraten, dass ihre Familie nicht arm ist. Jeanette und ich überlegen hin und her und müssen wieder einmal erkennen, wie unwissend und ohnmächtig wir eigentlich sind. Schließlich wollen wir versuchen, durch Infusionen und bestimmte Medikamente die Wehen auszulösen. Diese Methode können wir aber nicht im Krankenhaus anwenden.

Wir bereiten alles vor und geben Mutter und Tochter das Instrumentarium mit nach Hause. Es darf auf keinen Fall herauskommen, dass wir bei einer Abtreibung geholfen haben. Bei einer Aufdeckung ist die Konsequenz keine angenehme: Man würde uns ebenfalls töten, im günstigsten Fall bekämen wir eine Ausweisung aus der Provinz und aus Afghanistan. Im Flüsterton geben wir der Mutter Anweisungen, zum Glück gibt es in ihrem Haus eine Person, die Infusionen legen kann. Dankbar steckt uns die Mutter einen Ring an den Finger, eine alte afghanische Silberarbeit. Wie im Trauerzug verlassen Mutter und Tochter das Hospital. Am nächsten Tag ist der Schrecken kaum mehr zu überbieten: Ohne Erfolg tauchen die beiden leidenden Gestalten wieder im Hospital auf. Was haben wir falsch gemacht? Weil wir es nicht herausbekommen und die Situation überaus bedrohlich ist, verfallen wir in Hoffnungslosigkeit. Plötzlich eröffnet sich eine neue Möglichkeit, die für alle den besten Ausweg bietet. Einer unserer Ärzte gibt uns eine Adresse in Kabul, wo Eingriffe dieser Art gegen Geld vorgenommen werden. Gestern Abend hatten Jeanette und ich ihn gefragt, natürlich rein theoretisch, was Mädchen und Frauen in einer solch schwierigen Lage denn überhaupt machen könnten. Die Adresse, die wir gerade zugesteckt bekommen, ist nun die Rettung: Wir werden die übergroße Verantwortung los, und dem Mädchen kann hoffentlich wirklich geholfen werden.

Ich gebe der Mutter spontan den Ring zurück. Die Frau schaut mich verständnislos an. Wie kann ich ihr erklären, dass ich mich nicht durch das Leid anderer bereichern will? Wie kann ich ihr von meiner Ohnmacht erzählen, da ich letztlich wenig für sie hatte tun können?

MEIN FEIND, DIE MALARIA

Ich beobachte eine Spinne. Fasziniert sehe ich zu, wie ihre dünnen Beine vorschnellen und blitzschnell mit dem klebrigen Speichel eine Mücke einwickeln. War es vielleicht – ich hoffe es geradezu – die gefürchtete Malariamücke, die Anopheles, die hier ihr Leben lassen musste? Bekommen Spinnen eigentlich auch Malaria, schießt es mir durch den Kopf? Ich glaube nicht. Der Malariaerreger, so denke ich weiter, ist mein Feind. Er will stärker sein als ich, er will mich vernichten. Die Malaria ist in dieser Region besonders gefürchtet. Da die Erreger immer widerstandsfähiger werden, können die Medikamente, die es zur Bekämpfung dieser Krankheit gibt, manchmal wenig ausrichten. Seit drei Jahren habe ich förmlich auf meinen Hauptfeind gewartet. Nun hat er mich erwischt. Ein Albtraum, der in der schönsten Entspannung begann.

»Komm«, sagte Haji Daud an einem schönen Juni-Abend nach vielen Mühen in der Klinik, »es ist mal wieder Zeit für einen Ausflug.« Er möchte mit mir nach Geogi, um mir wieder einmal seine Heimat Paktia zu zeigen. Das Abenteuer reizte mich, schon war mein Seesack gepackt. Die Tage und Nächte, die wir dort draußen in der Wildnis verbrachten, waren unbeschreiblich schön. Wir fuhren anfangs zu einer Lichtung, umgeben von bizarren Wacholderbäumen, die nahezu archaisch anmuteten. Auf sanftem Moosrasen fanden wir eine herrliche Ruhestätte. Zum Aufwärmen wurde von unserer Begleitmannschaft Tee gekocht. Ein Hizbikommandant, es war unser Freund Zakhi, und sein Mudschahid Mirash bewachten uns. Mirash postierte sich mit seiner Kalaschnikow auf einem großen Felsbrocken. Ich brachte ihm eine Tasse Tee, was den Unwillen des Kommandanten hervorrief, da der Wächter nicht abgelenkt werden sollte. Schließlich wurde der Tee doch genehmigt. Eine der Eigenschaften des Menschen besteht aber darin, dass er stets nach mehr verlangt. So war es dann auch nicht weiter verwunderlich, als Mirash die nachdenkliche Stille mit einem für alle vernehmbaren Befehl unterbrach: »Noch einen Tee!« Irgendwo hatte er etwas Deutsch aufgeschnappt.

Langsam braute sich ein Unwetter zusammen. Ein Wolkenbruch nach dem anderen ließ uns erschaudern, Blitz und Donner vollendeten das Naturschauspiel. Trotzdem brachte es unsere afghanische Begleitmannschaft irgendwie fertig, über einem Lagerfeuer gut gewürzte Kebabs zu grillen. Die Kalaschnikows standen bereit. Ich suchte mir einen Platz unter einem Baum in der Nähe als Nachtlager, kam aber nicht zur Ruhe, weil ich erbärmlich fror. Ich hatte zwar alles angezogen, was ich bei mir trug, und war sogar mit den Beinen in die Ärmel eines dicken Schafwollpullovers gestiegen, doch fehlte der Schlafsack. Die Erkältung war vorprogrammiert. Weit nach Mitternacht machte ich mich zum fast niedergebrannten Lagerfeuer auf. Meine Glieder waren ganz steif vor Kälte. Gespenstisch knackte es in der Glut, und die kleinen Flammen fraßen sich züngelnd ins Holz. Zakhi hielt einsam Wache, völlig in sich selbst verkrochen. Der Morgen erlöste mich. Mirash, der sich in einen Schlafsack zusammengerollt hatte, gab ein erheiterndes Bild ab: Statt seines schwarzen Strubbelkopfes kam zuerst die Kalaschnikow zum Vorschein.

In der nächsten Nacht ging es mir besser. Haji Daud und sein Schwager hatten wohlriechendes, weiches Gestrüpp, vermutlich Lavendel, gesammelt. Es wurde in der Nähe des Feuers drapiert, doch so, dass Qualm und Funken diese Polsterung nicht erreichen konnten. Darauf legte ich den Schlafsack vom Kommandanten Zakhi, den er mir, ganz Kavalier, überließ. Er half mir auch beim Hineinkrabbeln, doch als Fundamentalist durfte er nicht den Reißverschluss zuziehen, da eine Frau darin steckte. Dies erledigte dann Haji Daud für ihn. Auf Lavendel gebettet, konnte ich wohlig einschlafen.

Die Reise ging besonders schwer, aber auch besonders interessant weiter. Ich weinte, als wir Zakhi und Mirash verabschieden mussten. Im Wind flatterten die Shalwar Khameez wie Fahnen. Würden wir sie je wiedersehen? »Deutschland ist wiedervereinigt. Möge Ihrem Land erspart bleiben, was unser Land durchmachen muss«, waren Zakhis letzte Worte zum Abschied.

Ich hatte nach dieser Tour erste Gliederschmerzen, führte sie aber auf die anstrengende Zeit zurück und rechnete damit, dass sie sich zur Erkältung auswachsen würden. Doch weil ich nichts weiter davon wissen wollte, bemühte ich mich, meine Krankheit beiseite zu drängen. Fieberschauer schüttelten mich bereits, und ich konnte auch schon nicht mehr an einer Einladung von Kommandant Sedique teilnehmen. Die Kraft hatte mich verlassen, nur noch die nötigsten Worte kamen aus mir heraus, und das auch mehr liegend als sitzend oder stehend. Es kam der Vorschlag, mich nach Peschawar zu bringen, aber ich war nicht mehr reisefähig.

Nun gab es keine andere Wahl, ich musste mich untersuchen lassen. Das Ergebnis von Fazil Elahis Labortests: Im Blut konnte er Malariaerreger nachweisen, die Stuhlproben wiesen auf eine blutige Durchfallerkrankung hin und außerdem hatte ich noch einen Infekt in den Harnwegen. Ich war inzwischen so schwach, dass ich den Deckel meiner Metallkiste, in der ich meine persönlichen Medikamente aufbewahrte, nicht mehr hochheben konnte. Willenlos nahm ich alles an, was man mir verordnete und zurechtlegte.

Nach afghanischer Tradition wird ein Kranker in der Familie von allen umringt und umsorgt. Ich aber wollte allein sein. Ich konnte all die Männer nicht ertragen und komplimentierte zuerst einmal den Koch hinaus, der aufdringlich fragte, was ich denn essen und trinken wollte.

Über Fazil Elahi ließ ich ausrichten, dass ich niemanden sehen möchte, da ich einfach nicht in der Lage sei, mit den Leuten zu sprechen. Ich würde mich melden, wenn ich etwas bräuchte. So wurde der Plan gemacht, dass immer nur einer nach mir schauen sollte, der Englisch sprechen konnte: An dem einen Tag war es Ingenieur Mahmood, dann Fazil Elahi oder der Anästhesist Selim.

Ängstlich achtete ich darauf, dass keiner mein Zimmer betrat. Da der Gang zur Toilette zu weit für mich war, musste mein Waschplatz für entsprechende Bedürfnisse herhalten. Auch war ich anfangs nicht in der Lage, mich selbst zu säubern. So beherrschte ein unangenehmer Geruch mein Zimmer. Und was mich besonders quälte: ich konnte Urin und Stuhl nicht immer halten und hatte dann das Dilemma in meinem Bett. Mit äußerster Mühe schaffte ich es noch, das Bett abzuziehen und die verschmutzte Wäsche herauszureichen.

Die größte Hilfe war Ingenieur Mahmood. In einem Metallkübel verbrannte ich zwar benutztes Toilettenpapier, aber ausgewaschen hatte ihn dennoch Mahmood. Auch spülte er jedes Glas und jeden Teller eigenhändig mit abgekochtem Wasser ab, da der Koch bekannterweise einen ausgeprägten Hang zum Schmutz hatte. Nie im Leben werde ich diese Pflege vergessen.

Während mich Fieberschauer schüttelten, hatte ich nur einen einzigen Gedanken: meine Kleidung. Es war die Phase, wo ich mich zum Sterben zurechtlegte. Leicht und aufgelöst durch meine Fieberfantasien fühlte ich mich dazu bereit. Nur sollten sich die muselmanischen Männer nicht meiner schämen, wenn sie mich tot auffinden würden. Also versuchte ich in meinen Wahngebilden krampfhaft meinen Anzug zusammenzuhalten, nichts sollte verrutschen, besonders im Brustbereich sollte sich keine Stelle entblößen dürfen. Bei heftigen Schweißausbrüchen ist das keine leichte Sache. Und wenn ich einmal nicht daran dachte, meine Gewänder zu umklammern, dann hatte ich den Wunsch, noch einmal in den Iran reisen zu dürfen. Warum musste es gerade wieder so ein schwieriges Land sein? Das war typisch für mich.

Langsam wurde ich durch die Wirkung der Medikamente in die Wirklichkeit zurückgeholt. Man unternahm alle Anstrengungen, mich zu kräftigen und zu erfreuen. Sogar ein Huhn musste sein Leben lassen, damit es mir besser ging. Vor dem Fleisch hatte ich einen Widerwillen, aber die gekochte Brühe mit Reis tat mir gut. »Anästhesie«-Selim wusste, dass ich gelbe, kernlose und sehr süße Weintrauben besonders gern esse. Zwei Stunden fuhr er im Auto zu dem Basar, um dieses Obst für mich zu erstehen. Alle waren froh, zu sehen, dass sie mir wieder schmeckten.

Die Spinne soll noch ganz viele Mücken in ihr Netz locken, denke ich in meinem Zustand der fortgeschrittenen Genesung. Es ist darüber August geworden. Mein Körper hat den Kampf mit den Erregern gewonnen. Nirgendwo ist auf Dauer Friede, denke ich. Bevor ich trübsinnig werde, gehe ich hinaus und lasse mich von der Sonne bestrahlen. Zwei Kommandanten schicken mir prächtige Äpfel, sie sind so schön anzuschauen, als wären sie angemalt. Meine kleine Dorfnachbarin bringt mir Blumen und Mandeln. Kommandant Sedique funkt nach Peschawar, dass ich wieder gesund bin. Das ganze Dorf nimmt an meinem Leben Anteil. Dieses verbindende Gefühl, dass ich jetzt eine Schwester der afghanischen Großfamilie bin und in ihrem Schoße gepflegt wurde, lässt mich nicht mehr los.

ICH BIN KEINE HEBAMME

Noch nie hatte ich mit einer Erstgebärenden zu tun. Nun bittet man mich, eine solche zu untersuchen. Die Schwangere ist sechzehn Jahre alt und in Begleitung einer älteren Frau. Zu gern würde ich sie nach Peschawar schicken, aber es ist zu spät: das Köpfchen des Kindes ist schon zu sehen, die Geburt hat begonnen. Nach außen wirke ich sehr ruhig, aber innerlich bestehe ich nur aus Angst. Ich bin keine ausgebildete Hebamme, und meine einzigen Erfahrungen stützen sich darauf, dass ich fünf Wochen mit Carol, der schottischen Hebamme, im Flüchtlingslager zusammen gearbeitet hatte und bei einigen Geburten anwesend war, wo die jeweiligen Frauen aber schon mehrfach entbunden hatten. Vor meinem inneren Auge sehe ich all die Erstgebärenden mit ihren ewig andauernden Schmerzen und den meist zu engen Becken, die ich während meiner Schwesternausbildung kennen lernte. In Deutschland setzt man vielfach einen Dammschnitt an, fällt mir ein, um größere Komplikationen zu vermeiden. So bereite ich alles dementsprechend vor.

Währenddessen setzt sich die ältere Frau auf die Liegematte und nimmt die junge Frau rückwärts in ihre Arme. In der Hockstellung verlaufen dann die ersten Presswehen. Die junge Frau bittet mich, dem Leiden ein Ende zu machen. Ich soll doch das Kind herausholen, fleht sie mich an, damit sie endlich Ruhe habe. Da ich dem Wunsch nicht so ohne weiteres nachgehen kann, wird ihr Blick fast böse. Schließlich flutscht das Kind wie von selber in die Welt. Ich bin so überrascht, dass ich diese plötzliche Leichtigkeit gar nicht fassen kann. Zunächst muss ich das Kind dazu bringen, die ersten Laute von sich zu geben, jenes Geschrei, das die ganze Bitterkeit ausdrückt, aus der geborgenen Wärme des Mutterleibes in die kalte, schwierige Welt gestoßen zu werden. Nach der Abnabelung wasche ich das Neugeborene und will es der Mutter an die Brust, in die Arme legen: Es ist ein Junge!

Mein Erstaunen ist groß, als die Mutter das Kind fast unwirsch an ihre Begleiterin weitergibt. Sie ist froh, das Kind los zu sein. Die Nachgeburt erfolgt zum Glück rechtzeitig und ist auch vollständig. Die alte Frau windelt das Baby und kleidet es unterdessen an, hilft dann der jungen Mutter beim Waschen und Anziehen. Nach drei Stunden verlassen sie das Hospital, zu Fuß, ohne Schwierigkeiten.

Dr. Gulap und die anderen Mitarbeiter gratulieren mir zu der ersten Geburt eines afghanischen Jungen. Erst dann fühle ich so etwas wie erleichtertes Staunen und Glück. Später erfahre ich von Carol, dass afghanische Frauen wesentlich leichter gebären als europäische und sie nie Dammschnitte hat durchführen müssen. Das mag mit der typischen Hockstellung zusammenhängen, die von Kindheit an praktiziert wird.

GEGENSPIELER

Der innere Feind, die Malaria ist jetzt endgültig bekämpft, schon lauert ein äußerer auf, in Gestalt von Omardin, dem letzten Koordinator in Khost. Ende August taucht er unvermittelt in Chak auf. Bei sich trägt er einen Brief, autorisiert von einem – wieder einmal neu eingesetzten – afghanischen Direktor meiner Hilfsorganisation, in dem steht, dass Omardin das Hospital leiten soll. Ein weiterer Brief weist ihn der Schura gegenüber als zuständigen Verhandlungspartner aus. Klartext für mich: Ich bin abgesetzt worden. Omardin und Tajmohamad versuchen mir zu schmeicheln, ich hätte wirklich gute Arbeit geleistet; und wollen mir weismachen, dass diese Entscheidung eine Angelegenheit des Komitees sei, mit ihren persönlichen Ansichten auch nichts zu tun hätte. Sie würden mich nie vergessen, betonen sie zum Schluss, ich sei ja ihre Lehrerin gewesen. Doch wäre es besser für mich, ich würde nach Peschawar reisen, ein Begleiter meines Vertrauens stünde mir natürlich zu. Das ist die afghanische Art, einen Menschen loszuwerden. Ich aber will nicht.

Omardin war in meinem ersten Kurs in Sadda mein Schüler gewesen. Nach dem ersten Test musste er aufgeben, da er nicht einmal in der Lage war, richtig zu lesen und zu schreiben. Diesen Mann hatte die afghanische Leitung zum Direktor eines Hospitals gemacht! Anscheinend besteht ihre Personalpolitik darin, möglichst einfältige Mitarbeiter auszuwählen, die man kaufen kann, um sie in der Hand zu haben. Ohne Protektion finden Menschen wie Omardin kaum eine Arbeit, da ihnen jegliche Qualifikation fehlt. Nach und nach kommen noch andere Vasallen des afghanischen Direktors hinzu, hauptsächlich rekrutiert aus Angehörigen des eigenen Stammes.

Tajmohamad gehört beispielsweise zum eingeschworenen Kern der Gegenspieler. Weil ihn einmal eine Kugel schwer verletzte und der afghanische Direktor Tajmohamad zu einer Krankenhausbehandlung verhalf, glaubt nun dieser, er verdanke dem Direktor sein Leben, und dementsprechend fühlt er sich in der Pflicht. Tajmohamad wacht über die Apotheke – ohne jegliches Wissen – und auch über alles andere.

Die größte Enttäuschung bereitet mir Yarmohamad. Er war einmal mein bester Schüler in Sadda gewesen. Ihn hatte ich immer wieder gefördert und als Administrator vorgeschlagen und durchgesetzt. Bei jedem Fehler nahm ich ihn in Schutz. Yarmohamad hat sich anscheinend bei einem Essen mit dem Direktor kaufen lassen. Jedenfalls unternimmt er seitdem jede Anstrengung, um der Leitung zu Willen zu sein. So schleimt er süßlich herum und beklagt sich bei Ingenieur Mahmood, dass Karla sich so verändert hätte und nicht mehr mit ihnen sprechen würde. Mahmood kontert, gibt zu verstehen, dass dies nicht stimmen würde. Nur solle Yarmohamad einmal darüber nachdenken, dass ihm Karla einst vertraut hätte, nun aber von ihm enttäuscht worden sei.

Gefährlich ist auch »Röntgen«-Selim, der Bruder von Tajmohamad. Selim redet wenig, ist aber ständig zugegen, um alles mitzubekommen, und kann sich hervorragend anpassen. Schwer durchschaubar ist hingegen unser Administrator Abdul Basir. Zusammen mit ihm und Ingenieur Mahmood hatten wir ein sicheres Verrechnungssystem erarbeitet: Wir besprachen die Quittungen und ich zeichnete sie direkt ab. Die Belege wurden aufgeklebt und daneben die englische Übersetzung geschrieben. So sah der neue Direktor keine Chance zur Fälschung, auf diese Weise konnte er kein Geld in die eigene Tasche wirtschaften. Der Administrator muss durch diese Nachprüfbarkeit so unter Druck gesetzt worden sein, dass er jetzt von seinem Posten abgelöst werden will. Ich jedenfalls habe auch keine finanziellen Kompetenzen mehr.

DIE KARLA-GANG

Entscheidend ist für mich, dass ich in Chak seit drei Jahren bekannt bin. Die örtlichen Autoritäten haben mich akzeptiert und unterstützen mich. Denn in ihren Augen hatte ich für Unparteilichkeit gekämpft und mich ausschließlich für die medizinischen Belange der Patienten eingesetzt. Als Neuankömmling, noch dazu als Frau, hätte ich ansonsten in diesem Machtspiel, das mit einem Agententhriller in Konkurrenz treten konnte, schon lange aufgeben müssen. So aber stehe ich unter einem gewissen Schutz. Und ich besitze eine erstklassige Abwehr-Spionage-Truppe:

Vorneweg sei Ingenieur Mahmood genannt, ein gestandener Mann, gefestigt in seiner Persönlichkeit. Ohne ihn und seine Kontakte bin ich verloren. Unsere gemeinsamen Ideen weiß er bestens umzusetzen und an richtiger Stelle und zur rechten Zeit anzubringen. Geschickt kann er andere ausspielen und zurechtweisen. Er bleibt bei dieser Intrige lieber im Hintergrund, um sich nicht direkte Feinde zu machen; manchmal wünsche ich ihn mir schneller im Zugriff, doch ich sehe ein, dass seine Strategien für die afghanischen Verhältnisse äußerst wirksam sind.

Fazil Elahi ist das genaue Gegenteil von Ingenieur Mahmood. Mit jugendlich-unerschrockener Energie schlägt er tatkräftig zu. Er macht keinen Hehl aus seiner Abneigung gegenüber der afghanischen Leitung. Manchmal muss ich ihn in seinem Überschwang bremsen. Jeden Tag verausgabt er sich mit selbst gebastelten Geräten beim Krafttraining. Fazil Elahi sieht sich in der Rolle als mein persönlicher Bodyguard. In seinem weißen Shalwar Khameez wirkt er wie ein Racheengel.

Auch Logarai und Irangul schützen mich. Sie sind zwei Verwandte von Haji Daud, die dieser wohl für mich in die Pflicht genommen hat. Dr. Gulap und Dr. Saadat, zwei strikte fundamentalistische Muslime, bieten der Führungsgruppe ebenfalls Kontra. Dr. Gulap verfolgt sanft, aber bestimmt den ehrlichen Weg; Dr. Saadat kann sich in seiner Rechtschaffenheit nicht kontrollieren, und es bricht oft verletzend aus ihm heraus, was er zu sagen hat. Er sagt das, was andere nur denken und sich niemals zu sagen trauen. Für uns ist das gut.

ZWILLINGE IM EIMER

Ohne mich beirren zu lassen, setze ich meine Klinikarbeit in gewohnter Form fort. In der nächsten Sprechstunde treffe ich auf eine ausgemergelte alte Frau, die in Begleitung ihres ebenfalls alten Ehemannes ist. Es stellt sich aber heraus, dass diese Frau im siebten Monat schwanger ist und über Schmerzen und Blutungen klagt. Manchmal verwundert es mich schon, wie schnell die Menschen in Afghanistan durch die besonders harten Lebensbedingungen altern. Die Untersuchung ergibt aber, dass momentan keine Blutungen festzustellen sind, sodass ich das Paar mit entsprechenden Medikamenten nach Hause schicke. Am folgenden Tag sind die Eheleute wieder da, und auch dieses Mal kann ich nichts Beunruhigendes entdecken. Also entlasse ich die Frau erneut nach Hause und verordne strikte Bettruhe. Aber auch am dritten Tag erscheinen sie zur Konsultation.

Unsicher geworden, beratschlage ich mit Dr. Gulap, ob man die Frau nicht ins sechs Autostunden entfernte arabische Krankenhaus fahren sollte. Vielleicht könnte sie dort eine fachlich bessere Behandlung bekommen. Das Paar aber weicht dem Vorschlag aus, sie seien zu arm, um einen Transport dorthin zu bezahlen. Und, so geben sie uns zusätzlich zu verstehen, sie mögen auch nicht die Araber, weil sie die Afghanen oftmals als Menschen zweiter Klasse behandeln, in ihrer Mission Sektierern gleichen. So kommen wir überein, dass die Frau bei uns zur Beobachtung bleibt.

Schnurstracks gehe ich am nächsten Morgen in das Zimmer der Schwangeren, gleichsam von Instinkten getrieben. Ich will nachschauen, wie es ihr geht. Auf dem Weg dorthin treffe ich eine deutsche Ärztin, die zu Besuch bei uns ist. Als wir gemeinsam die Tür zum Zimmer der Patientin öffnen, bietet sich unseren Augen ein schreckliches Bild: die Patientin sitzt über einem Eimer, vor ihr, in einem Tuchfetzen, liegt gekrümmt ein Neugeborenes; der Mann hat es mit seinem Taschenmesser abgenabelt. Ganz blau ist das Gesicht des Frühchens. Es sieht so aus, als hätte der Säugling wenig Chancen, am Leben zu bleiben.

Die Ärztin bemüht sich intensiv um das Kind. Schnell rennt sie zum Verbandsraum, um Instrumente und Verbandsmaterial zu holen, damit der Nabel, der immer noch blutet, versorgt werden kann. Mit viel Einsatz schafft sie es, das Frühgeborene wieder zurück ins Leben zu holen. Nach und nach färbt sich das Gesicht rosa, bald darauf ist auch der erste Schrei zu hören. Wir sind so sehr mit dem Kind beschäftigt, dass wir nicht mitbekommen, wie die Frau weiter und weiter presst, immer noch auf dem Eimer sitzend. Plötzlich sehen wir einen Teil eines zweiten Kindes halb im Eimer hängen. Sofort handeln wir und ziehen das Baby hervor, damit es nicht Gefahr läuft, in den Eimer zu fallen. Ich helfe der zweifachen Mutter jetzt auf die Matratze, während die Ärztin sich um den anderen Säugling kümmert. Dieses Kind ist kräftiger und von Anfang an in guter Verfassung. Es sind zwei Mädchen. Die Eltern haben nichts zum

Anziehen für ihre beiden Babys, Geld ist dafür nicht vorhanden. Auch können sie sich nicht freuen, da die Zwillinge, sie werden Pawina und Naima genannt, ihre Sorgen nur noch vergrößern werden. Ich selber mache mir Vorwürfe, dass ich die Situation nicht richtig einschätzen konnte.

In Afghanistan ist Demut angebracht. Durch derartige Erlebnisse wird man auf seinen Platz verwiesen und kann immer wieder erkennen, wie klein das Ich ist.

EINE ENGLISCHE KRANKENSCHWESTER

Was sind wir froh – endlich ist eine Hebamme da! Mindestens den ganzen Herbst über soll sie bei uns bleiben. Weil in der medizinischen Versorgung Frauen in Afghanistan absolut zu kurz kommen, ist jede Hilfe folglich willkommen. Und Kate ist ein wahres Energiebündel. Ich mache ihr klar, dass sie sich hier zurücknehmen müsse, als Frau gewisse Regeln einzuhalten hätte.

»Gut, ihr müsst mir nur ein Zeichen geben, und schon werde ich ruhig und unscheinbar in der Ecke hocken.« Hoch und heilig verspricht sie mir, sich den afghanischen Gepflogenheiten anzupassen. Leider bleibt ihre unkontrolliert westliche Art ein Problem. Zwar hatte Kate schon ein Jahr in dem zu jener Zeit vom Kabul-Regime beherrschten Poli Khumri im Norden von Kabul mit einem englischen Armeecorps gearbeitet, aber von den Kommunisten war sie Freiheiten gewohnt, die es in der islamischen Provinz nicht gibt.

Kate, so stelle ich fest, will arbeiten, aber an erster Stelle steht für sie das eigene Abenteuer. An die Konsequenzen denkt sie dabei nie. Während der schlimmsten Kampfzeit in Kabul verfällt sie der Idee, unbedingt ihren Freund in Poli Khumri besuchen zu müssen. Das geht natürlich nicht ohne Begleiter.

»Wissen Sie, Kate, mit einer solchen Tour gefährden Sie nicht nur sich, sondern auch Ihren Beschützer.« Wieder einmal komme ich mir wie eine Oberlehrerin vor.

»Dann reise ich eben allein.« Eine erlebnishungrige Frau ist kaum zu bremsen. »Der Schleier wird mich schon beschirmen.«

»Eine Frau in Afghanistan reist nicht allein, unweigerlich würde sie auffallen.« Langsam werde ich mit Kate ungeduldig. Habe ich an einem Tag eine Sache ausdiskutiert, kommt sie am nächsten Tag mit demselben Ansinnen hartnäckig wieder. Richtig herausfordernd wirkt ihr Gebaren. Mit ihren schnellen Bewegungen und ihrem ständigen Lachen kann man diese Engländerin nach afghanischen Maßstäben nicht gerade sittsam nennen. Einmal setzt sie sich eines Abends zu nahe an den Mann heran, der vor dem Krankenhaus Wache hält. Ich weiß, dass sie diese Person besonders gern mag. Doch ihr Verhalten gibt dem Kommandanten die Möglichkeit, den Wächter zurechtzuweisen und zu ohrfeigen. Alles erstarrt bei dieser Bestrafungsaktion. Ein Muselmane schlägt einen anderen wegen einer ausländischen Frau. Mit einem bösen Nachspiel. Die Schura sieht den Fall anders und befiehlt dem Kommandanten, sich offiziell bei dem Wächter zu entschuldigen. Welche Schmach für einen Mann mit Macht! Einzig erlitten durch den Eigensinn einer Frau.

Schließlich läuft das Gastspiel der englischen Krankenschwester darauf hinaus, dass sie einen Brief von der Schura bekommt, in dem sie aufgefordert wird, Chak innerhalb einer Woche zu verlassen. Sie kann sich ihre Schutzbegleiter selbst aussuchen. Ich bin über diese Entscheidung traurig, aber andererseits auch erleichtert. Wer weiß, welcher junge Afghane letztlich noch seinen Kopf verloren hätte angesichts ihrer unbefangenen Herzlichkeit. Kate vermag zu helfen, das habe ich in einem Ausmaß von ihr erlebt, das ich nicht für möglich gehalten hätte – aber davon erst später –, doch noch mehr kann sie die Nerven anderer strapazieren.

Natürlich finden jetzt täglich Debatten darüber statt, wie und mit wem sie nun reisen soll. Jeder ist zutiefst um ihre Sicherheit bemüht und steigert sich in schrecklichste Vorstellungen hinein, was ihr so alles passieren könnte. Selbst der sonst eher bedächtige Ingenieur Mahmood ruft bei ihrem Abschied aus: »Mit unserem Blut werden wir sie rächen, wenn ihr etwas passiert!«

Kate arbeitet später in Shardiwal in der Provinz Ghazni. Ich besuche sie dort, irgendwie fühle ich mich ihr verbunden, da wir schwierigste Zeiten gemeinsam durchstanden haben. Sie ist nicht glücklich dort, weil sie von einer norwegischen Hebamme in den Schatten gestellt wird. Inga ist in der Lage, kleinere Eingriffe bei Frauen selbstständig vorzunehmen; mit Hilfe von Gynäkologinnen gelingen ihr sogar Kaiserschnitte.

NICHT IMMER GIBT ES EIN DACH ÜBER DEM KOPF

Nach der Wende lebt auch das Gesicht von unserem Sanitäter Seb Noor langsam wieder auf. Als das Kabul-Regime Maidan eroberte, musste seine Familie aus ihrem Heimatgebiet fliehen. Sie kam zu ihm ohne Hab und Gut nach Chak, und er musste von einem Tag auf den anderen für seine fünfunddreißig Sippenmitglieder die alleinige Verantwortung tragen.

Nun aber will der Clan wieder zu seinem Wohnort zurück, obwohl die Gegend völlig zerstört ist. Nicht ein einziges Haus soll mehr intakt sein, die Bäume bizarr verformt, getroffen und verbrannt durch Raketen und Napalmbomben. Aber jetzt ist die Zeit der Aussaat. Nur mit der Ernte im nächsten Frühjahr lässt sich eine neue Existenz aufbauen. Die Angst vor den verminten Feldern ist groß, aber es gibt keine andere Möglichkeit. Auch spart die Sippe mit dem Umzug die hohe Miete für das Haus in Chak: immerhin 1500 Rupien. Den einzigen Verdienst, mit dem alle auskommen müssen, bringt Seb Noor nach Hause: 3050 Rupien, damals umgerechnet 120 Mark.

Alles hat geklappt. Die Sippe ist wieder in ihr altes Haus

gezogen. Doch gleicht es mehr einer Ruine. Nun hausen sie darin, erzählt Seb Noor nach seiner Rückkehr, ohne ein Dach über dem Kopf, bis zum ersten Schnee müsse es unbedingt winterfest gemacht werden. Weil sich mir Maidan durch die täglichen Schreckensnachrichten, die im Radio zu hören waren, und die vielen Minenverletzten, die aus diesem Gebiet zu uns ins Hospital kamen, besonders eingeprägt hatte, bitte ich eines Tages Seb Noor, seine Familie besuchen zu dürfen. Ich sage ihm auch ausdrücklich, dass es mir nicht um ein gastliches Essen gehe, einzig seine Familie und die traurigen Kriegsresultate würde ich gern näher in Augenschein nehmen wollen.

Was man wissen muss: Der afghanische Ehrenkodex verlangt, dass der Gastgeber für die Sicherheit seines Gastes bürgt, auch wenn es der schlimmste Feind ist. Es gibt in diesem Land Regeln, die unausgesprochen einzuhalten sind. So nimmt man die Gastfreundschaft nur in Anspruch, wenn man eingeladen ist oder aber durch ein Familienmitglied eingeführt wird. Es werden aber auch der Sitte entsprechend Einladungen pro forma ausgesprochen. So fordert man grundsätzlich zum Teetrinken auf.

Nun aber habe ich mich selbst eingeladen. Seb Noor fährt an einem Wochenende nach Hause, um herauszufinden, ob es möglich wäre, mich aufzunehmen, und um dementsprechend seine Familie auf meinen Besuch vorzubereiten. Allein der Akt des Auskundschaftens ist sehr aufwändig, da Seb Noor eine Tagesreise für die Hinfahrt und eine für die Rückfahrt braucht. Hinzu kommt, dass in dieser Gegend keine öffentlichen Busse fahren, er also deshalb weite Strecken zu Fuß zurücklegen muss, in der Hoffnung, dass er hin und wieder eine Mitfahrgelegenheit erhält.

Schließlich ist das festgelegte Wochenende da. Seb Noor ist schon vor drei Tagen nach Hause gefahren, um alles vorzubereiten. Eine lustige Kollegenschar macht sich mit unserem Hospital-Pick-up auf den Weg nach Maidan. In Maidan Scha, dem Zentrum von Maidan, wartet Seb Noor auf uns, um uns zu seinem Dorf zu lotsen. Er hatte diese Strecke wieder zu Fuß zurückgelegt und drei Stunden dafür gebraucht. Von der Straße aus sehen wir Ruinensäulen und verbrannte Bäume –

Mahnmale in ungewöhnlichen Formationen. Gebetswimpel verweisen auf unzählige Gräber der Kriegsopfer, es ist, als würden sie anklagend zu uns herüberwinken. Trotz alldem begrüßen uns vor dem Haus von Seb Noors Familie froh leuchtende Gesichter und strahlende Augen. Man hat Mühe, anhand dieser heiteren Gesichter der westlichen Welt zu veranschaulichen, welch Elend und Leid sich dahinter verbergen.

Wenn Afghanen ein Haus bauen, wird als Erstes der Gastraum fertig gestellt und ausgeschmückt. In diesen werden wir dann auch nach den vielen Umarmungen geleitet. Er ist so organisiert, dass die Bewirtung darin stattfindet, er aber auch als Schlafstätte für die Nacht gerichtet werden kann. Für unseren Besuch hat Seb Noors Familie alles getan, um diesen Gastraum so wohnlich wie möglich zu gestalten. Ganz fertig ist er noch nicht. Statt eines Dachs sind die Balken mit Plastikteppichen abgedeckt. Die nackten Lehmwände zieren islamische Kalligraphien und Wandbehänge mit den typischen Blumenornamenten. Das Gemach sieht einladend und freundlich aus. Wir lassen uns auf den Teppichmatten, den Dujaks, nieder. Aufmerksam stopft man uns Kissen hinter die Rücken. Das Oberhaupt der Sippe, Seb Noors Bruder, begrüßt uns. Dann folgt die übliche Zeremonie von Fragen und Antworten: Wie geht es der Familie? Ist alles gesund? Ist man zufrieden? Man bedankt sich.

Nach dem Tee wollen wir uns die Gegend anschauen. Allerdings dürfen wir wegen der Minengefahr nur bestimmte Wege benutzen und müssen im Gänsemarsch vorangehen. Keiner weiß, wo die tödlichen Geschosse noch vergraben liegen. Seb Noor zeigt uns die Stelle, wo früher ein Kabul-Regime-Posten stand. Damit wird deutlich, dass sein Haus direkt in der Schusslinie lag. Kriege prägen die Menschen auf unauslöschliche Weise. Lange diskutieren wir über die neuesten politischen Entwicklungen. Zweifel tauchen immer wieder auf, ob es in Zukunft besser wird.

Die Frauen sind nicht minder von dem herben Schicksal getroffen. Sie bereiten in ihrer Hausruine das Abendessen zu. Alle Hände sind im Einsatz, um Gemüse zu putzen und zu hacken, Hühner zu säubern und Reis zu kochen. Sie haben dazu nur die einfachsten Küchengeräte zur Verfügung, alles muss auf einer einzigen Holzfeuerstelle gar werden.

Zwei Frauen sind mit dem Backen des Fladenbrotes beschäftigt, einer sehr aufwändigen Arbeit. Sie spielen sich die Teigbälle zu, ziehen sie im Handteller aus und kleben sie dann an die Innenwand des heißen Lehmofens.

Schließlich können wir mit dem Abendessen beginnen. Ein junges Familienmitglied gießt jedem Gast Wasser aus einer Kanne über die Hände, die über einem Auffangbecken gewaschen werden. Da man mit den Fingern von einer gemeinsamen Platte isst, ist das Händewaschen sehr wichtig. Etwa drei oder vier Personen erhalten gemeinsame Schalen und Schüsseln. Es ist so viel, dass es schwierig wird, alles auf das Bodentuch zu stellen. Zum Nachtisch gibt es Bananen, das teuerste Obst überhaupt, da Südfrüchte seit vielen Jahren kaum noch angeboten werden. Die Familie muss übermäßige Anstrengungen unternommen haben, um uns so reich bewirten zu können. Es stellt sich heraus, dass Seb Noor über dreißig Kilometer zu Fuß nach Kabul gewandert ist, um Fleisch, frisches Gemüse und das Obst zu erstehen. Dabei ist er auch noch in einen Raketenangriff geraten und hatte Mühe zurückzukommen.

Während unseres üppigen Essens haben dienstbare Hände vor dem Haus ein Bett aufgestellt. Seb Noor hatte seiner Familie erzählt, dass ich es vorziehe, unter freiem Himmel zu schlafen. In frischer Nachtluft unter dem Sternenhimmel sinniere ich über die Gastfreundschaft in Deutschland nach. Und mich plagt mein schlechtes Gewissen, weil ich diesen Aufwand heraufbeschworen habe. In kühler Morgenluft nach dem Morgengebet sind die Frauen schon wieder damit beschäftigt, uns ein köstliches Frühstück bieten zu können. Beklommen registriere ich, dass sie in ihrer Ruine auf engstem Raum nur kurz geschlafen hatten. Feinfühlig schlägt Dr. Gulap vor, nach dem Frühstück aufzubrechen. Eigentlich ist noch ein Mittagessen vorgesehen, wir aber können unsere Gastgeber nicht noch weiter strapazieren. Seb Noor versucht uns zurückzuhalten. Verstohlen drücke ich ihm zum Abschied einen Umschlag mit einem Geldschein in die Hand.

JAMES BOND LÄSST GRÜSSEN

Omardin muss in seinem Machtwahn gebremst werden. Ein Top-Agent wie »007« hätte mit großer Wahrscheinlichkeit schnellere und zudem gewiss effizientere Taktiken entwickelt, um den Feind zu sabotieren, aber wir arbeiten ja nicht im Auftrag Ihrer Majestät, sondern für uns. Das, was einem am Herzen liegt, braucht oftmals einen längeren Anlauf. Schließlich haben wir dennoch eine brillante Idee: Omardins böse Zunge muss abgeschnitten werden, was so viel heißt wie den Funkverkehr zwischen ihm und der skrupellosen Herrschaftszentrale in Peschawar zu unterbinden.

Wir haben herausgefunden, dass Omardin einen Zweitschlüssel zu dem Büro besitzt – wie auch immer er ihn sich organisiert hat –, in dem das Funkgerät deponiert ist. So verschafft er sich heimlich, jedenfalls nimmt Omardin das an, Zutritt zu diesem Raum und nutzt die scheinbar unbeobachtete Gelegenheit aus, um täglich Berichte nach Peschawar zu funken, in denen er uns, die Anhänger der Karla-Gruppe, denunziert. Das muss nun ein Ende haben. Kate, die zu diesem Zeitpunkt noch bei uns ist, hat den glorreichen Einfall, aus dem Mikrophon den Verstärker zu entfernen. Der Vorschlag wird einhellig angenommen und sofort in die Tat umgesetzt. Es geht ganz einfach: Kate dreht den Kopf des Mikrophons ab und nimmt das entsprechende Teil heraus. Schon wird alles wieder zusammengebastelt, und das Gerät sieht aus wie zuvor. Den Verstärker gibt Kate mir zur Aufbewahrung.

»Jetzt ist Omardin kopflos«, lacht sie unverhohlen vor Freude über diese Vorstellung. »Er und seine Verbündeten werden stundenlang rätseln, was die Ursache für die unterbrochene Verbindung sein könnte.«

»Wahrscheinlich denken sie, es wird an der Batterie liegen oder an dem Generator.« Vielleicht sind Männer aber auch klüger. Jedenfalls bekommen wir es ein wenig mit der Angst zu tun, als Yarmohamad das Gerät einem befreundeten Funker zum Prüfen gibt. Aber auch der findet nichts. Bei offenstehender Tür bekommen wir die vergeblichen Versuche der

Informationsaufnahme mit. Die dumpf aufheulenden Zischgeräusche nerven einzig die Funker.

Wir weihen niemanden in unseren Sabotageakt ein. Keiner soll seine Unbefangenheit beim Zuschauen der verzweifelt agierenden Funker verlieren. Kate und ich freuen uns dagegen diebisch. Schließlich wird die gesamte Anlage zur ständigen Überwachung ins Administrationszimmer verlegt. Omardin und Yarmohamad verschanzen sich in diesem Büro, sogar nachts stecken sie hier ihre Köpfe zusammen und rollen ihre Liegematten zum Schlafen neben dem defekten Funkgerät aus. Nur noch selten sieht man die beiden auf Kontrollgängen durch das Hospital. Die Unsicherheit darüber, keinen Kontakt zu ihren Befehlsgebern zu bekommen und damit auch keine Bestätigung für ihr Dasein zu erhalten, hat sie ins Abseits gedrängt. Unsere kleine Verschwörung bleibt aber unentdeckt.

DEUTSCH-AFGHANISCHE MAFIA

Keine Funkanlage zu haben bedeutet aber, abgeschnitten von der Außenwelt zu sein. Die Führungsgetreuen können Peschawar nicht erreichen und wir weder Peschawar noch Deutschland. Meine Post wird zurückgehalten, aus diesen Gründen brauchen wir zuverlässige Kuriere, um das hier waltende System der Korruption außer Gefecht zu setzen. Ich selber kann nicht fort aus Chak, da ich dann Gefahr laufe, keine Möglichkeit mehr zur Rückkehr zu haben. Mein afghanischer Boss soll schon vor Wut schnauben, weil ich augenscheinlich nicht zu bewegen bin, nach Peschawar zu kommen.

Aber auch die Gegenseite lässt nicht locker und versucht immer wieder, mich einzuschüchtern. Beispielsweise mit einem weiteren Brief, der mir von einem Kurier aus Peschawar überbracht wird. In diesem steht, dass ich nach Erhalt der Nachricht sofort nach Peschawar abreisen solle, ansonsten sei ich fristlos gekündigt. Auch will man mich für nicht ausgezahlte oder anscheinend von mir veruntreute Dienstgelder zur Rechenschaft ziehen. Dabei habe ich seit Monaten nicht mehr das Sagen hier, sondern Omardin, auf dessen Konto die gestohlenen Rupien gehen. So viel Dreistigkeit ist mir bislang noch nicht in meinem Leben untergekommen. »Verbrecher«, sagt Ingenieur Mahmood in seiner trockenen Art dazu. Recht hat er. Was die afghanischen Direktoren des Komitees noch nicht wissen: auf dem Weg zu ihnen ist ein Kurier, den ich geschickt habe, und zwar mit meiner Kündigung.

Und die Show geht weiter: Ein Lkw mit Medikamenten und anderen medizinischen Materialien trifft ein. Omardin tönt auf der Straße herum, welch großartige Lieferung er da organisiert hätte. Die Kommandanten und die Bevölkerung von Chak sollen vorgeführt bekommen, dass er der eigentliche Held und Retter des Krankenhauses ist.

Was aber keiner weiß: Die Lieferung ist nicht nach unserem Bedarf und unseren Anforderungen zustande gekommen. Omardin hatte in einer Apotheke in Peschawar einfach Medikamente bestellt, die möglichst billig waren, um mit entsprechenden Mengen auftrumpfen zu können. Man will ja Eindruck schinden. Auch entdecke ich viele Materialien aus Sadda, die nach Auflösung des dortigen Lagers verscherbelt wurden, weil keiner sie gebrauchen konnte. So haben wir nun OP-Handschuhe in Größe sechs, die selbst für Frauenhände zu klein sind. Diese Fehlproduktionen werden selbstverständlich als Super-Einkauf angepriesen. Die Chuzpe von manchen Menschen setzt mich immer wieder in Erstaunen.

EINE WEIBLICHE BRUST SOLL GERÖNTGT WERDEN

Unser Hospital ist noch lange kein richtiges Krankenhaus. Was hauptsächlich fehlt, so stellen wir einmütig fest, ist eine gut funktionierende Röntgenanlage. Omardin, der davon erfährt, nutzt die Gelegenheit sofort, um über seine zahlreichen Verbindungen ein Röntgengerät aufzutreiben. Auch schafft er es, einen Techniker aus Ghazni ausfindig zu machen, der das Gerät aufbauen und in Gang bringen soll.

Nach ein paar Tagen ist es so weit – »Röntgen«-Selim ist mit der Anlage vertraut, und die Probeläufe können stattfinden, jedoch erst nach Einbruch der Dämmerung, wenn Strom vorhanden ist. Ich bin bei diesen Versuchen nicht dabei, halte mich lieber in meinem Zimmer auf, weil ich die Machtspiele langsam satt habe. Natürlich muss Selim an meine Tür klopfen, um mir mitzuteilen – oder besser gesagt, um mir eins auszuwischen –, dass das Röntgengerät funktioniere, wir nun endlich, dank Omardin, den Status einer Klinik haben.

Tags darauf werden Patienten von unserem Chirurgen Dr. Saadat zu Selim zum Röntgen geschickt. Ingenieur Mahmood muss dazu den Generator anwerfen, ebenfalls eine Neuanschaffung von Omardin. Und zugleich eine völlige Fehlinvestition, da dieser aus alten Beständen der Bundeswehr stammt und einzig mit Benzin seine Arbeit aufnimmt. Nur, es gibt in Afghanistan so gut wie kein Benzin. Und wenn, dann ist es unbezahlbar. Jeder Motor läuft hier mit Diesel. Mit einem Benzin-Generator kann auf Dauer in Afghanistan kein Krankenhaus betrieben werden. Wahrscheinlich hat ihn Omardin besonders günstig erworben.

Ingenieur Mahmood hilft, wo er nur kann. Total erschöpft kommt er kopfschüttelnd zu mir. »Röntgen«-Selim, so höre ich ihn mit Entsetzen in der Stimme sagen, hätte für die wenigen Patienten sechs Stunden gebraucht. Mir stockt bei diesem Bericht fast der Atem. Man muss sich nur die Gefahren bewusst machen, die Patienten durch Röntgenstrahlen ausgesetzt sind.

Kurze Zeit später erscheint Yarmohamad mit zwei Verwandten; eine Cousine, die Tuberkulose hat, und ein Onkel, in dessen Oberschenkel knochennah eine Kugel steckt. Ohne weitere Nachfrage nimmt Yarmohamad unsere englische Hebamme Kate nach afghanischem Paschtun Wali, dem Ehrenkodex, in die Pflicht, indem er seine Cousine einfach in Kates Zimmer unterbringt und ihr befiehlt, sich um das junge Mädchen zu kümmern. Die Cousine kann nichts für ihren Cousin, sie ist zudem krank, doch eigentlich gehört die TBC-Patientin nicht in einen privaten Wohnbereich, sondern in die Klinik. Der Onkel wird zwar mit seinem arg entzündeten Bein ins Hospital transportiert, aber zum gemeinsamen Essen ins Personalhaus geholt.

Mir trägt Yarmohamad auf, mich um seinen Onkel zu kümmern. Da ist er bei mir an der falschen Adresse, da ich ja bekanntermaßen fristlos entlassen worden bin. Ich gehe nur noch in Notfällen zu Patienten, wenn man mich ausdrücklich ruft, und eigentlich auch nur noch auf die Frauenstation. Keineswegs möchte ich den Eindruck hervorrufen, dass ich noch weiter den Betrieb kontrollieren möchte. Für den Onkel aber soll ich plötzlich wieder dienstbereit sein. Ich mache Yarmohamad klar, dass das so nicht geht. Mit Engelszungen versucht er nun, mich dazu zu bewegen, ob ich mich nicht wenigstens um die Versorgung seiner Cousine kümmern könnte. Die Therapie dieser Krankheit, gebe ich barsch zu Antwort, läge absolut nicht in meinem Kompetenzbereich. Ich verweise ihn auf Dr. Gulap und Dr. Saadat. Später erfahre ich, dass die Ärzte das Verwandtenduo von Cousine und Onkel schon aufgefordert hatten, in die allgemeine Sprechstunde zu kommen, aber Yarmohamad strebt für seine Cousine eine Sonderbehandlung an. Schließlich machen wir um des Friedens willen einen Nachmittagstermin aus. Eine exakte Diagnose, das ist allen klar, kann aber nur mit Hilfe einer Röntgenaufnahme der Lungen gemacht werden. Nun aber gibt es das Problem, dass Selim technisch nicht in der Lage ist, eine Brustaufnahme zu machen, bislang hatte er keine einzige Frau geröntgt. Selbst Yarmohamad sieht ein, dass wir seine Cousine weiter ins arabische Krankenhaus nach Tangi Seidan schicken müssen. Ganz zu schweigen von der Tatsache, dass uns auch die entsprechenden Medikamente für eine Tuberkulose-Behandlung fehlen. Der

Onkel muss gleich mit, denn die Kugel sitzt derart ungünstig, dass wir sie mit unseren eingeschränkten Möglichkeiten nicht entfernen können. So zieht der Yarmohamad-Clan endlich ab.

GEPLANTE ENTFÜHRUNG

Auf einmal versuchen meine Gegner, mich wieder versöhnlich zu stimmen. Da man, wie sie feststellen, keinen Druck auf mich ausüben kann, weder Erpressungen noch Drohungen bei mir Erfolg haben, wenden sie sich freundschaftlichen Methoden zu. Ich erhalte einen überaus freundlichen Brief des afghanischen Direktors, alles sei wohl ein Missverständnis, ich sei herzlich in seiner Familie willkommen, und alle lassen grüßen. Nun soll ich also eingewickelt werden. Das kommt aber auch nicht in Frage. Der Psychoterror zuvor war zu groß. Ich bin ein beharrlicher Mensch und kann Mobbing auch ganz gut aushalten, aber das geht mir zu weit. Ich habe von dem Kompetenzgerangel nur Magenschmerzen bekommen.

Mit diesem Magendrücken sitze ich draußen in meiner Rosenecke und trinke warmen Tee. Auf einmal taucht über den Hügeln eine Gruppe von Menschen auf. Es sind mit Panzerfäusten bewaffnete Mudschahidin, die in ihrer Mitte den afghanischen und den deutschen Chef bei sich führen. Wer hätte diese Machtdemonstration für möglich gehalten? Immerhin sind sie dafür dreißig Stunden auf staubigen Straßen unterwegs gewesen. Beim Mittagessen unter einem großen Maulbeerbaum setzen sie alle Hebel in Bewegung, um mich zum Weiterarbeiten zu überreden. Für wie dumm halten mich die beiden Gauner eigentlich!

Die Zeit des Abendessens ist gekommen. Ein am Nachmittag geschlachtetes Schaf wird als Kebab serviert, ich nehme am Mahl nicht teil, weil ich doch keinen Bissen herunterbekommen würde. Meine Magenschmerzen sind eine gute Entschuldigung. Ich befinde mich schon im Halbschlaf, da klopft es plötzlich heftig an meine Tür. Mit schnell herausgestoßenen Sätzen bittet mich Kate, ihr umgehend zu folgen. Sie will mit mir zur Schura, weil sie von der Mudschahidin-Truppe der Direktoren bei einer lässigen Plauderei so nebenher erfahren hat, dass die Soldaten für einen Spezialauftrag abgestellt sind: Sie sollen mich mit Kalaschnikows in ein Fahrzeug zwingen und anschließend in Peschawar abliefern. Sofort bin ich hellwach. Sie schmieren mir Honig um den Bart, und wenn ich nicht pariere nach ihrem Willen, will man mich also mit Gewalt aus Chak entfernen.

Ungestüm öffnen wir den Raum, in dem die Schura stattfindet. Zum Glück spricht Kate Farsi, eine der Landessprachen. Sie informiert die Anwesenden über die Entführungsabsichten und fleht um Schutz. Ich habe indessen Zeit, mich umzusehen. Mir kommt es vor, als sei ich in einer Räuberhöhle gelandet, in der sich soeben die Bandenmitglieder zum Aushecken neuer Überfalle gesammelt haben. Nur den Kommandanten Sedique kann ich gut erkennen, er sitzt im direkten Schein des Laternenlichts. All die anderen verschwimmen zu einer nebulösen Masse. Nach einer Weile gibt man uns zu verstehen, dass wir uns zurückziehen sollten, sie würden sich der Sache annehmen. An Schlaf ist natürlich nicht mehr zu denken.

Endlich hat die Beratschlagung der Schura ein Ende gefunden. Längst ist Mitternacht vorbei. Gespannt warten wir nun darauf, was sie uns zu sagen hat. Ich werde in Chak gebraucht, so lautet ihr Urteil, und nur wenn ich Chak freiwillig verlassen wolle, sei das in Ordnung. Auf einmal ist ein wildes Getrampel auf dem Dach des Hospitals zu hören. Die Mudschahidin, die dort ihr Nachtquartier aufgeschlagen haben, raffen ihre Sachen zusammen. Anschließend hören wir, wie die Motoren aufheulen, und der wilde Tross verschwindet so schnell, wie er gekommen ist. Wütend wegen der Niederlage sind alle, auch die Direktoren, ohne Abschied zu dieser nächtlichen Stunde aufgebrochen.

Es folgt die Zeit der Ausweisung von Kate. Meine Nerven

sind aufs Äußerste strapaziert, oft muss ich weinen. Kate versucht mich zum Aufgeben zu überreden, sie argumentiert damit, dass es noch andere Dinge im Leben außer dem Hospital gibt, aber davon will ich nichts hören. Auch lässt mein Stolz eine Kapitulation nicht zu.

NEUE KÄMPFE, NEUES LEID

In Kabul toben wieder heftige Kämpfe. Eine Schreckensnachricht löst die andere ab. Hazarats dringen in ein Krankenhaus ein und schneiden dort allen Paschtunenpatienten die Kehle durch, stechen deren Augen aus, auch den Frauen und Kindern. Es herrscht ein entsetzliches Chaos. Hazarats kämpfen gegen Paschtunen, Sunniten gegen Schiiten, Hizbis gegen die Anhänger von Massud, die sich mit den Gelam Jam verbunden haben: so sieht also ein ethnisch-religiöser Krieg aus, der gleichzeitig ein Krieg der einzelnen Parteien ist. Die Verletzten dieser Kämpfe werden bei uns eingeliefert, da die meisten Krankenhäuser in Kabul zerstört und nicht mehr funktionstüchtig sind. Für uns ist es furchtbar, dass wir nur eine Erstversorgung anbieten können, da wir auf Grund von Intrigen, Korruption und Unfähigkeit noch nicht weiter in unseren Möglichkeiten gekommen sind. Meistens lassen wir die Verletzten gar nicht erst aus dem Fahrzeug klettern oder heraustragen, sondern schauen sie uns im Auto an. Dicht gedrängt, fast übereinander liegen sie auf den Ladeflächen von klapprigen Pick ups. Stundenlang haben sie auf den Transport gewartet, stundenlang haben sie auf holpriger Strecke aushalten müssen. Wir versorgen sie so weit, wie wir können, mit Infusionen und schmerzstillenden Spritzen und schicken sie anschließend weiter nach Tangi Seidan, ins arabische Krankenhaus.

Viele Kämpfer sehen uns fassungslos an, wenn wir ihre

Weiterfahrt bestimmen. Einige Leichtverletzte können bei uns bleiben. Auch wer nicht mehr weiß, wohin die eigene Familie geflüchtet ist, darf bei uns bleiben. Wir sind zwar kein Flüchtlingslager, aber wer will schon explizite Trennungen vornehmen! Besonders rührt uns der fassungslose Blick einer Frau, die einen Bauchschuss hat und in uns ihre Rettung sieht. Wir müssen ihr die Hoffnung nehmen und können es kaum ertragen, wie ihr Ehemann und der Bruder nur zögernd mit der schwer Verwundeten weiterziehen. Grausam sind auch die Schicksale von zwei Verletzten, die nach einem Raketenangriff zu uns gebracht werden. Der eine hat ein abgerissenes Bein, der andere einen zerfetzten Arm. Beide sehen fahl und ausgeblutet aus. Sofortige Weiterfahrt ist nötig. Sie brauchen unbedingt Blut. Wie ich später höre, sind die beiden auf dem Transport an Blutverlust gestorben. Sie verloren ihr Leben, weil wir nicht in der Lage waren, Transfusionen vorzunehmen, obwohl Fazil Elahi und »Anästhesie«-Selim dafür ausgebildet sind. Uns fehlt es einzig an billigen Blutübertragungsbestecken.

Täglich kommen Minenverletzte aus Maidan, die wir ebenfalls häufig weiterleiten müssen. Wie einen Vater aus Seb Noors Dorf, der uns seinen kleinen Sohn bringt. Er hatte im Feld gespielt und war auf eine Mine getreten. Das Händchen ist zerfetzt, und Splitter haben Gesicht und Körper getroffen. Auch dieses Kind hat viel Blut verloren, und eine Amputation der Hand würde weiteren Blutverlust bedeuten. Wir können dem Kind nicht helfen, nur eine Infusion anlegen, um ihm wenigstens etwas Flüssigkeit zu ersetzen. Vater und Sohn bleiben über Nacht in unserem Hospital, um am nächsten Morgen nach Tangi Seidan aufzubrechen. Der Vater nimmt liebevoll den verletzten Sohn in seine Arme, um sich auf der staubigen Dorfstraße zu Fuß auf den Weg zu machen, in der Hoffnung, dass ihn unterwegs ein Auto mitnimmt.

EINSAM IN PESCHAWAR

Langsam rückt mein letzter Arbeitstag im August näher. Ich will zum Abschluss nach Peschawar, um zu klären, wie es mit dem Chak-Projekt weitergehen soll. Ingenieur Mahmood und Fazil Elahi sollen meine Begleiter sein und auch an Besprechungen teilnehmen, damit sie später aus eigener Kenntnis und Erkenntnis in Chak Bericht erstatten können. Ich habe ja keine Ahnung, ob ich je wieder nach Afghanistan zurückkommen kann. Beiläufig flüstert mir Ingenieur Mahmood zu: »Jetzt stehen wir uns sehr nahe.« Er will mir damit wohl sagen, dass all die gemeinsamen Erlebnisse uns zusammengeschweißt haben.

Haji Daud, der aus Peschawar angereist ist, um mich abzuholen, zeigt sich über die Wahl meiner Schutzbegleiter nicht glücklich. »Müssen die denn mit?«, wirft er ein, hüllt sich aber anschließend in Schweigen. Seit langem beobachte ich bei ihm eine gewisse Eifersucht. Er sieht in Ingenieur Mahmood einen Rivalen. Haji Daud ist der Ansicht, vermeintlich ältere Rechte mir gegenüber zu besitzen, er war ja der Erste, der mir Schutz gewährt hatte. Nun war in Chak Ingenieur Mahmood an seine Stelle getreten, weil ich Haji Daud einen in meinen Augen für ihn besseren Arbeitsplatz in Peschawar besorgt habe. Ich wusste, wie ungern er damals in Chak war, weit weg von seiner Familie, die in einem Flüchtlingscamp in Pakistan untergebracht war. Haji Daud konnte meine Entscheidung aber nie als eine Chance für sich selber ansehen.

Ein preiswertes Hotelzimmer in Peschawar zu finden, ist nicht ganz einfach. Nach unserer langen Reise sind wir auch müde, überall herumzufragen. Endlich entdecken wir in einer Seitenstraße eine Herberge, die aber eher einer Absteige gleichkommt. Als ich in meinem Zimmer das Gepäck abstellen will, bin ich dann doch den Tränen nahe. Ingenieur Mahmood versucht mich zu überreden, mit ihm zu kommen, ich könne auch bei seinen Verwandten übernachten. Doch ich weiß, wie beengt diese Familie lebt, und kann aus diesem Grund das Angebot nicht annehmen. Als Haji Daud, Fazil Elahi und Ingenieur

Mahmood sich verabschieden, bleibe ich allein in der Unterkunft zurück. Seit langem bin ich zum ersten Mal ohne männlichen Schutz. Ich fühle mich bedrückt und elend. Das Zimmer ist eine düstere Besenkammer, in der ich es keinen Tag länger aushalten kann und will.

Entschlossen besorgen am nächsten Morgen Fazil Elahi und ich uns eine Riksch und brechen zum Norwegischen Hilfskomitee auf. Dort kenne ich Mette, die uns einmal einen Tag lang in Chak besucht hatte. Mette bitte ich um Hilfe, eine Wohnmöglichkeit zu finden, mindestens für einen Monat. Nach einigem Nachdenken fällt ihr ein, dass ein Kollege in Urlaub ist, dieser aber erlaubt hatte, dass man während seiner Abwesenheit sein Appartement benutzen dürfe. Sie gibt mir den Schlüssel und verspricht, am Abend Bettwäsche und Handtücher zu bringen.

Die Schwierigkeiten um das Chak-Hospital hören nicht auf. In einem Gespräch mit dem Vertreter der Europäischen Union wird deutlich, dass die EU dem Chak-Projekt nicht weiter helfen wird. Zudem führt er mir vor Augen, dass Chak, wenn ich nicht mit den richtigen Leuten zusammenarbeiten würde, bald gänzlich außer Kontrolle geraten wird. Eine Aussicht, die mir nicht behagt. Bei einem Treffen mit dem afghanischen Direktor erfahre ich nur, dass von seiner Seite alles in Ordnung sei, ich könne jederzeit auch eine neue Hilfsorganisation gründen. In schweigender Fassungslosigkeit höre ich mir dieses Angebot an. Wie kann dieser Mistkerl annehmen, dass ich nach all den Geschehnissen wieder völlig normal zur Tagesordnung übergehen könnte?

Es vergeht eine Woche, und noch immer habe ich keine Nachricht aus Deutschland. Ich weiß genau, warum: Sie wollen mich hinhalten, wollen mich mürbe machen, damit ich bereit bin, als einfache Krankenschwester ohne jegliche Kompetenz im Chak-Hospital zu arbeiten. Nur so können sie ihre eigenen Geschäfte machen. Und sie planen bei ihrer Strategie mit ein, dass ich sehr an dem Krankenhaus hänge.

Nervlich bin ich inzwischen völlig am Ende. Ingenieur Mahmood ist der einzige Halt. Geduldig baut er mich immer wieder auf. Schließlich stelle ich alle vor eine Alternative: Entweder ich kann während dieser Wartezeit unter meinen Bedingungen zurück nach Afghanistan oder ich fliege sofort nach Deutschland. Weitere zermürbende Wochen halte ich in Peschawar nicht aus.

Anscheinend auch nicht Ingenieur Mahmood. Die tief sitzende Angst vor der pakistanischen Polizei beeinflusst sein Wesen. Jedesmal, wenn wir zusammen Rikscha fahren, hält er seinen Pakoll vors Gesicht. Seine Augen lugen ängstlich zuckend, gleich einem verschreckten Kaninchen, hinter der Wollmütze hervor. Er tut mir dann Leid. Was ist in Pakistan aus diesem starken Mann geworden! Diesem Herrn und Eigentümer einer grandiosen Wohnburg, diesem Gentleman, der seine Besucher stolz auf einem seiner Pferde geleitet, viele Kilometer von seinem Anwesen entfernt! Er, der ein Traum von einem Fürsten ist! Jetzt fürchtet er sich vor Repressalien, vor Verfolgungen, sogar vor Mord, und tarnt sich, um nicht mit mir gesehen zu werden. Selten habe ich mich so einsam gefühlt, so isoliert.

HEIRAT MIT DER COUSINE

Das Ultimatum ist jetzt gestellt, bis dahin habe ich Urlaub. Ich werde ihn nicht in Deutschland verbringen, auch nicht in Peschawar, sondern dort, wo ich am liebsten bin: in Chak. Ich fühle mich freier und akzeptierter In Afghanistan bei den Afghanen als in Pakistan bei den Deutschen und anderen Ausländern. Viele Europäer leben und denken in Pakistan im Kolonialstil. Die Zigarre, das Stück für 40 Mark, ist genehm, aber mir verbietet man, für 30 Rupien Wundnadeln oder Lagenmull zu kaufen. Da viele von ihnen mich bewusst im Abseits halten, weil ich keine verheißungsvollen Verbindungen habe, eher auf der Seite der Bettelnden anzusiedeln bin, sieht man auch keine Notwendigkeit, mich zu integrieren. Da fühle ich mich in der afghanischen Gesellschaft, die mich wie eine respektable afghanische Frau behandelt, wohler.

In Chak sind alle erstaunt, mich wieder zu sehen. Keiner hat mit einer so schnellen Wiederkehr gerechnet. Schon gar nicht Yarmohamad, der erst einmal davon ausgeht, dass es zu einer Versöhnung gekommen ist. Eilfertig lässt er mein Zimmer putzen. Als ich dann aber richtig stelle, dass ich hier nur auf Urlaub sei, wird Yarmohamad unverschämt.

»Wo ist denn der Brief, der die Erlaubnis erteilt, dass Sie den Wohnbereich betreten dürfen?« Die Dreistigkeit von Yarmohamad kennt keine Grenzen.

»Sind denn Hospital und Personalhaus Privatbesitz der afghanischen Chefs?« Ingenieur Mahmood hat zum Glück die passende Gegenfrage parat.

In meiner Abwesenheit war auch ein großer Transport mit Materialien und Medikamenten eingetroffen. Durch Dr. Saadat und Dr. Gulap lasse ich die Medikamentenliste checken. Ich hatte mir zuvor in Peschawar bei der EU-Vertretung Kopien von dem Inhalt der zugesagten neunzig Kisten anfertigen lassen. Bei unserer Überprüfung kommt allerdings heraus, dass nur ein Teil der Kisten in Chak angekommen ist und vor allem Infusionen ein Verfallsdatum aufweisen. Das nennt man auch einen offensichtlichen Betrug.

Der Urlaub hätte trübe enden können, gäbe es da nicht die bevorstehende Hochzeit in Fazil Elahis Familie. Fazil Elahis älterer Bruder Achmadschah ehelicht seine Cousine Fatima. Es ist eine Liebesheirat. Alle hatten damals gezittert, als Achmadschah mit dem Motorrad nach Kabul fuhr, um seine Cousine zu sehen und um erste Verhandlungen mit dem zukünftigen Schwiegervater zu führen. Dies war in der allerersten Zeit gewesen, als Nadschibullah abgetreten war und junge Leute aus der Provinz, dem Mudschahidin-Land, wieder in die Hauptstadt reisen konnten, dennoch verbunden mit militärischen Unwägbarkeiten, sodass Achmadschah damals sein Leben aufs Spiel gesetzt hatte. Ich fand die Vorstellung richtig romantisch: Nichts hält den Liebenden auf, nicht ein-

mal die brutale Wirklichkeit, um der Herzensfrau nahe zu
sein.

Die erneuten Kämpfe in Kabul ließen die Familie von Fatima in die Provinz ziehen, in die Nähe von Achmadschah, um
dort sicherer zu leben. Dennoch gab es wenig Aussicht, dass
die Heirat bald stattfinden konnte, da der Vater von Fatima
den Brautpreis sehr hoch ansetzte. Für manchen Bräutigam
ist die Auserwählte oft unerschwinglich. So kommt es häufig
zu einem Tauschprogramm: ein Mann heiratet eine Frau und
der Bruder der Frau heiratet die Schwester des Mannes. Auch
ist es im Allgemeinen etwas günstiger, die eigene Cousine zu
heiraten. Nicht jedoch im Fall von Fatima. Trotzdem möchte
er um jeden Preis in der Welt seine Verwandte ehelichen.
Nichts, nicht einmal ein geldgieriger Schwiegervater, kann ihn
von seinem Vorhaben abbringen.

Auch Fazil Elahi hatte versucht, bei dem Brautvater ein Einsehen zu erwirken, mit den Hinweis, dass seine Tochter durch
die gestellten Forderungen einen schlechten Start hätte, da man
Geld leihen müsse, weil ja nichts vorhanden sei, um den jungen Leuten einen schönen Wohnraum einzurichten und den Alltag zu erleichtern. Fazil Elahis Bemühungen hatten keinen
Erfolg. Der Brautvater blieb bei seinen überhöhten Ansprüchen.

Nun geschah es, dass Achmadschah arbeitslos wurde. Da
die ganze Sippe von seinem Geld lebte, sollte Achmadschah
für einige Zeit nach Australien gehen, um als Gastarbeiter den
Unterhalt des Clans zu verdienen. Achmadschah war dazu
bereit, wenn er vorher nur seine Fatima heiraten könnte. Aus
der Not heraus beschloss der Familienrat, doch eine größere
Summe zu leihen, um die Verhandlungen um die Braut weiter-
führen zu können. Der Brautvater registrierte die Ausdauer
und den tiefen Wunsch des Bräutigams und verlangte zusätzlich eine Kuh und zwei Schafe. Man einigte sich auch in diesem Fall, jetzt aber sollte die Hochzeit wieder hinausgescho-
ben werden, weil die Tochter, nach Meinung des Vaters, noch
zur Erntezeit als Arbeitskraft im Hause gebraucht würde.
Schließlich war die letzte Hürde genommen. Die schriftlichen
und mündlichen Einladungen gingen zu den Verwandten und
Freunden hinaus.

Zu den Hochzeitsvorbereitungen gehört, die so genannte Morgengabe der Braut zu bewundern, vergleichbar mit unserem alten Brauch der Aussteuer. Stolz und etwas schamhaft öffnet Fatima einen Koffer, in dem die Schätze sorgsam aufbewahrt werden. Farbenfrohe Stoffe, wie sie nur im Orient zu sehen sind, leuchten mir entgegen. Jetzt hält Fatima mehrere Kleiderensembles an ihren Körper und dreht und wendet sich wie eine morgenländische Primadonna.

»Fühlen Sie, Karla, wie wunderbar diese Gewebe sind. Und schauen Sie sich die kunstvollen Stickereien und die vielen zartschimmernden Perlen an. Zu jedem Gewand gibt es einen farblich abgestimmten Schleier. Ich werde Achmadschah gewiss eine schöne Frau sein.« Die glühenden Augen von Fatima reichen hinlänglich aus, um einen Mann in den Abgrund zu stürzen.

»Und was soll aus dem weinroten Samtstoff geschneidert werden?« Ich entdecke diesen schweren Stoff in einer Ecke des alten Reisegepäcks.

»Ein ganz weit schwingender Rock. Und dazu werde ich ganz zierliche Schuhe tragen und ein goldenes Handtäschchen.« Aufgeregt hält Fatima mir diese Accessoires hin. »Und das wird Achmadschah besonders glücklich machen!« Leicht verlegen zeigt mir die Braut ein Unterkleid mit reichlich Bordüren und einen Hauch von einem BH.

»Das sind wahre Schätze, die Sie da haben, Fatima.«

Liebevoll bestaunen unsere Augen jedes einzelne Teil.

»Und das habe ich von Achmadschah geschenkt bekommen.« Die strahlende Braut präsentiert uns eine Schmuckschachtel mit Make-up Farben und ein betörendes Parfüm. Ich lege noch eine Uhr hinzu.

»Vielen herzlichen Dank.«

Neben dem Koffer stapelt sich noch ein Bündel mit ungefähr fünfzehn verschiedenen Schleiern und Stoffen. Neugierig will ich wieder wissen, wofür diese Kleidungsstücke gedacht sind.

»Es ist Sitte bei uns, den Frauen aus der engsten Familie eine kleine Gabe zu überreichen.«

Der Vortag der Hochzeit ist vergleichbar mit unserem Polterabend. Am Nachmittag und am Abend können alle Freunde, Bekannte und Kollegen kommen. Es wird musiziert, die Trommel geschlagen und getanzt, um der Freude für das bevorstehende Ereignis Ausdruck zu verleihen. Alles spielt sich getrennt im Haus des Bräutigams und im Haus der Braut ab.

Fazil Elahi rennt aufgeregt von einem Grundstück zum anderen, es ist so, als ob er heiraten würde. Achmadschah indessen bleibt angemessen zurückhaltend, ihm ist wenig von dem zukünftigen Glück anzumerken. Nur seine Augen strahlen immer wieder auf und verraten ihn damit.

Im Vorhof brodelt es in großen Fleischtöpfen, die auf offener Feuerstelle stehen. Rind- und Schaffleisch sollen die Mägen der Gäste wohlig füllen. Es ist erstaunlich, zu beobachten, wie auf dem Land die Menschen dieses Fest ganz natürlich in den Alltag integrieren. Nebenher werden weiter die Tiere versorgt oder das Holz gehackt. Nach der üblichen Bewirtung mit Tee, Rosinen, Karamelbonbons und Bisquits wandert unser kleiner Trupp aus Chak in die Felder, um den Gastgebern Zeit zu geben, sich um anderes zu kümmern. Bei Sonnenuntergang versammeln wir uns zum Abendgebet. Ich sitze weich gebettet auf Reisstroh, eingehüllt in meinen dicken Wollpatu, und blicke andächtig zum aufgehenden Vollmond. Währenddessen rezitiert Ingenieur Mahmood das Gebet. Es ist so hell, dass wir leicht den Weg zurückfinden. Fazil Elahi führt uns in einen Raum, der später auch mein Schlafplatz sein wird. Auf dem bestickten und blumengeschmückten Festtuch warten die köstlichsten Speisen auf uns. Nach afghanischem Brauch gehört es sich, dass ein Familienmitglied an der Bewirtung der Gäste teilnimmt. So bleibt Fazil Elahi bei uns, während Achmadschah und sein Vater bei anderen Gruppen im großen Gästeraum zugegen sind.

Ich sitze wie üblich in einer Ecke, mehrere Kissen hinter den Rücken gestopft, gehüllt in meinen Patu. Mir gegenüber hat Ingenieur Mahmood und ein Verwandter von Fazil Elahi Platz genommen, der durch seine klugen, fast listigen Augen hinter runden Brillengläsern sehr sympathisch wirkt. Auch entdecke ich in unserer Runde einen Hizbikommandanten, der bekannt ist für sein freundliches Wesen. Aus Schüsseln dampft uns aromatisch eine kräftige Fleischbrühe entgegen, die stark nach Minze riecht und in die wir einzelne Brocken von Fladenbrot geben. Reisberge auf großen Platten sind mit saftigem Fleisch bespickt. Das genussvolle Kauen wird einzig durch Knack-Geräusche unterbrochen, die dann zu hören sind, wenn jemand in eine junge Zwiebel oder einen Rettich beißt. Nach und nach breitet sich eine satte Müdigkeit im Halbdunkel des Raumes aus. Beim anschließenden Tee macht die alte Wasserpfeife ihre Runde. Eine mystische Stimmung steigt mit den sich verflüchtigenden Rauchschwaden auf. Wie sollte es im Orient auch anders sein!

Das wichtigste Schönheitsritual einer jungen Braut vor der Hochzeitsnacht ist die Henna-Zeremonie. Kurz vor Mitternacht werde ich geweckt, weil ich darum gebeten habe, an dieser so genannten Naereaza Sphaa teilnehmen zu dürfen. Es ist frostig kalt draußen, doch es herrscht allgemeine Heiterkeit, es wird gesungen und getanzt und natürlich wieder gegessen. Fazil Elahis Mutter läuft barfuß von einer Frau zur anderen und reicht Tee. Voller Hochachtung beobachte ich diese alte, magere Gestalt, wie sie in ihrer Armut aristokratisch bemüht ist, mit Freude die Gäste zu bewirten. Ihre nackten Füße scheinen die nächtliche Kälte des Lehmbodens nicht zu spüren.

Die komplett verschleierte Braut thront wie eine Prinzessin auf einem wunderschön bestickten Liegekissen. Ihre Freundinnen bemalen mit einem dünnen Holzspan ihre Hände und Füße. Die Hennazeichnerinnen arbeiten hoch konzentriert mit schnellen, geübten Strichen. Fatima darf sich natürlich nicht von der Stelle bewegen, da sonst das Henna verlaufen würde. Hin und wieder wird sie von den Frauen, die behend den Schleier verschieben, mit Rosinen gefüttert. An einigen Stellen werden die bemalten Flächen für eine Stunde mit Leinen eingebunden, auf diese Weise verhindert man auch ein Verwischen des Musters. Die Hennabemalungen, auch Mehndis genannt, sind stark von Symbolen geprägt. Symmetrische Motive, so bekomme ich erklärt, die eine Herzform bilden, stehen für eine sexuelle Vereinigung. Auf den Händen der Braut kann ich mehrere dieser Herzornamente entdecken. Die Füße sind für die Afghanen eine besonders erotische Zone, sie wird daher kunstvoll geschmückt. An den Fesseln der Braut entdecke ich schönste Punktmuster, die ein Blickfang unter den langen Gewändern sind. Als sie fertig sind, sehen die Hände und Füße der Braut aus, als ob sie in kleinen schwarzen Spitzenhandschuhen und -strümpfen stecken würden.

Auch ich soll meine Hand ausstrecken. Eine schöne Afghanin lächelt mich an und unter ihren sicheren Händen nimmt auf meiner Haut ein Garten mit Ranken und Blumen Gestalt an. Fasziniert beobachte ich, wie sie das dunkelgrüne Henna mit seinem erdigen Geruch aufträgt. Es fühlt sich angenehm kühl an. Als sie mit der Bemalung fertig ist, nimmt sie ein Tuch, taucht es in ein Glas mit einer bernsteinfarbenen Flüssigkeit und betupft die Muster damit, sodass sie schwarz glänzen. Beim Hochnehmen der Hand, um meinen Spitzenhandschuh zu betrachten, nehme ich einen starken Knoblauchgeruch wahr. Unwillkürlich frage ich mich, wie dieser Brauch erfunden und durch ständiges Ausprobieren wohl weiter verbessert worden war? Wer kam auf die Idee, Hennablätter zu zerstampfen und sie mit Flüssigkeit in eine Paste zu verwandeln? Wer entdeckte, dass beim Bemalen des Körpers ein intensiver Farbton zurückbleibt?

Nun will ich noch einen Blick auf das nächtliche Treiben der Männer werfen und mache mich auf den Weg zum Haus des Bräutigams. Ausgelassen wird im Innenhof getanzt. Einige Männer treten als Solisten auf, andere bilden eine Reihe, um sich von den Trommelschlägen herumwirbeln zu lassen. Ich bin hingerissen von den kraftvollen Gestalten, die von der Feldarbeit kommend sich natürlich und stolz der Musik hingeben. Die Rhythmen peitschen die Körper auf, einer versucht den anderen in der Improvisation der Figuren zu übertreffen. Es geht um sinnliche Ausdruckskraft, um Energie und Vitalität. Die Tänzer ziehen mich völlig in den Bann. Wieder empfinde ich diese mystische Stimmung, die durch die sternenklare Vollmondnacht noch verstärkt wird. Langsam graut der Morgen, und auf einer Flöte werden alte Weisen gespielt, bis sich die Gesellschaft langsam auflöst.

Bis zum Mittagessen passiert nicht viel. Danach bricht die gesamte Hochzeitsgesellschaft in drei Jeeps und einem Lkw auf, um in das Nachbardorf der Braut zu fahren. Eigentlich könnte man zu Fuß gehen, aber an so einem Festtag macht eine Fahrzeugkolonne mehr her. Da eine Mudschahidin-Hochzeit gefeiert wird, begleiten uns befreundete Mudschahidin mit Kalaschnikows und Raketen. Kinder springen unterwegs auf den Lastwagen auf, sie hängen wie Trauben daran und werfen den festlich geschmückten Menschen Wünsche zu. Der farbig bemalte Jeep für das Brautpaar ist blank geputzt und mit einer breiten rosafarbenen Schleife wie eine Bonbonschachtel verziert. Die angebrachten Schmuckketten klirren und rasseln aufmunternd bei der Fahrt durch die hügelige, karge Landschaft. Immer wieder werden Freudensalven abgeschossen.

Im Dorf der Braut angelangt, werden alle Gäste überschwänglich umarmt und begrüßt. Die Köpfe wippen ständig vor und zurück. Dann kommt der Moment, auf den alle warten: Die verschleierte Fatima wird hinter einem aufgespannten Tuch von ihren engsten Freundinnen zum Jeep geleitet. Sie wird in der Sprache der Afghanen »heimgeholt«. Ein Wehklagen und Weinen ist zu hören, weil die Braut nun das Elternhaus verlässt, um einer anderen, noch weitgehend unbekannten Sippe anzugehören. Fazil Elahi gibt dazu seinen eigenen Kommentar ab: »Mein Bruder wählte sie, weil sie gut zu unserer Familie passt. Sie ist nicht besonders schön, aber sie hat einen guten Charakter. Sie ist sehr fleißig und kann gut handarbeiten.«

Achmadschah sitzt mit nahezu grimmiger Miene neben seiner verschleierten Frau. Der Brauch verlangt es, dass er in der Haltung eines Unbeteiligten dasitzen muss. Auf der Rückreise werden wieder Kalaschnikows abgefeuert, und die Raketen zischen dröhnend durch die Täler und hinterlassen ein vielfältiges Echo. Bald ist das Haus des Bräutigams zu sehen. Nach der Ankunft führt eine der ältesten Familienangehörigen die Braut in ein Frauengemach. In dem geschmückten Raum warten festlich gekleidete und geschminkte Frauen, jede von ihnen ist von Kindern umringt. Fatima, von ihrer Mutter und der Brautführerin in die Mitte genommen, wird jetzt gekonnt von einem der drei Schleier befreit, auf geradezu erotische Weise. Aufmerksam verfolge ich diesen Vorgang. Mir kommt der

Gedanke, dass Frauen in Europa in ähnlicher Weise Fächer gehändelt haben. Mit dieser Entkleidung entdecke ich eine besondere Schleiervariante, bei der sich dieses Tuch gar in ein reizvolles Kleidungsstück verwandelt. Oft genug hatte ich beobachtet, wie Frauen durch das geschickte Zurechtlegen ihres Gesichtsschleiers unterschiedlichste Botschaften zu vermitteln mögen. Wie grausam ist es doch, dass das Tuch, ursprünglich von den Frauen zu ihrem eigenen Schutz gegenüber aufdringlichen Männerblicken eingesetzt, nun immer mehr zu einem Werkzeug der Unterdrückung gerät. Aber ich will jetzt lieber an andere Dinge denken.

Die gestresste Braut bekommt kaum Luft, und man fächelt ihr ab und an etwas Kühlung zu. Jetzt habe ich auch die Chance, sie einige Augenblicke lang anzuschauen. Die Augen hat Fatima schamhaft gesenkt, sie darf niemanden direkt anblicken. Mit einem Tuch, das sie zwischen den Händen hält, verbirgt sie ihren Mund. Sie sieht traurig aus. Ihr Gesicht ist kunstvoll von Blumen umrahmt, schwarzer Kajal umrahmt die Augen, auf den Lidern ist rotes und goldenes Make-up gemalt, in den Wimpern sind einzelne blassblaue Blütenblätter angebracht, üppig fallen die schwarzen Locken auf die zarten Schultern. Ich kann mich nicht satt sehen an dieser Farbenpracht. Schließlich fällt der Schleier wieder, erst wenn ein neuer weiblicher Gast sie zur Begrüßung küssen möchte, wird er erneut für wenige Sekunden gehoben. Zwei Tage und Nächte verbringt Fatima in dieser Aufmachung und Haltung. Sie darf nicht arbeiten, die besten Bissen schiebt man ihr in den Mund, außerdem wird sie mit Süßigkeiten gefüttert. In dieser Zeit ist die Braut Gast der neuen Familie. Eine Unterbrechung bietet nur das morgendliche Waschen und Einsalben, ausgeführt von einer Frau, die sich auch besonders gut darauf versteht, die Braut für den neuen Tag zu schminken.

Der Bräutigam ist indessen damit beschäftigt, den Raum für seine Frau und sich fertig zu stellen und wohnlich auszugestalten. Nach wie vor gibt Achmadschah sich unbeteiligt und geht ungerührt seinen alltäglichen Arbeiten nach. Das, was man bei uns den Vollzug der Ehe nennt, findet erst in der dritten Nacht statt. Für diese Nacht der Nächte werden Braut und

Bräutigam gewaschen, neu eingekleidet und geschminkt. Wie wird es der Braut ergehen? Wie wird sie sich fühlen? Fazil Elahi hat auf meine Fragen sofort eine schlichte Antwort parat: »Nach einer Hochzeitsnacht soll die Frau glücklich aussehen.« Fatima sieht glücklich aus, vielleicht auch, weil die verschleierte Sitzerei endlich ein Ende hat. Die Aufnahme in die neue Familie ist jetzt vollzogen, das Dasein als Gast beendet, nun kann der Lebensalltag beginnen. Fatima ist emsig damit beschäftigt, Tee zu kochen.

Angereiste Gäste packen ihre Bündel und fahren oder gehen zu Fuß nach Hause. Etwas Wehmut zieht in mein Herz, wenn ich mir vorstelle, welch schwere Zeit dem jungen Paar bevorsteht.

FRÜCHTE SATT!

Meine letzten Urlaubstage in Chak widme ich den Gärten, besser gesagt den Obstbäumen darin. Lange haben wir frisches Obst entbehrt, und jetzt sind viele Früchte reif. Endlich muss ich nicht mehr in noch grüne Äpfel beißen, um wenigstens etwas von einer frischen Saftigkeit zu verspüren. Die Chak-Gegend ist reich an Maulbeeren, Aprikosen und natürlich Äpfeln. Schon am frühen Morgen beraten Ingenieur Mahmood, Dr. Saadat und Fazil Elahi, welchen Garten man wohl aufsuchen könne, um den Bauch genussvoll mit Obst zu füllen. Wir freuen uns darauf, in herrlich frischer Sommerluft durch Felder zu laufen, schattige Alleen zu durchqueren, den großen Fluss entlangzuwandern, um dann ins auserwählte Paradies zu kommen.

Heute sind wir bei unserem Bekannten Haji Latif eingeladen. Sein Garten ist ein Traum, eine Oase des Glücks. Unter einer Weinlaube hat Haji Latif bequeme Sitzkissen für uns zurechtgelegt. Halb liegend, halb sitzend breiten wir uns darauf aus. Rosenduft liegt in der Luft und stimmt uns auf die kommenden Genüsse ein. Eine Rose, zwischen die Lippen genommen, passte sich besonders gut in Dr. Gulaps langen schwarzen Bart ein. Während Haji Latif uns unterhält und nach Neuigkeiten fragt, werden Tee und noch warme Maisfladen gereicht, die wir mit der frisch vom Hausherrn selbst gestampften Butter dick bestreichen. In der Klinik gibt es keine Butter, die wenige Milch, die wir von Bauern geschenkt bekommen, erhalten die Kinder oder wir verarbeiten sie für besondere Gelegenheiten zu Joghurt. Jetzt aber ist es so weit: große Platten mit verschiedenen Früchten werden aufgetragen. Die Kinder von Haji Latif haben sie gepflückt. Weißrosa und dunkelblaue Maulbeeren lasse ich mir nun auf der Zunge zergehen, anschließend nehme ich mir eine pralle dunkelblaue. Diese Sorte gedeiht nur in dem Garten von Haji Latif; ihr Geschmack ähnelt dem von unseren Brombeeren. Sonnengereifte kleine Aprikosen locken ebenfalls zum Hineinbeißen. Und auf die dunkelroten Sauerkirschen will ich keineswegs verzichten. Es ist zu schade, dass man sich nicht mehr als satt essen kann. Immerhin bleiben die farblich so schönen Früchte ein Augenschmaus. Haji Latif strahlt über sein großes, breites Gesicht – zufriedene Gäste sind für ihn ein Grund zur Freude. Wir verabschieden uns und spazieren in der Abendstimmung am Damm entlang nach Hause in die Klinik.

Es sind die kleinen Dinge, die mich in Afghanistan immer wieder besonders beeindrucken. So erlebe ich jetzt, am Ende meines Urlaubs, einige rührende Momente, die mein Herz für diese Menschen noch weiter öffnen. Da sind die sechs Walnüsse, die mir eine ehemalige Patientin zum Abschied in einem selbst gestickten Tuch zusteckt. Oder für die letzte Nacht vor der Abreise muss Fazil Elahi unbedingt ein Eisenbett heranschleppen – wo auch immer er dieses Ungetüm aufgetrieben hat, denn jeder schläft hier auf dem Boden. Selbst Ingenieur Mahmood ist nicht wiederzuerkennen. Da er ein strikter Fundamentalist ist, kann er mir aus religiösen Gründen keine ausgesprochenen Aufmerksamkeiten zukommen lassen. Aber heute, am letzten Abend, findet er doch Möglichkeiten, mir seine

Sympathie zu bezeugen. So kommt er mit einer Blume an, dreht und wendet sie nervös in seiner Hand, um sie dann wie unabsichtlich auf einen leeren Stuhl zu werfen, von wo aus sie direkt auf mich gerichtet ist. Und nach dem Mahl nimmt er die Rebab zur Hand – Ingenieur Mahmood weiß, wie sehr ich dieses Zupfinstrument liebe. Meisterhaft spielt er darauf einige Lieder für mich.

Unter der Burka geht es wieder zurück nach Peschawar, wo ich keine schriftliche Bestätigung darüber vorfinde, ob meine Konditionen angenommen worden sind. Stattdessen gibt es neue. Zur gemeinsamen Klärung schlägt der EU-Vertreter vor, eine Versammlung einzuberufen, womit alle einverstanden sind. Wir stellen aus unserer Sichtweise die Vorgänge im Hospital dar und legen unsere Beweise vor. Dann werden die so genannten neuen Konditionen vorgestellt: Ich soll ein Auto und eine Wohnung bekommen, aber keine Macht. Damit ist die Sitzung geplatzt. Der afghanische Direktor wirft mir vor, ich hätte alles zerstört.

Eigentlich kann mich nichts mehr erschüttern. Doch Schikanen können in ihrer unglaublichen Perfidität immer wieder Wirkung zeigen. So bekomme in nach dieser fehlgeschlagenen Unterredung in meinem Appartement unerwarteten Besuch von drei Polizisten. Diese Herren fragen mich freundlich nach meinem Pass. Sie hätten erfahren, dass ich die Hilfsorganisation dazu benutze, ein Visum zu erhalten. Außerdem soll ich ja nur ein Touristenvisum haben und damit keine Arbeitserlaubnis. Eigentlich sind meine Papiere in Ordnung, dennoch werde ich höflich gebeten, mit aufs Präsidium zu kommen. Dort wird das Verhör fortgesetzt, und es endet damit, dass mein Pass zur Überprüfung einbehalten wird. Ohne Pass bin ich vogelfrei, also auch, krass gesagt, abschussfrei. Mir bleibt nichts anderes übrig, als mich bei der deutschen Botschaft zu melden und um Hilfe zu bitten. Mit einem Angestellten der Botschaft fahren wir zur Polizei zurück; jetzt ist es möglich, dass ich meinen Pass wiederbekomme.

Damit gibt es für mich kein Zurück mehr – ich fliege im Oktober nach Deutschland zurück.

EIN NEUER ANFANG

Das noch nicht fertig gestellte Hospital in Chak-e-Wardak wird in meiner Abwesenheit geschlossen. Es versinkt in einen Winterschlaf. Nur einige Krankenpfleger bleiben hartnäckig da und verrichten weiter ihren Dienst, auch Dr. Gulap zieht es vor, an diesem Ort zu bleiben, obwohl alle kein Gehalt bekommen. Sie haben Angst, dass das Spital komplett ausgeraubt oder für andere Zwecke missbraucht wird. Ingenieur Mahmood und Fazil Elahi sind in Peschawar und halten den Kontakt mit mir aufrecht. Anfang 1993 schicke ich ein Telefax nach Peschawar zur dortigen EU-Vertretung. Ich will wissen, was denn aus »meinem« Krankenhaus wird. Ich hatte inzwischen das Angebot bekommen, für zwei Jahre in den Jemen oder nach Somalia zu gehen, aber mein Herz ist immer noch in Afghanistan. Deshalb gründen Freunde von mir auf meine Initiative hin das bis heute noch bestehende »Komitee zur Förderung medizinischer und humanitärer Hilfe Afghanistan e. V.« zur Unterstützung des Hospitals. Ein Telefonanruf der französischen Hilfsorganisation MRCA bringt letztlich die Entscheidung: Ich solle so schnell wie möglich nach Peschawar kommen, man sei am Hospital Chak interessiert, ebenso die Europäische Union, und gemeinsam wolle man dieses Projekt zum Erfolg führen. Und dazu brauche man mich.

Also bin ich wieder da, die Märzluft ist in Peschawar noch recht kühl. Weil ich nur ein Touristenvisum für Pakistan habe und wegen meiner vorjährigen Erfahrung mit der pakistanischen Polizei kein Aufsehen erregen will, erledige ich alle Arbeiten in meiner Privatunterkunft. Ich führe das Leben einer

Afghanin, unauffällig und im Hintergrund bleibend, während die beiden Männer, Ingenieur Mahmood und Fazil Elahi, alles besorgen oder für mich erledigen.

Mir ist klar, dass ich zuerst nach Chak reisen muss, um dort die Situation zu klären und eine Bestandsaufnahme zu machen. Ich will die örtlichen Autoritäten treffen und diesen die Planung für die Reaktivierung des Hospitals vorstellen und ihr Einverständnis einholen. Wieder einmal muss ich unter der Burka nach Afghanistan reisen. Die Einholung einer Genehmigung zur Grenzüberschreitung hätte zu lange gedauert. Chak soll keine Zeit verlieren. Da Ingenieur Mahmood für die vergangene Winterzeit Frau und Kinder nach Peschawar geholt hatte, diese aber wieder nach Afghanistan zurückbringen möchte, bietet sich für mich die hervorragende Möglichkeit, mit dem Familienverband zu reisen. Das heißt aber auch, mich wie ein Familienmitglied zu benehmen.

In dem gemieteten Pick-up sitzen vorne der Fahrer Karim, Ingenieur Mahmood, seine Tochter und Fazil Elahi, hinten die hochschwangere Frau von Ingenieur Mahmood, die sich die ganze Strecke über ständig übergeben muss, neben ihr zwei Söhne und ich. Die Tochter verträgt das Autofahren nicht und muss ebenfalls ständig spucken. Glücklicherweise führt Ingenieur Mahmood die Betten seiner Familie mit, sodass wir zur Übernachtung im noch verschneiten Grenzland gut ausgerüstet sind. Nach afghanischer Sitte teilen wir Frauen uns ein Zimmer im Gasthaus, und die Männer übernachten mit den Jungen in einem weiteren. Ingenieur Mahmood ist hauptsächlich damit beschäftigt, uns Frauen zu versorgen, sogar mitten in der Nacht legt er Holz im Ofen nach.

Chak hat meine Rückkehr nicht erwartet. Alle wertvollen Gegenstände wie der Hospital-Pick-up oder das Funkgerät sind schon im vergangenen Jahr abgezogen worden. Einen weiteren Abbau hat der Wächter Zafer Chan verhindert, der alles gut unter Verschluss hielt. So machen wir uns gleich nach der Begrüßung an die Inventur. Alles ist eingestaubt. Mühsam kämpfen sich Ingenieur Mahmood, Fazil Elahi, »Anästhesie«-Selim, der Wächter Zafer Chan, Dr. Gulap und ich durch das Chaos.

Kurze Zeit darauf folgt die Schura unserer Einladung. Es ist ein frostkalter, sonniger Tag. Eifrig wird ein Raum im Personalhaus auf Hochglanz poliert, unserer Stimmung entsprechend. Fast pünktlich füllt er sich mit den Mitgliedern der Schura, die teilweise von weit her gekommen sind. Ingenieur Mahmood stellt befriedigt fest: »Niemals habe ich eine so große Schura gesehen.« Sie alle wollen nach der Schließung des Hospitals wissen, wie es weiter geht. Wir stellen klar, dass wir nur parteiunabhängig arbeiten würden und dass die Schura uns behilflich sein möge und für unsere Sicherheit sorgen solle. Und wir verkünden, dass wir in Zukunft für die Behandlungen eine kleine Summe einfordern werden, zunächst fünfzig Afghanis, um die Patienten daran zu gewöhnen, dass das Hospital sich einmal selbst wird tragen müssen. Nun blicken wir gespannt in die Gesichter aller Schura-Teilnehmer – es gibt keine Einwände, alle sind über unser Wiederkommen zufrieden. Draußen vor der Tür warten die früheren Mitarbeiter, ihnen geben wir diese Information weiter. Weil sie wissen wollen, ob sie eine erneute Anstellung bekommen, geben wir ihnen einen Bewerbungsbogen zum Ausfüllen in die Hand. Deutlich geben wir zu verstehen, dass wir keine Entscheidungen für eine Einstellung treffen, diese seien den Organisatoren in Peschawar vorbehalten.

NIEMALS WILL ICH WIEDER
EINE WAND ANSTARREN

Alle warten gespannt auf die Briefe aus Peschawar – wer wird in der Klinik arbeiten dürfen? Ingenieur Mahmood ruft bei ihrer Ankunft eilends einige Mitglieder der Schura zusammen, denn wir müssen etliche Briefe aushändigen, die für viele keine Anstellung bedeuten. Die örtlichen Autoritäten, darunter auch die korankundigen Mullahs, halten eine Ansprache, dass im Sinne des Islams jeder sein Kismet, sein Schicksal annehmen solle. Auch geben sie Erklärungen darüber ab, warum wir mit wenigen Mitarbeitern auskommen müssen. Anschließend sind die Briefempfänger damit beschäftigt, ihren Bescheid zu lesen. Eine Stille von großer Betroffenheit macht sich breit. Wortlos verlässt die Mehrzahl den Raum. Die einen, weil sie nicht übernommen werden, die anderen sind enttäuscht über das geringe Gehalt.

Zu unserer neuen Crew gehören Ingenieur Mahmood, Fazil Elahi, Dr. Gulap, Dr. Saadat, »Anästhesie«-Selim, Zafer Chan, Mohammed Chan, ein weiterer Wächter und der Hilfskoch Salamdin. Wir fangen also ohne Krankenpfleger, Koch und Reinigungskräfte an. Die erste Prüfung muss ich bestehen, als Dr. Gulap mich zu sprechen wünscht. Er äußert mir gegenüber ein paar Bedingungen, nur dann wäre er bereit, den vorgegebenen Vertrag zu unterzeichnen: erstens ein höheres Gehalt, zweitens die Einstellung seines besten Freundes zum Hilfspfleger. Erst nach langen Erklärungen lässt er seine Forderungen fallen. Doch die Ärgernisse mit den verschiedenen Mitarbeitern sind damit nicht beendet: Fazil Elahi ist bei seinen Laborarbeiten äußerst nachlässig und geht eigenen, eher sprunghaften Vorstellungen nach; »Anästhesie«-Selim zieht sein Familienleben vor und glänzt durch Abwesenheit; Dr. Saadat will nach vier Wochen seinen Dienst ganz aufgeben, da er davon träumt, eine Privatklinik aufzubauen, weil er der Ansicht ist, dadurch bessere Verdienstchancen zu haben. Zum Glück verwirft er diesen Plan. Einen Koch finden wir erst nach einem Monat, und so haben Ingenieur Mahmood und Zafer Chan zuerst auch noch Küchendienst.

Ich kämpfe mich ausdauernd und mit Wut durch den gesamten Schmutz. Erst ist mein Zimmer dran, dann das Personalhaus, anschließend Hospital und Lager. Die Säuberungsaktion dauert insgesamt eineinhalb Monate, da jeder einzelne Raum leer geräumt werden muss. Nach einem heftigem Wortwechsel sind schließlich Ingenieur Mahmood und Zafer Chan zur Mithilfe bereit. Mahmood stößt zwischen zusammengepressten Zähnen hervor: »Ich tu' das nur für mich«. Es ist für ihn beschämend, vor allen diese Putzarbeiten zu verrichten.

Hinzu kommt noch, dass er diese zusammen mit einer Frau ausführen muss.

Die anderen Mitarbeiter helfen anfangs fast gar nicht, bis ich mich nicht mehr bremsen kann. Es zischt nur so aus mir heraus: In Deutschland denkt man, Karla sei mit Freunden zusammen, die ihr helfen würden, doch was hier abgeht, das kann ich ihnen nicht schreiben! Ich mache ihnen weiter klar, dass ich nicht nur Geschenke und Schokolade, »choklates«, aus Deutschland mitbringe, sondern auch Arbeit, und dass dieser Neuanfang für sie die einzige und letzte Chance sei. Das Gehalt sei zwar gering, aber besser als gar nichts. Oder möchte einer von euch gerne arbeitslos sein? Ich rede mich so richtig in Rage: Derzeit würdet ihr alle keinen Job finden. Wer die Bedingungen hier nicht akzeptieren will, kann und soll gehen. Damit bin ich endlich am Ende mit meiner Schulmeisterei. Von Ingenieur Mahmood wird mir dann zugetragen, sie hätten das Gefühl, in der Armee zu sein. »Richtig«, bestätige ich dann kurz, »ein Hospital verlangt ein hohes Maß an Disziplin; da gibt es keinen Unterschied zur Armee.« Warum höre ich mir eigentlich diese Unzufriedenheiten überhaupt an?

Den Winter über ist fast alles aufgebraucht worden, auch das Wichtigste, nämlich Holz zum Kochen und Heizen. Also planen wir Anfang April eine Einkaufstour nach Ghazni. Wir wollen das Notwendige mit dem Angenehmen verbinden, was heißt, dass Dr. Gulap seine Familie sehen soll und ich mich auf den Garten des neuen Hauses von Ingenieur Mahmood in Jaghatu freuen kann. Zusammen mit Fazil Elahi und Dr. Gulap brechen wir auf. Ghazni erreichen wir nach einer Übernachtung bei unserem Internisten. Ich schlage vor, da es noch früh am Morgen ist, erst einmal Tee zu trinken, bevor wir uns auf die Suche nach geeignetem Holz machen. Das auserkorene Restaurant ist mir von einem früheren Besuch her bekannt. Es hat eine Empore, von der aus man das Leben und Treiben der Männer beobachten kann – ausgerechnet heute ist es aber geschlossen!

Eine andere Lokalität fällt uns nicht ein, in der ich als Frau sicher bin und auf die Rückkehr der Einkaufenden warten kann. So werde ich ohne Umschweife auf der Straße mit dem Gesicht zur Außenwand des Restaurants gesetzt, um nicht zu viel Aufsehen hervorzurufen oder lästig angestarrt zu werden. Karim, unser Fahrer, und »Anästhesie«-Selim bleiben als meine Beschützer zurück, während Fazil Elahi und Dr. Gulap sich auf die Suche nach Holz machen. Ich erwarte sie in einer halben Stunde zurück, dennoch bin ich sauer auf mich, weil ich nicht daran gedacht hatte, etwas zum Lesen oder zum Schreiben mitzunehmen. Dabei hätte ich es besser wissen müssen – hier dauert immer alles länger, als man es sich anfangs vorstellt. Warum aber falle ich bloß immer wieder darauf herein? Es vergehen eine Stunde, zwei Stunden, drei Stunden, in denen ich nur die Wand und den leeren Tisch vor mir hinter der Schaufensterscheibe des Restaurants anstarre. Noch habe ich nicht gelernt, mein Denken in solchen Situationen abzuschalten, aber ich habe es auch noch nicht aufgegeben, mich gegen diese Leere aufzulehnen. Schließlich tauchen die beiden Einkäufer auf, und es beginnt eine heftige Diskussion darüber, dass man zwar Holz gefunden habe, es aber zu teuer sei. Barsch und gleichzeitig fast verzweifelt versuche ich Fazil Elahi zu überzeugen, das Holz auf jeden Fall zu kaufen, auch wenn es zu viel kostet. »Chak hat kein Brennholz«, gebe ich ihm zu verstehen, »und wir haben keine Zeit, es woanders zu suchen.« Also ziehen die beiden los, um den Kauf perfekt zu machen. Wieder sitzen wir drei stumm vor dem leeren Tisch. Ich starte den Versuch, »Anästhesie«-Selim davon zu überzeugen, dass er lieber die Zeit nutzen sollte, um die übrigen Einkäufe zu tätigen, anstatt bei mir herumzusitzen. Dieser Anlauf scheitert kläglich, denn er verkündet strahlend: »Wieso? Es ist doch so schön bequem hier!« Und bleibt sitzen. Somit auch ich. Wieder vergehen eine Stunde, zwei Stunden. Wenigstens sollten wir schon zu Mittag essen, um Zeit zu sparen! Ich wage einen zweiten Versuch. Nichts da. Ich muss weiter warten. Endlich haben meine Beschützer ein Einsehen: Wir speisen Köfte, schlendern anschließend in den Basar und können noch einen Teil der Besorgungen erledigen. Es ist inzwischen vier Uhr nachmittags geworden, Fazil Elahi und Dr. Gulap erscheinen zur Abwechslung wieder auf der Bildfläche. Sie haben so lange gebraucht, entschuldigen sie sich, weil das Holz noch verladen werden musste, da der Lastwagen schon vor Sonnenaufgang Richtung Chak starten wird. In mir hat kein einziger guter Gedanke mehr Platz, alle Freuden sehe ich den Bach hinunterschwimmen, da nun keine Zeit mehr für die Besichtigung von Ingenieur Mahmoods Garten bleibt. So ein Tag ist eindeutig ein verlorener Tag.

Wir erreichen Jaghatu im Dunkeln. Ingenieur Mahmood hatte schon den ganzen Nachmittag auf uns gewartet und für den Empfang Teppichmatten und Kelims im Garten angeordnet. Er begrüßt uns dennoch mit einem charmanten Strahlen, während ich keinen einzigen Muskel verziehen kann, der so etwas wie Freude angedeutet hätte. Launisch mache ich ein paar unpassende Bemerkungen und lasse mich in meiner Enttäuschung und Müdigkeit gehen. Er dagegen hat alle seine Kinder, hübsch zurecht gemacht, um sich versammelt. Ich weiß, dass er mit diesem Auftritt um ein Foto, das ich für ihn aufnehmen soll, bittet. Aber ich mache kein einziges Bild. Mein kindischer Trotz ist unerbittlich. Jeder weitere Versuch, mich wieder in Einklang zu bringen, schlägt fehl. Schließlich lässt er mir die Wahl, draußen oder im Gastraum zu essen. Der Einfachheit halber entscheide ich mich für den Gastraum, bitte aber darum, anschließend im Freien übernachten zu dürfen. Er stimmt freudig zu: »Ich werde das Bett zu den Rosen stellen, und Sie können den Mond sehen.« Er trägt tatsächlich die Schlafdecken in den Garten und richtet sie so her, dass mich der Rosenduft erreicht. Mein zorniger Widerstand schmilzt endlich dahin und wieder einmal bin ich nur beschämt. Ein Frühstück in der Morgensonne versöhnt mich endgültig, und ich nehme Fotos von allen auf, die eines haben wollen, eingerahmt von Rosen.

PROBLEME VON AUSSEN

Das Kismet meint es nicht gut mit uns, es kommen täglich nur dreißig Patienten ins Hospital, weil wir keine Medikamente ausgeben können. Unser Lastwagen mit den bestellten Arzneien und Materialien lässt eineinhalb Monate auf sich warten. Ein Jamniat-Kommandant, der beste Freund des früheren afghanischen Direktors, wünscht mich zu sprechen. Bei der Unterredung schleudert er mir entgegen: »Was soll das? Nur leere Räume! Früher war alles besser!« Nach Ankunft des Trucks spricht es sich sehr schnell herum, dass Medikamente eingetroffen sind. Unsere Aufräumarbeiten sind zum Glück erledigt, die Küche und das alte Personalhaus gründlich renoviert, sodass wir uns ganz auf die Patienten konzentrieren können. Von Ende Mai an kommen pro Tag um die hundertfünfzig Menschen zur Behandlung.

Es könnte jetzt mit allem aufwärts gehen, doch werden wir mit den Gehaltsforderungen nicht übernommener Mitarbeiter aufgehalten. Hartnäckig verlangen sie Geld für die Zeit ab dem letzten Dezember; sie hätten ja, so deren Begründung, in diesen Monaten gearbeitet. Die Ex-Mitarbeiter wollen aber nicht verstehen, dass ab Dezember mit keiner Organisation ein Vertrag und somit auch keine Verpflichtung zur Gehaltszahlung bestand. Endlos muss ich ermüdende Diskussionen führen, die viel Zeit und Energie kosten und immer mit Beleidigungen und Beschimpfungen enden. Einmal kommt es deswegen sogar zum Eklat. Ich erkläre ärgerlich und kurz angebunden, dass ihre Mitarbeit aus medizinischer Sicht ihre Pflicht gewesen sei, auch im Koran stehe dies geschrieben. Jede weitere Erörterung erkläre ich hiermit für beendet. Am Nachmittag lässt mich Ingenieur Mahmood in sein Büro rufen. Schlaff sitzt er am Schreibtisch und seine Hände versuchen mit fahrigen Bewegungen etwas zu Papier zu bringen, unterbrochen von einem nervösen Schniefen seiner Nase. Mit vor Angst gedrosselter Stimme presst er zögernd heraus: »Ein früherer Wächter kam eben mit einem Messer ins Büro gestürzt. Dabei drohte er mit den Worten, dass er keinen Vater habe, auch keinen Bruder, er kenne nur Geld.« Dr. Gulap, der sich diese Geschichte ebenfalls anhört, sieht besorgniserregend drein. Beide entwerfen einen Brief an die Schura. Nachdem er sich wieder gefasst hat, äußert sich Ingenieur Mahmood mutiger: »Ich habe dem Ex-Wächter mit dem Brief große Schwierigkeiten gemacht.« Dann schlägt er mir vor, dass ich mein Bett vorübergehend im Büro aufschlagen soll, morgens könne ich ja wieder in mein Zimmer gehen. Diese Aktion, fährt er fort, muss geheim bleiben, da jemand die Vermutung geäußert hätte, die ehemaligen Mitarbeiter würden einen Stein in mein Gemach werfen wollen. Natürlich sollte ich mich dann dort nicht gerade aufhalten. So wechsele ich also bei zugezogenen Gardinen meine Schlafstätte. Bis es schließlich in mir aufmuckt. Ich will mein Kismet annehmen und bleibe nach einigen Nächten in meinem Raum. Doch lausche ich in der ersten Zeit ständig nach verdächtigen Geräuschen. Kurze Zeit zuvor hatte man in ein Haus im Nachbardorf eine kleine Bombe geworfen.

Von der französischen Organisation ist nichts zu hören, obwohl das Jahr schon fast wieder um ist und wir mit dem weiteren Ausbau des Hospitals aus Geldmangel nicht vorangekommen sind. Also fahre ich an einem Wochenende mit Fazil Elahi nach Kabul, um zu erfahren, dass keiner für uns zu sprechen ist. Bei der Rückkehr nach Chak ist in meinem Zimmer das Moskitogitter vor dem Fenster aufgeschlitzt. Jemand ist bei mir eingestiegen und hat Radio, Walkman und meine Ersatzkamera mitgenommen. Hinterlistig fragt der Kommandant, nachdem ich ihm den Sachverhalt geschildert habe, ob etwas gestohlen worden sei, was dem Hospital gehöre. Ich erkläre, dass jeder Diebstahl schwerwiegend sei, ganz gleich, ob es sich nun um Privat- oder Krankenhausbesitz handeln würde.

Meinen nächsten Versuch, etwas über die zukünftigen Möglichkeiten des Chak-Projektes zu erfahren, starte ich nun in Peschawar. Dort treffe ich den neuen medizinischen Koordinator der Franzosen, einen Chirurgen, der aber mehr an der Chirurgie als an Chak interessiert ist. Wahrscheinlich hoffen sie doch, so fange ich wieder an zu grübeln, dass das Projekt aufgegeben wird – obwohl der Gedanke unsinnig erscheint, weil sie mich ja aus Deutschland kommen ließen. Augenblicklich habe ich aber ein anderes Problem: Wie komme ich wieder einmal ohne Genehmigung über die Grenze nach Afghanistan. Bevor ich weiter darüber nachdenken kann, erfahre ich ein gutes Kismet. Es ist nun möglich, von Peschawar nach Kabul zu fliegen. Die Ariana Afghan Airways darf auf dieser Strecke nur zwei Maschinen einsetzen, doch immerhin! Für einen Flugschein benötige ich aber ein Visum. Die deutsche Botschaft teilt mir mit, dass Touristen momentan kein Visum für Afghanistan bekommen, weil eine Woche zuvor zwei Ausländer in Kabul getötet worden waren. Aber wenn ich eine Befürwortung übernehmen würde, so gibt man mir Hoffnung, könne ich dennoch eines bekommen. Selbstverständlich erkläre ich mich bereit, eine deutsche Dame, die noch nie in Afghanistan war, dorthin verantwortungsvoll zu begleiten. Ich will auch gar nicht wissen, warum diese Frau in das Land einreisen darf. Schon habe ich Visum und Ticket in der Hand.

Vor dem Abflug lädt mich die ältere Dame zum Abendessen ein. Sie erzählt mir, dass sie am Morgen in den Zeitungen über Kämpfe in Kabul gelesen und es mit der Angst bekommen hätte. Sie möchte den Flug stornieren. So stehe ich wieder allein da. Hilfe bekomme ich von einem befreundeten norwegischen Arzt, der mit mir zum Airport fährt und mich einem im Außenministerium arbeitenden afghanischen Fluggast anvertraut. Neben ihm sitzt eine Mitarbeiterin von der UNO, also bin ich in bester Gesellschaft. Beruhigend teilt mir die UNO-Angestellte mit, dass dieses Flugzeug nicht abgeschossen werden würde, da der Bruder von Massud – einer der damals führenden Politiker in Afghanistan – und ein besonders hoch angesehener Korankundiger an Bord seien. Die gesamte Szenerie wirkt ziemlich irreal auf mich. Die Stewardessen sind geschminkt, fast westlich gekleidet, dennoch bewegen sie sich verhalten zwischen den Pakolls und Turbanen. Nach einer kurzen Flugzeit erreichen wir die holprige Flugbahn von Kabul. Etliche Einschüsse zeugen vom Krieg. Die Abfertigung im Flughafen verläuft dank meiner Begleitung einfach und schnell. Im UN-Auto werde ich dann zu einem Quartier gebracht, wo ich auf Fazil Elahi warten kann, bis er mich abholen kommt. Noch ist alles bestens.

Die Unterkunft ist sauber, mein Gastgeber spricht ein ausgezeichnetes Deutsch. Er gehörte zu jener ersten afghanischen Truppe, die in Deutschland vier Jahre lang als Polizeioffiziere ausgebildet worden war. Schwärmerisch erzählt er von einem Deutschland im Jahr 1968, unbedingt möchte er dorthin zurück, seine Tocher würde auch in diesem Land leben. Ob ich nicht eine Lücke im Asylrecht für ihn finden könnte? Zweifelhaft war seine Rolle während der Sowjetbesatzung in Kabul gewesen. Er verkörpert eine Art von Offizier, die man nur zu gern in Polichakri, dem berühmt-berüchtigten Gefängnis in Kabul, einsetzte. Folterungen mit Todesfolge waren dort an der Tagesordnung. Ich wage nicht, ihn danach zu fragen. Er hat sich, wie viele dieser Funktionäre, nach der Wende einen Bart wachsen lassen und klagt nun darüber, dass er Pakoll, Patu und Shalwar Khameez tragen müsse. Trotz seiner Verwandlung habe er Angst, gibt er offen zu, seinen Bezirk zu verlassen, um beispielsweise ins Mudschahidin-Gebiet Wardak zu reisen.

Ich warte auf Fazil Elahi einen Tag und noch einen Tag; langsam mache ich mir Sorgen. Ich erkläre meinem Gastgeber, dass ich auf jeden Fall nach Chak müsse, aber auch ein Wiedereinreisevisum für Pakistan brauche. So fahren wir zur pakistanischen Botschaft, wo ich besonders bevorzugt behandelt werde und man mir ohne Verzögerung das Visum gibt. Ansonsten sitze ich in Kabul fest wie in einer Falle. Der Weg über Maidan ist wegen erneut ausgebrochener Kämpfe gesperrt, hie und da flackern auch in Kabul gewaltsame Auseinandersetzungen auf, begleitet von Raketenangriffen. Auch nachts sind die Schüsse aus den Kalaschnikows nicht zu überhören. Die politische Situation kann kaum als stabil eingeschätzt werden, es ist eher zu befürchten, dass sich alles noch mehr verschlechtern wird. Wir hören, dass der Chef einer englischen Hilfsorganisation in einen Sack gesteckt worden ist, nachdem man ihn getötet hatte. Von der Ladefläche eines Pick-ups warf man ihn anschließend einfach auf die Straße. In Jalalabad, so wird auch erzählt, hat die Schura einem wichtigen Kommandanten Nase und Finger abgeschnitten und ihn dann getötet; ebenso seinen Bruder, weil sie angeblich illegal Geld vertrieben hatten. Durch derlei Geschehnisse kommt es immer wieder zu neuen Kampfhandlungen. Als Vergeltungsmaßnahme werden in diesem Fall Khoganis getötet, die sie aus Bussen herauszerren. Da mein Gastgeber vom Stamm der Khogani in Jalalabad ist, erscheint er fast ängstlicher als ich.

Schließlich taucht Fazil Elahi auf. Völlig zerknirscht. Seine letzten Tage waren anscheinend nicht einfach gewesen. Wie verabredet war er nach Kabul gereist und am gleichen Tag wie ich angekommen. Er hatte dann den Häuserblock meines Quartiers gefunden, aber anstatt nach der Wohnungsnummer zu fragen, gab er den Namen meines Gastgebers an, den wiederum keiner kannte, weil er erst vor kurzem in diese Wohnung eingezogen ist. Dann, berichtet Fazil Elahi weiter, hatte er versucht, Leute aufzutreiben, um die genaue Adresse zu erfahren. Bei diesem Unterfangen sei er überfallen worden, 5000 Mark und 100 000 pakistanische Rupien, unsere Spendengelder, habe man ihm dabei gestohlen. Er sei sogar geschlagen geworden, beendet Fazil Elahi seine Beichte. Doch kann ich keine Spuren eines Übergriffs entdecken. Vor lauter Schreck schaffe ich es nicht, ihn nach seinem Befinden zu fragen. Wirre Gedanken kreuzen sich, teils Mitleid, teils aber auch Misstrauen. Ich bin in den letzten Jahren einfach zu oft enttäuscht worden. Mit leicht schriller Stimme mache ich klar, dass ich ohne Geld gar nicht erst nach Chak wolle. Dieses Geld war dazu bestimmt gewesen, den Menschen über den nächsten Winter zu helfen. Nach kurzer Zeit ordnen sich zum Glück meine Gedanken, und ich bin wieder fähig, fair zu sein. Ich habe ja noch Geld in Peschawar, fällt mir ein, damit lässt sich auch was machen. Fazil Elahi wird noch überall Rechenschaft abgeben und unangenehme Verhöre aushalten müssen, dafür werden andere schon zur Genüge sorgen; ich muss ihn nicht weiter bestrafen. Also verlassen wir Kabul auf der einzig möglichen Strecke über Logar: Das bedeutet acht Stunden Fahrt.

Geld ist kaum vorhanden, dennoch müssen wir das Hospital winterfest machen und unsere Mitarbeiter bis zum Frühjahr versorgen. Fazil Elahi, Ingenieur Mahmood, Dr. Gulap und ich machen uns schon am nächsten Tag auf den Weg nach Ghazni. Brennholz finden wir dieses Mal nicht, dafür aber drei

Säcke Reis, drei Säcke Zucker, Kekse, Salz, Seife, Streichhölzer und zehn Kilogramm Tee. Weiter geht es nach Sheikhabad, wo wir einen Sack roter Bohnen, einen Lastwagen voll Holz, zehn Säcke Mehl, zwei Tonnen Diesel für die Heizung und eine Tonne Kerosin für die Laternen erstehen. Aus Kabul transportiert Fazil Elahis Bruder Achmadschah, zurückgekehrt aus Australien, drei aufgetriebene Dieselöfen und vier Laternen. Direkt vom Feld kaufen wir zentnerweise Zwiebeln und drei Säcke Kartoffeln. Die Besorgungen dauern drei Tage. Wir haben gut gehamstert, der Winter kann kommen. Die Gehälter sind bis zum April gesichert, also kann ich unbesorgt meine Sachen für meinen Winteraufenthalt in Deutschland einpacken. Dieses Mal will ich auf keinen Fall über Kabul reisen, sondern über Khost. Doch es kommt anders.

Ausgerechnet kurz nach unserer Einkaufstour brechen bei Khost Kämpfe aus. Sadran, ein Stamm in der Provinz Paktia, in der auch Khost liegt, hatten im Khost-Basar neue Geschäfte aufgebaut, dazu aber nicht die dortige Schura um Genehmigung gefragt. Der lokale Gouverneur setzte eine Frist und bis dahin sollten die Sadran den Basar räumen. Diese Frist wurde aber nicht eingehalten. In der Folge zerstörten Mudschahidin alle Basarläden im Auftrag der Khost-Autoritäten. Die Sadran ließen sich das nicht gefallen und schlugen zurück. Zugleich haben sich die Mudschahidin in Khost in kämpferische Auseinandersetzungen mit den Mudschahidin aus Wardakis verstrickt. Wollte man nicht in diese Gefechte verwickelt werden, blieb momentan nur der Weg über Kabul mit einem anschließenden Flug nach Peschawar offen.

Ohne Schwierigkeiten erreichen wir Kabul. Vom Auto aus beobachte ich das Leben und Treiben in den Straßen. Die Sonne scheint, doch gleichzeitig wird die Normalität durch Schüsse zerrissen. Kabul ist wie ein Pulverfass, das jeden Moment explodieren kann. Nur weiß man nicht, wer es anzünden wird. Die Menschen bewegen sich für mich schemenhaft. Besonders fremd empfinde ich den Anblick der Frauen. Sie sind grell geschminkt, die Frisuren sind aufgedonnert, die Kleidung ist für meinen provinziellen Blick sehr modisch. Trotzig und stolz zeigen die Kabul-Frauen ihre Gesichter.

Bei Fazil Elahi's Verwandten habe ich eine unruhige Nacht. Am Morgen warte ich wie üblich vor einer Reise überpünktlich auf das Frühstück. Das Flugzeug soll ja um zehn Uhr abfliegen. Um halb acht gibt es immer noch keinen Tee, vorsichtig melde ich mich. »Keine Sorge«, bekomme ich zur Antwort, »wir haben genug Zeit.« Einer der Verwandten von Fazil Elahi war früher eine Führungsperson im Flughafen von Kabul gewesen. Da er alle Leute kennt, ist man sich eines reibungslosen, schnellen Durchgangs sicher. Erst einmal in aller Ruhe Tee schlürfen, das ist die Ansage. Endlich kommt es zum Aufbruch. Es ist neun Uhr, als wir am Flughafen ankommen. Keine Sorge! Selbstbewusst eilen Fazil Elahi und sein Verwandter mit meinem Pass davon. Begrüßungen überall, dann verstörte Gesichter. Ein Stempel fehlt! Niemand hat mir gesagt, dass ich eine Ausreiseerlaubnis brauche. Also zurück in die Stadt zum Außenministerium, um diese Genehmigung einzuholen. Es ist Viertel nach neun, keine Sorge! Das Flugzeug fliegt erst um zehn Uhr ab. Fazil Elahi bleibt bei mir, die übrigen Männer schwärmen aus. Es ist eine Viertel Stunde vor der Abflugszeit. Ich fange an, innerlich durchzudrehen, bitte Fazil Elahi, alle seine Verwandten zurückzurufen, denn es sei zu spät, um das Flugzeug noch zu erreichen. Außerdem, wenn erst der Ausreisestempel von Kabul im Pass ist, würde ich bei einem Straßentransport Schwierigkeiten am Grenzübergang Thurham bekommen. Für mich ist klar, dass ich das Flugzeug verpassen werde und mit dem Auto fahren muss. Aber nein doch! Keine Sorge! Fazil Elahi schießt los, kommt aber nach fünfzehn Minuten wieder, um zu verkünden, dass er die anderen nicht getroffen habe, weil sie für die Ausreiseerlaubnis wider Erwarten zum Hauptbüro in die Stadt hätten gehen müssen.

Ich gebe auf, resigniere. Um halb elf taucht die komplette Männergesellschaft wieder auf und präsentiert mir stolz den notwendigen Stempel. Ich zeige nur mit einer schlaffen Bewegung gen Himmel und deute damit an, dass das Flugzeug ohne mich abgehoben sei. O nein! Keine Sorge! Es fliegt erst um elf. Das hätte man vergessen, mir zu sagen. Eiligst geht es jetzt zum Durchchecken. Am Schalter erfahre ich, dass das Flug-

zeug sogar erst um zwöf Uhr startet. Mir fällt dabei ein, was
der einflussreiche Verwandte von Fazal Elahi heute Morgen
selbstherrlich geäußert hatte: »Ich habe viele Kontakte, Karla,
ich kann das Flugzeug so lange anhalten, bis Sie darin sitzen.
Keine Sorge!«

MOBBING

Ein neuer Anlauf. Meine Augen blitzen wie eine Radarfalle,
vergleichbar gnadenlos frage ich: »Sie wollen mit?« Jussouf ist
über meine an Rohheit grenzende Direktheit etwas irritiert.
Der dreiunddreißigjährige Franzose soll als EU-Beauftragter
bei meinem nächsten Chak-Aufenthalt die Führung des Hospitals übernehmen. Statt Kooperation entdecke ich bei dem in
Afrika geborenen Mann nur herrisches Auftreten und Arroganz. Gleich den frühen Kolonialisten sieht er sich am liebsten im weißen Tennisdress, seine Befehle unterstützt er nur
allzugern durch kurze Hiebe mit dem Schläger auf den Oberschenkel. Meine Missbilligung über meinen neuen Diensther-
ren ohne nennenswerte Befähigung kann ich nicht verbergen.
Er nimmt kaum Notiz von mir, und wenn ich ihm Listen über
die Gegenstände aushändigen will, die das Krankenhaus
braucht, blockt er rigoros ab: »Ich werde mir das erst einmal
anschauen!« Nicht nur eitel ist Jussouf, denke ich, er hat auch
noch Empfindlichkeiten. Begleitet wird »The Black«, der
Schwarze, wie ihn Fazil Elahi später tituliert, von seiner achtundzwanzigjährigen Lebensgefährtin Angélique, eine blon-
dierte Krankenschwester, die ihn zu diesem Einsatz überredet
hat. Ich bin wieder in Peschawar gelandet und bin nach einem
kurzen Aufenthalt mit den beiden Franzosen im kalten, nas-
sen April unterwegs nach Chak. Nach dem grauen Winter in
Deutschland erlebe ich hier auch nichts anderes als Schneere-

gen und Schlamm. Mein Herz fröstelt, keiner der Franzosen bemüht sich, Englisch mit mir zu sprechen.

Ich mache den Vorschlag, das Logar Baraki Barak-Hospital zu besuchen; es liegt auf der Strecke nach Chak und war zur gleichen Zeit wie »unser« Krankenhaus in Planung gewesen. Dank einer hervorragenden Leitung funktioniert der Klinikbetrieb außerordentlich gut. Vielleicht können die beiden Franzosen dann bessser erkennen, so mein Hintergedanke bei dieser Aktion, was Chak noch braucht, um ein richtiges Spital zu werden. Bei der Besichtigungstour kann ich jedoch keine Reaktionen auf ihren Gesichtern ablesen. Wir steigen wieder in unseren Jeep, und vier Stunden später kommen wir in Chak an. Die meiste Zeit über haben wir drei im Auto geschwiegen. Wenn ich eine Bemerkung über Afghanistan fallen ließ oder erklärende Hinweise über die Landschaft abgab, fuhr mir Angélique über den Mund, sie wüsste schon alles. Soll sie doch allein zurechtkommen, ich jedenfalls bin endlich wieder zu Hause. Nach einer Führung durch die Klinik fragt mich Jussouf im aufreizenden Ton: »Was haben Sie überhaupt geleistet?« Ich bin fassungslos. Ich kläre ihn so weit wie möglich über die Schwierigkeiten im vergangenen Jahr auf, bin aber sicher, dass er sie kaum verstehen wird. Die Besichtigung des Logar-Krankenhauses benutzt er nur, um mir eins auszuwischen. Wieder liegt die Drohung über uns, dass Chak einfach geschlossen wird.

Angélique und Jussouf wollen zwei Wochen bleiben. Wir müssen Inventur machen, den Bedarf feststellen, damit die beiden Franzosen nach ihrer Rückkehr in Peschawar den entsprechenden Einkauf tätigen können. Nach dem ersten Auspacken teilt mir Angélique großzügig zwei Stück Palmolive-Seife und eine Rolle Toilettenpapier zu. Da ich meine eigene Seife aus Deutschland mitgebracht habe, verschenke ich sie an die Mitarbeiter. Dann mache ich mich daran, ein Haus zu mieten, da Angélique und Jussouf getrennt von den Afghanen leben wollen. Hierfür soll alles neu angeschafft, auch ein Koch extra eingestellt werden. Diese Kosten! Mit sich selbst ist man ja großzügig, nimmt alles in Anspruch. Zwar trägt man mir auch an, in das Haus mit einzuziehen, doch lehne ich entschieden ab. In meinem für mich passend eingerichteten Zimmer fühle ich mich wohl und unabhängig, kann mich nach den Mahlzeiten mit den Afghanen wann immer ich will absetzen, um Nachrichten oder Musik zu hören. Zudem hat mein kleines eigenes Reich einen herrlichen Ausblick auf das grüne Chak-Tal. Hier kann ich frei atmen, keine hohen Mauern versperren mir das Panorama, die sonst so typisch für die afghanischen Wohnburgen sind. Auf keinen Fall gebe ich diese Idylle auf.

Mit Angélique und Jussouf habe ich nichts gemeinsam. Ich versuche so schnell wie möglich ein Lehmhaus zu finden, besteht doch dann die Aussicht, die beiden für eine gewisse Zeit zufrieden zu stellen – und sie los zu sein. Das Anliegen stellt sich aber als schwierig heraus. Viele Flüchtlinge aus Kabul halten die Häuser besetzt. Schließlich finden wir eine passende Wohnburg. Der Besitzer, ein Lehrer, macht aber einen Rückzieher, als er das Paar sieht. Angélique sitzt mit aufgelöstem Haar in der Sonne, Jussouf flegelt neben ihr: die Erzieher in Chak werden von den Arabern bezahlt, die ein solches Verhalten überhaupt nicht gutheißen. Die Freizügigkeit des Paares hätte den Vermieter in Verruf gebracht. Höflich gibt man uns zu verstehen, dass man nicht gewusst hätte, welche Leute das Haus mieten wollten. Später entdecken wir dann ein anderes. Am Vorabend vor dem Umzug kommt Ingenieur Mahmood mit der Nachricht zu mir, dass die Vermieter das Haus zu einem höheren Preis an Araber vergeben hätten. Da es sich für die verbleibende Zeit nicht mehr lohnt, nach einer weiteren Wohnung Ausschau zu halten, stellen wir die Suche ein.

Ich lade wie gewöhnlich die Schura ein, einige Vertreter kommen, doch die wichtigsten Autoritäten fehlen. Die gesamtpolitische Situation Afghanistans hatte sich auch auf die lokalen Regierungen ausgewirkt: Die einst noch soliden Einheiten sind jetzt durch die verschärften Bürgerkriegsbedingungen zerfallen. Dennoch ist die Einladung wichtig, um der Höflichkeit Genüge zu tun. Ich stelle das französische Paar vor, Angélique, die für die medizinischen Belange zuständig ist, und Jussouf, der den logistischen Part verantwortet. Außerdem erzähle ich von unserem Plan, aus Chak ein Hospital mit zwanzig Betten zu machen, inklusive Labor, Röntgenabteilung und einer kleinen Chirurgie. Am meisten würde uns am Herzen liegen, beende ich die Vorstellung, eine Frauenärztin für die Klinik zu gewinnen. Unsere Grundideen sind wirklich gut, denke ich mir bei der Verabschiedung der Schura. Doch angesichts der instabilen politischen Situation Afghanistans stellt sich die Frage, ob wir diese auch realisieren können.

Im Alleingang machen sich Angélique und Jussouf an die Arbeit. Da keine Beteiligung von mir erwartet wird, spaziere ich zu meinem Lieblingsplatz am Fluss. Das langsam dahinfließende Wasser trägt meine Gedanken und Tränen davon. Besonders verletzt bin ich über das Verhalten der Mitarbeiter, die ich zu meinen Freunden zählte. Für sie bin ich völlig nebensächlich geworden. Man wendet sich den neuen Machtträgern zu und umschwärmt sie wie Bienen die Blumen, um Honig zu sammeln. Seitdem Jussouf Ingenieur Mahmood Entscheidungsgewalt übertrug, legt der strenggläubige Muslim mir gegenüber das Gehabe eines vermeintlichen Direktors an den Tag. Kaum schaut er noch auf, wenn ich ins Büro komme, und brummt dann etwas Unfreundliches in seinen Bart, als ob er sagen wolle: Was haben Sie denn hier zu suchen? Angélique aber begrüßt er in einem hohen und überschwänglichen Ton, den ich zuvor noch nie an ihm vernommen hatte. In der Nähe von Jussouf nehmen alle eine devote Haltung ein. In Afghanistan sagt man in einem solchen Fall: »Sie kriechen ihm unter die Füße.« Fazil Elahi erzwingt in seiner unbeherrschten Energie regelrecht den Besuch von Angélique und Jussouf bei sich zu Hause. Ich soll auch hinzukommen, doch will ich das falsche Gerede bei einem ersten Wiedersehen mit Fazil Elahis Familie nach dem langen Winter nicht hören. Also lehne ich die Einladung ab, bleibe in Chak. Auch muss ich mit ansehen, wie sämtliche Mitarbeiter Angélique bei der Inventur fleißig zur Hand gehen. Letztes Jahr habe ich fast die gesamte Drecksarbeit allein machen müssen. Ich hatte allen Kollegen zuvor gesagt, dass es wichtig sei, einen guten Eindruck auf die Franzosen zu machen, weil sie ihrem Büro über Chak berichten und dementsprechend die Hilfeleistungen fließen würden. Ich hatte aber nicht daran gedacht, dass man mich dabei völlig fallen lassen würde. Anscheinend ist man sich meiner sicher. Karla wird ja sowieso arbeiten. Karla wird es sowieso geben. Ich stelle fest, je mehr Lebenserfahrungen ich mache, umso sensibler werde ich. Endgültig läuft das Tränenfass über, als ich in gemeinsamer Runde das Wort an Ingenieur Mahmood richte und er mich herablassend abfertigt. Ich esse nicht zu Ende und verlasse weinend den Raum, in dem betroffene Stille einkehrt. Nach einer Stunde klopft Ingenieur Mahmood an meine Tür und bittet um eine Aussprache. Ich sage, dass ich dazu nicht fähig sei. Schließlich öffne ich die Tür und sehe tränenblind nur seine Konturen im umgehängten Patu und aufgesetztem Pakoll. Dramatisch bringt er hervor: »Dr. Saadat und Dr. Gulap haben mit mir gesprochen, sie schicken mich. Bitte verzeihen Sie mir, ich kann nicht essen, ich kann nicht schlafen; warum habe ich bloß so stolz und selbstherrlich dahergeredet. Bitte kommen Sie zu uns zum Abendessen zurück.« Ich schlucke und schniefe und gehe wieder in den Esssaal, kann aber vor Traurigkeit nicht aufblicken. Aber ohne eine Geste der Versöhnung will ich diesen Mann auch nicht stehen lassen.

Wie vorgesehen verlassen Angélique und Jussouf Chak nach zwei Wochen. Alles fällt in sich zusammen, von dem vorgespielten Fleiß bleibt nichts übrig. Man kommt und geht, wie es passt, wie es das Privatleben erfordert. Hilflos sehe ich dem Treiben zu, lasse es einige Zeit gewähren. Eit kommt näher, das Fest nach dem Fastenmonat Ramadan. Natürlich erhalten wir viele Einladungen, doch ich bestrafe alle, aber auch mich, durch Liebesentzug. Jeder fährt nach Hause, nur ich bleibe mit dem Wächter Zafer Chan und einem Koch zurück. Als Trost putzt mir Zafer Chan die Schuhe mit hoher Kunst: Nach der Grundreinigung verteilt er gleichmäßig die Schuhcreme mit Bürstenstrichen in alle Richtungen, unterstützt durch ein kurzes, aber kräftiges Draufspucken. Es sieht so aus, als würde jede Lederpore einzeln verschlossen werden. Nun wird mit schönstem Schwung poliert. Den endgültigen Glanz setzt dann die Sonne drauf: Die Creme schmilzt dahin und strahlt auf.

WIR PACKEN ES AN

Die Arbeit geht los. Angélique und Jussouf sind in Peschawar mit dem Einkauf der nötigen Medikamente und Materialien beschäftigt, wir in Chak mit den Konstruktionsarbeiten. Zuerst muss das gesamte Personalhaus renoviert, ein Anbau fertig gestellt und obendrein ein weiterer angefangener Bau mit drei Räumen zu Ende gebaut werden. Ständig setze ich mich, aber auch meine Mitarbeiter unter Druck. Laut Zeitplan müssen diese Arbeiten bis zum Eintreffen des Lastwagens mit dem Nachschub aus Peschawar abgeschlossen sein, weil wir dann den Hospitalbetrieb aufnehmen wollen.

Ich schwelge im Farbenrausch: Was passt eigentlich wohin? Ideen vom vergangenen Jahr werden jetzt in die Tat umgesetzt. Endlich habe ich ein wohnlich gestaltetes Gemach im orientalischen Stil. Die Matratzen sind mit einem roten Samtstoff bezogen, dick gepolsterte Sitzkissen mit kräftigen Blumenmustern drapieren die Ausruhstätten. An den Fenstern bringe ich Vorhänge mit den schönsten Ornamenten an, die von den Sonnenstrahlen noch betont werden. Mit großer Begeisterung wird die Neudekoration des Essraums aufgenommen. Zu den dunkelgrünen Dujaks, den strapazierfähigen Sitzmatten, haben wir Armstützrollen und einen Plastikteppich in weinroter Farbe abgestimmt. Als Blickfang in allen Räumen bringe ich Vergrößerungen von meinen Fotos mit afghanischen Motiven an. Nun helfen auch alle mit: Der Chirurg stopft die Dujaks, der Koch klopft und füllt die Baumwolle in die Kissen und Dr. Gulap bringt die Gardinenstangen an. Eine freudige Erneuerungsstimmung greift um sich. Als Dank lade ich die Männer in meinem Damenzimmer zum Tee. Etwas verlegen rücken sie an, wagen nicht recht, sich in die Kissen zu lümmeln wie in den anderen Räumen.

Ende Juni treffen Angélique und Jussouf erneut ein. Sie wollen die Einrichtung des Hospitals vornehmen, auch sollen die Lastwagen aus Peschawar eintreffen. Aber wie es halt so in Afghanistan ist, die Trucks kommen nicht. Wieder versucht Ingenieur Mahmood seine Macht auszubauen und sich zur

Schau zu stellen. So erhalten wir eine Einladung von einem Kommandanten in Chak; er ist ein Onkel von Ingenieur Mahmood. Ich will nicht mitgehen, allein schon deshalb, weil mich dieser Onkel in den letzten Jahren kein einziges Mal zu sich nach Hause gebeten, geschweige denn auch nur ein Ei vorbei gebracht hatte. Ingenieur Mahmood stellt mich deshalb zur Rede und will mir weismachen, ich hätte seinen Onkel ja nie eingeladen oder beschenkt. Meine Geduld ist am Ende: »Sie drehen den Spieß um«, beschimpfe ich ihn, »langsam erkenne ich Sie mit Ihren vielen Tricks, doch sie wirken nicht mehr, ich bin ihrer überdrüssig geworden!«

Endlich treffen die Lkws mit dem ersehnten Gut ein. Draußen ist es feuchtheiß, es herrschen für Chak, das in 2400 Meter Höhe liegt, ungewohnt tropische Klimaverhältnisse. Myriaden von Mücken durchfluten die Gebäude und setzen sich an den Decken fest. Eine Woche lang arbeiten wir uns intensiv durch die neuen Materialien. Leider wurde nicht nach Qualität, sondern nur nach Preis eingekauft. Schlampige »pakistanische Wertarbeit« lässt uns aufstöhnen, wenn beispielsweise Löcher in den Verstrebungen der Krankenhausbetten fehlen und erst nachgebohrt werden müssen. Jetzt können wir das Hospital einrichten.

Parallell zu unserer Arbeit errichtet ein Team aus fünf Ingenieuren, die aus Europa kommen, aber in Afghanistan aufgewachsen sind, einen weiteren Anbau aus Natursteinen. Darin sollen eine Küche, ein Essraum, Bäckerei und Wäscherei untergebracht werden. Einer von den Gastingenieuren lebt in Frankreich und ist ein Verwandter von Ingenieur Mahmood. Gleich zu Beginn der Arbeiten zieht sich Abdul Basir eine ernsthafte Krankheit zu. Beiläufig wird gestichelt, dass er wohl schon durch seinen westlichen Aufenthalt verweichlicht sei. Wahrscheinlich kursiert diese Bemerkung auch deshalb, weil sich Abdul Basir, der Emigrant, stets abfällig über seine Landsleute auslässt, überall erzählt, man könne nicht länger als zwei Monate in Afghanistan leben. Es passt ihm auch nicht, dass er mit den anderen Gastingenieuren in einem Raum leben muss. Aber wir haben einfach nicht mehr Platz. Nachdem Abdul Basir wieder gesund ist, treibt er die Bauarbeiter, aber auch die anderen Ingenieure zu Höchstleistungen an. Das ist einerseits wegen ihrer zeitweilig um sich greifenden Faulheit sicher auch nötig, andererseits aber sind alle den ganzen Tag der prallen Sonne ausgesetzt. Die Lippen springen auf und mit Kopfschmerzen und ausgelaugt vom Schweißverlust liegen alle am Abend ermattet danieder.

Zwischen Abdul Basir und Mahmood kommt es unweigerlich zu Streitereien, da sich der jüngere Abdul Basir frei bewegen und selbst entscheiden will und den Machtanspruch von Ingenieur Mahmood völlig ignoriert. Auch schickt Abdul Basir die Hizbis, Ingenieur Mahmoods politische Freunde, ohne ersichtlichen Grund einfach fort, behauptet schlichtweg, Ingenieur Mahmood sei nicht im Haus. Allgemein wächst die Kluft zwischen den ortsansässigen Afghanen und den großstadtverwöhnten Gastingenieuren. Selbst als sie noch in Afghanistan lebten, kannten die jetzigen Auslandsafghanen nur das lässigere Treiben in Kabul. Das Dasein in der Provinz mit den spezifischen Männergesellschaften war ihnen schon damals zuwider, wohl auch zu primitiv.

Es kommt zum offenen Bruch, als ein Bauarbeiter unflätig über Angélique lacht und Ingenieur Mahmood die sofortige Entlassung dieses Mannes fordert. Eine Delegation, einschließlich der Gastingenieure, besucht mich und bittet um Aufklärung, wer eigentlich das Sagen in einem solchen Fall habe, Ingenieur Mahmood oder ich. Ich mache ihnen klar, dass ich in letzter Instanz die Entscheidungen treffe. Wenigstens gelingt es mir, zwischen den beiden zerstrittenen Parteien zu vermitteln. Es wäre aber auch zu blamabel gewesen, hätte man für diesen nichtigen Grund die Schura einberufen müssen. Abdul Basir will nach diesem Vorfall nun noch schneller mit dem Gebäude fertig werden. Was ihm auch gelingt. Entsprechend schlampig sind die letzten Arbeiten ausgeführt. Die Rauchabzüge in der Küche und in der Bäckerei wurden falsch angebracht, Abflüsse sind vergessen worden, und alle Türen müssen nachgearbeitet werden. Nicht einmal eine offizielle Übergabe findet statt, da das gesamte Ingenieurteam bei Nacht und Nebel entschwindet. Kurz darauf verlässt uns auch das französische Paar. Ich bin nicht unglücklich darüber.

Menschenunwürdig ist, dass unsere Wächter im Krankenhaus schlafen müssen. Zum einen sehen die Holzbetten nicht gerade einladend aus, zum anderen werden die Schläfer ständig durch neu ankommende Patienten gestört. Im Sommer schlafen sie zwar draußen, doch da plagen sie die Mücken. Bei unserem Personalbudget können wir uns auch keinen zusätzlichen Nachtwächter leisten. Die beiden, die uns zur Verfügung stehen, müssen tagsüber die Patienten kontrollieren, nachmittags das Hospital säubern und nachts ihren Wachdienst versehen. Außerdem hilft Zafer Chan noch bei Operationen und darf anschließend den Saal säubern. Ein Wächterhaus muss her, das ist unser nächstes Problem.

Der ständige Konflikt zwischen Herz und Verstand ist für mich nahezu unerträglich. Habe ich gerade etwas Großes gelöst, fühle ich mich im gleichen Atemzug ganz klein. Die Möglichkeiten meiner Menschlichkeit sind äußerst gering, immer stoße ich an meine Grenzen, bin mit den Wünschen und Vorstellungen der anderen überfordert. Das Gleichmaß, den Mittelweg zu finden, ist schwer. Die Menschen Afghanistans haben viele Jahre lang viel zu viel Leid erfahren und aushalten müssen. Kummer ist zur Gewohnheit geworden, artet in Resignation aus; die Folge ist oftmals ein Sichgehenlassen in allen Bereichen des Lebens. Tiefste Trauer ist zu entdecken, alle düsteren Schattierungen des Bösen, aber auch die hellen Töne des Frohsinns und Lachens, womit vieles überspielt wird. Manchmal kommt es mir so vor, als würden viele Afghanen in völlig unpassenden Momenten ihre Freude zum Ausdruck bringen. Dann muss ich mir klar machen, dass dieses Leben hier gar nicht anders zu ertragen ist. Sie müssen so sein, wie sie sind, sonst könnten sie all die Schwierigkeiten nicht aushalten. Als ich mich einmal über ein Lachen beschwerte, das ich für unangebracht hielt, beschwichtigte mich Dr. Saadat mit den Worten: »Lachen ist das Salz des Lebens.« Überhaupt mache ich viele schmerzhafte Erfahrungen. Einerseits bin ich verantwortlich für die Dis-

ziplin, ohne die ein Hospital nicht funktionieren kann, andererseits ist Menschlichkeit gefordert. So musste ich Dr. Saadat
verwarnen, weil er sich zweimal weigerte, am Wochenende ins
Hospital zu kommen. Wir können aber einen Arzt, der nur dem
Namen nach da ist, nicht gebrauchen. Eines Morgens kam Dr.
Saadat wieder nicht zum Dienst. Erbost ließ ich ihm ausrichten, ich würde sein Gehalt kürzen. Später erfuhr ich, er sei von
seinem Schwager nach Kabul geholt worden, da sein Bruder
durch eine Rakete verletzt worden war, man wisse nicht, wie
schwer. So verstummte ich kleinlaut.

Als sich die Gastingenieure beispielsweise nicht eben verständnisvoll über ihre Landsleute ausließen, versuchte ich
ihnen eine bessere Meinung zu vermitteln. Ich sagte, man müsse diesen Menschen ihre Persönlichkeit und Menschenwürde
lassen, mehr besäßen sie nicht. Wenn ich sehe, wie sich meine
Mitarbeiter bemühen, durch kleine Tricks Vorteile zu gewinnen, immer hoffend, ich merke es nicht, überfällt mich eine
tiefe Traurigkeit. Ich verstehe ihren Kampf, überleben zu wollen. Wer will schon freiwillig untergehen? Ich versuche dann,
über diesen Dingen zu stehen, doch gelingt es mir nur in sel-
tenen Augenblicken. Nicht immer bin ich in der richtigen psychischen Verfassung, um die unangenehmen Erfahrungen mit
einigen Menschen positiv deuten zu können. Es gibt Momente, wo ich sie aufgeben, ihnen kündigen möchte. Manchmal
fehlen mir Einsicht und Geduld. Ich verlange dann den Menschen etwas ab, wozu sie nicht fähig sind. Ich erwarte einen
Einsatz, der den Umständen ihres Lebens zuwiderläuft. Es ist
schwer, den eigenen Gedankenhorizont zu verschieben. Einmal
beklagte ich mich bei Fazil Elahi, dass ich das Gerede seiner
Familie, ich sei für sie wie eine Schwester, für völlig leeres
Geschwätz halten würde. Denn die wirklichen Mitglieder, gab
ich ihm zu verstehen, würden mit einer ganz anderen Präsenz
umsorgt werden, um mich dagegen mache man sich keinerlei
Gedanken. Ich war mit meiner Nörgelei aber unfair, da die
Familie größte Existenzängste und Zukunftssorgen hatte.

Ich weiß, wenn ich so denke, fühle ich mich besonders einsam
und sehne mich nach Zuneigung. Lange habe ich keine Post aus
Deutschland bekommen, auch der erwartete Besuch eines

Freundes aus England blieb aus. So fahre ich zur Ablenkung nach Jaghatu, um ein Wochenende bei Ingenieur Mahmoods Familie zu verbringen. Ich übernachte in dem kleinen Gästehaus. Um sechs Uhr abends ist es schon dunkel, sodass ich mich zum Haupthaus vortasten muss. Ingenieur Mahmood kommt heraus und fragt, ob ich etwas brauche. Ich verneine und gehe allein zurück. Es hätte sich für ihn gehört, mich zu begleiten, aber ...

Mein Mitleid für ihn entschuldigt sein Verhalten. Ich liege auf meinem Bett und sehe ihn in seinem tatsächlichen Schicksal: ein einstiger Landedelmann, der nun in abgerissenen Kleidern und mit schwarzem Turban durch seine über hundert Jahre alte Wohnburg wandert, deren einer Wehrturm von einer sowjetischen Rakete getroffen war und jetzt völlig zerfällt. Bislang war Ingenieur Mahmood derart mit dem Chak-Hospital beschäftigt gewesen, dass er sich um seinen Besitz nicht kümmern konnte. Er hatte sich auf seinen jüngeren Bruder verlassen, der aber hatte es versäumt, in Mahmoods Abwesenheit die Apfelernte zu verkaufen und das Vieh zu versorgen. So fielen die Äpfel faul vom Baum, angefressen von Elstern, die Kühe sind an Blähungen eingegangen, weil sie zu viel frischen Klee gefressen hatten. Ich denke an den Moment, in dem Ingenieur Mahmood einmal traurig herauspresste: »Wir haben viel Geld verloren.«

DIE FAMILIE HÄLT ZUSAMMEN

Die unberechenbaren Kleinkriege in allen Teilen Afghanistans haben nun auch uns erreicht. In der Nachbarprovinz gibt es schwere Kämpfe um das Logar Baraki Barak-Hospital. Alle Ausländer reisen ab. Auch in der bislang so friedlichen Provinz Wardak kriselt es erheblich. Hizbis haben mehrere Posten überfallen, auch der direkt über unserem

Krankenhaus gelegene Jamniat-Posten ist ihnen ein Dorn im Auge. Die ehemalige Einigkeit zwischen den Parteien in Chak, eine Besonderheit in Afghanistan, ist vorbei. Nach mehreren Drohungen ziehen einige Hizbi-Bewaffnete vor den Jamniat-Posten. Es kommt zu einem heftigen Angriff, zwei Raketen werden dabei abgefeuert. Ich sitze aufrecht in meinem Bett und warte darauf, dass Verletzte gebracht werden. Vor lauter Angst haben unsere Leute schon seit dem Gefecht in Logar die Türen des Personalhauses von innen verbarrikadiert, ohne daran zu denken, dass sie damit auch mich ausschließen. Wann hat dieses Leid ein Ende in Afghanistan? Es hat zu viel zerstört, besonders die Menschen.

Unsere Patienten kommen von weit her. Lange haben sie gewartet mit ihren Schmerzen, erst einmal versuchen sie sich selbst zu kurieren und oft ist es dann zu spät. Viele scheuen bei größeren Entfernungen die Transportkosten. In den entlegenen Dörfern lässt sich auch nicht immer ein Jeep auftreiben, dann werden Kamel oder Esel bemüht. Bei nah wohnenden Kranken kommt es schon vor, dass Verwandte und Freunde die betreffende Person im Bett herantragen, besonders wenn der Chak-Fluss zu überqueren ist. Die Schubkarre kann auch von Nutzen sein. In jedem Fall sind diese Transportmittel bei schmerzhaften Erkrankungen nur schwer auszuhalten.

Das Bett wird erst bezogen, wenn der Patient ankommt. Denn wir haben die Erfahrung gemacht, dass die Angehörigen des Kranken, als wir noch alle Betten fertig vorbereitet hatten, diese sofort benutzten und verschmutzten. Für die Dauer des Krankenaufenthaltes akzeptieren wir nur eine Begleitperson; eine weibliche Patientin muss von einem Mann versorgt und beschützt werden. Jeder betreuende Verwandte bekommt bei der Aufnahme des Kranken ein Set ausgehändigt, das aus einem Tablett, zwei Tellern, zwei Teegläsern, einer Teekanne, einer Wasserkanne, einem Metallbecher, einem Löffel und einem Abfalleimer besteht. Bei der Entlassung ist dieses wieder abzuliefern, natürlich in einem gesäuberten Zustand. Aufgrund von Platzmangel wird erst abends ein Feldbett ausgegeben, auf dem der Angehörige bei der kranken Person schlafen kann. Am Morgen wird es wieder eingesammelt. Auch ist es Aufgabe der

Angehörigen, die Mahlzeiten für sich und den Patienten aus der Küche abzuholen. So sieht man, wie sie morgens, mittags und abends ihre Tabletts mit den Reisgerichten zu ihren Schützlingen tragen, am Arm hängt die Kanne mit dem unentbehrlichen Tee.

Mir geht immer das Herz auf, wenn ich diese Liebe beobachte, mit der die Angehörigen ihre Kranken pflegen. Sorgfältig werden die Hände vor dem Essen abgespült; wenn die zu umsorgende Person nicht mit den eigenen Fingern essen kann, schaufeln die Betreuer den Reis mit dem Fladenbrot geschickt in den Mund des Patienten. Manche benutzen auch einen Löffel, aber die Fütterung von Hand wird bevorzugt. Anschließend bettet man den Kranken so, dass er eine gute Position zum Schlafen hat. Da wird ein Kissen untergestopft, eine Decke dort; vielfach bedeckt ein leichtes Tuch das Gesicht des Schlafenden. Bei einer jungen Mutter wiegt der Vater oftmals das Baby oder hält es seiner Frau zum Stillen hin. Anschließend bettet er behutsam den Säugling zur Mutter und legt sich erst auf den Boden zum Schlafen, wenn Mutter und Kind schon tief träumen. Die kleinen Familien sind immer zusammen. Nach dem Aufwachen wird dieses und jenes Wäschestück ausgewaschen und draußen in den Sträuchern zum Trocknen aufgehängt.

Sowohl morgens wie auch abends wischen Zafer Chan und Mohammed Chan, die beiden Wächter, die Böden des Hospitals sauber. Wasser muss angeschleppt und ausgeschüttet, die Toiletten gereinigt werden. Dabei helfen ihnen auch die Angehörigen. Rotbackig leuchtet ein geschenkter Apfel irgendwo auf einem Nachtschränkchen. Kinder mit Typhus schauen fiebrig dem Hantieren des Arztes und des Krankenpflegers zu, die in ihren Kitteln Infusionen geben und sich bei der Visite viel Zeit nehmen. Jeder Patient ist ihnen gleich viel wert. Kleine Kinder, wenn sie auf dem Weg der Besserung sind, werden von der Mutter oder dem Vater nach draußen getragen, dort auf einem Patu auf den Rasen gesetzt, möglichst in der Nähe von Blumen. Frische Luft und Blütenduft helfen bei der weiteren Genesung.

Die Angehörigen sind eine große Entlastung für das medizinische Personal. Weil es nachts keine Elektrizität gibt, kann der Patient zu keiner Zeit mittels einer elektrischen Klingel Hilfe herbeirufen, auch nicht zur Benutzung der Bettpfanne. Besonders wichtig sind sie bei der psychischen Betreuung, da es kein Afghane allein mit sich aushält.Von Kindheit an ist er es gewohnt, im Verbund mit der Familie zu leben. Faszinierend ist für mich die natürliche Körperlichkeit der Afghanen, die Nähe, in der sie miteinander umgehen. Sehe ich dieses Leben und Behüten, dann weiß ich, wofür ich kämpfe, warum ich da bin.

LADY DOCTORS

Wir suchen eine Ärztin! Frauen dürfen nur von Ärztinnen gynäkologisch untersucht werden und im Gegensatz zu Städten wie Kabul oder Herat ist diese Regel in der Provinz besonders strikt einzuhalten. Eigentlich kann man sagen: Wo die Burka streng vorgeschrieben ist, ist auch alles andere tabu. Wie überall auf der Welt, so ist auch in Afghanistan die Provinz konservativer als die Stadt. Für ein aufgeklärteres Bewusstsein kommt erschwerend hinzu, dass in Afghanistan auch schon vor dem Jahr 1979, dem Beginn des sowjetischen Krieges, achtzig Prozent der Bevölkerung Analphabeten waren. Meist wurde es nur Töchtern aus den obersten Schichten erlaubt, in die Schule zu gehen und zu studieren.

So gab es schon immer wenig Akademikerinnen und noch weniger Ärztinnen, die natürlich fast ausschließlich in den Städten praktizierten. Eine Gynäkologin wurde hofiert, man sprach erfurchtsvoll von ihr, nannte sie eine »Lady«. Die Frauen aus der Provinz waren gezwungen, eine »Lady« in der Stadt aufzusuchen, was sich in den Kriegszeiten als immer schwerer oder gar unmöglich erwies. Der Krieg seit 1979 hat Afghanistan ausbluten lassen, die meisten Medizinerinnen flüchteten ins nahe Ausland wie Pakistan oder in westliche Länder. Mit dem Ergebnis, dass die Frauen in der Provinz nun absolut unterversorgt sind, weil kaum eine der verbliebenen Ärztinnen ins ländliche Mittelalter ziehen möchten. Gewinnt man eine Ärztin für die Provinz, grenzt das an ein Wunder, da sie allein, ohne männlichen Schutz, hier nicht arbeiten darf. So ist bei einer Anstellung der jeweilige Vater, Bruder oder Ehemann mit in Kauf zu nehmen. Das fordert das Paschtun Wali, der afghanische Ehrenkodex.

Unsere einzige »Lady« war bislang Azar. Sie kam im Frühjahr aus Kabul, blieb aber nur einen Monat bei uns, weil ihr Mann in der Hauptstadt schwer verwundet wurde. Jetzt erhalten wir die Nachricht, dass »Lady Doctor Zakina« in Chak wohne. Sie hatte in Kabul praktiziert und war nun zu ihren Verwandten in die Provinz geflüchtet. Eine nahezu ideale Kombination. Dr. Gulap und Ingenieur Mahmood machen sich sogleich auf den Weg, die Ärztin zu bitten, im Chak-Hospital zu arbeiten. Sie kommen mit einer Absage zurück. Kurz darauf stellen sich zwei Gynäkologinnen vor, die ebenfalls aus Kabul geflüchtet waren. Aber keiner der beiden Frauen sagen die Bedingungen in der Provinz zu. Mit hochmütig hochgezogenen Augenbrauen lehnen sie unsere Angebote ab und begeben sich weiter auf den Weg nach Peschawar.

Die Schura lässt in Abständen anfragen, ob unsere Suche nach einer »Lady« erfolgreich sei. Ein gequältes »Nein« folgt dem anderen. Als ich die Information von einem Frauen-Treffen erhalte, fahre ich sofort hin, um von unserem »Lady«-Problem zu erzählen. Nur dadurch, dass ich unser Stellengesuch überall verbreite, hoffe ich auf die passende Medizinerin. Die Landschaft, durch die ich reise, ist blau gefärbt von blühendem Lavendel. Das »Fieldworker«-Training findet in einem entlegenen Haus statt, zwölf junge Frauen mit Schulausbildung haben sich dort versammelt. Sie alle waren aus Kabul geflüchtet, manche von ihnen sind verheiratet und haben ein Kind. Einige von ihnen tragen modische Kleidung und bewegen sich natürlich und selbstsicher. Zwei Frauen zeigen sich besonders auffällig, wiegen ihre Hüften aufreizend, um Aufmerksamkeit auf sich zu ziehen. Man merkt, dass ihnen die Provinz zu eng ist und sie keinen Auslauf haben. Das Ziel dieses Treffens besteht darin, ein Programm zu erarbeiten, um die Gesundheitsvorsorge in den Dörfern zu verbessern. Es ist interessant zu sehen, dass es anscheinend möglich ist, gebildete Frauen zu finden und zusammenzubringen. Ich trage dem versammelten Kreis vor, dass wir trotz vieler Bemühungen immer noch auf der Suche nach einer Ärztin sind, dass offensichtlich keine »Lady« in der Provinz arbeiten wolle. Nachdem ich meine Sorge dargestellt habe, versichern mir die Frauen, sie wollten mir bei meinem Anliegen behilflich sein. Ich weiß, sie werden als Multiplikator fungieren, werden diese Neuigkeit im »Weibervolk« verbreiten, um für einige Zeit aus ihrer Depression und Resignation grissen zu werden, in der Hoffnung auf geistige Nahrung.

WERBUNG UM DR. ZAKINA

Doch noch immer ist kein »Lady Doctor« in Sicht. Erneut fällt der Name »Zakina«. Vielleicht sollen wir es noch einmal bei ihr versuchen? Vielleicht haben wir jetzt mehr Erfolg? Dr. Gulap und Ingenieur Mahmood begeben sich also erneut zu ihrem Haus. Wieder erhalten sie eine Absage. Doch tief bewegt kommen sie zurück. Sie erzählen, dass Dr. Zakina gar nicht arrogant sei, wie sie angenommen hätten. Die Ärztin wolle für ihre armen Mitschwestern arbeiten, deshalb habe sie ja studiert. Geld würde sie gar nicht interessieren, es reizten sie nur die praktischen Erfahrungen, die sie machen könnte, denn drei Jahre habe sie schon verloren, und somit sei die Gefahr, dass sie ihr Wissen vergesse, groß. Aber …! Sie sei nicht verheiratet und demzufolge der Willkür ihrer Verwandten total ausgeliefert. Sie selber ist in Kabul aufgewachsen, ihr Vater habe sie studieren lassen, leider sei er jetzt tot. Zwei Brüder sind in den USA und England, ein dritter lebt nach wie vor in Kabul mit ihren beiden Schwestern. Somit haben ihre Verwandten, bei denen sie untergekommen ist, laut Ehrenkodex die Verantwortung für sie. Ohne ihren Bruder könne sie nichts entscheiden, denn ihr männlicher Verwandter in Chak wolle nicht, dass eine unverheiratete Frau täglich zur Arbeit gehe. Es sei möglich, dass auf dem Weg ins Hospital etwas passieren könnte, was ihren Anstand verletzt, sie würde dann als schlechte Frau dastehen. Dennoch habe Zakina versprochen, erneut mit ihren Verwandten zu sprechen. Nach dem Bericht von Dr. Gulap und Ingenieur Mahmood warte ich noch eine Weile auf eine Reaktion von Dr. Zakina. Doch nichts geschieht. Als mir die Pause zu lang erscheint, bitte ich Dr. Zakina in einem Brief, im Hospital vorbei zu schauen, damit ich selbst mit ihr sprechen und sie kennen lernen könne.

Das muss sie sein! Eine jüngere Frau schreitet auf das Hospital ohne Burka zu, allerdings den Kopfschleier vors Gesicht haltend, in Begleitung eines Kindes. Nach der Begrüßung erzählt mir Dr. Zakina, dass sie das Haus ihrer Verwandten ohne Komplikationen verlassen konnte, weil sie ihren Angehörigen vorgetäuscht hatte, dass dieses kerngesunde Mädchen an ihrer Seite krank sei. Die Frau kennt Tricks, ist mein spontaner Gedanke. Laut spreche ich meine Freude darüber aus, sie kennen zu lernen und ihr das Hospital zu zeigen. Eilends rufe ich Dr. Gulap und Ingenieur Mahmood als Dolmetscher herbei. Dr. Zakina sitzt vor uns mit sittsam niedergeschlagenen Augen, nicht mehr ganz jung, aber von reifer afghanischer Schönheit. Mit jammernder Stimme trägt sie ihr Problem vor, das hauptsächlich darin besteht, dass sie Angst vor dem Weg ins Hospital hat.

»Was kann mir da nicht alles passieren! Die Menschen können mich anstarren, mich auslachen, mir unverschämte Worte nachrufen, sogar mit Steinen könnten sie mich bewerfen.«

»Dann tragen Sie doch eine Burka.« Meine Empfehlung kommt aber nicht gut bei ihr an.

»Niemals kann ich einen solchen Schleier tragen. Mein Vater

war ein Offizier, ich habe ein freies und luxuriöses Leben kennen gelernt, da werde ich doch nicht mein Äußeres mit einem Sack verhüllen. Ich habe sowieso schon so vieles verloren, mehr darf man mir nicht nehmen.«

»Mir fällt aber keine andere Möglichkeit ein.«

»Warum kann man es nicht derart einrichten, dass mich Ihr Hospital-Pick-up jeden Morgen abholt und abends wieder nach Hause bringt?« Dr. Zakina scheint alles genauestens überlegt zu haben.

»Das geht nicht, weil wir nicht garantieren können, dass das Fahrzeug immer zur Verfügung steht. Der Pick-up wird für Besorgungen, aber auch für Krankentransporte gebraucht. Sie müssen sich schon nach einer anderen Transportmöglichkeit umschauen.« Ich kann beim besten Willen den Pick-up nicht nach den Wünschen der »Lady« einsatzbereit halten. »Und haben Sie schon daran gedacht, welche Person Sie beschützen soll?«

»Ich habe an meinen Neffen gedacht.«

»Und was verlangt Ihr Verwandter für diesen Dienst?«

»Ein ganz normales Mitarbeitergehalt.«

»Und das nur für die Begleitung?« Ich bin entrüstet, und Dr. Zakina bemerkt es.

»Na, vielleicht wird er auch überflüssig. Eigentlich will ich zu meiner Tante ziehen, die ganz in der Nähe des Hospitals wohnt. Der Weg zur Klinik ist dann sicherer, und ich kann mich auch freier bewegen.« Ganz kann ich mich nicht des Eindrucks erwehren, dass Dr. Zakina es versteht, hervorragend ihre Vorteile wahrzunehmen.

Zum Schluss verspricht die Ärztin, ihre Arbeit nach dem Wochenende aufzunehmen, nachdem wir ihr, wie wir meinen, verständlich gemacht haben, dass wir ihre privaten Probleme nicht lösen können. Auch räume ich ein, dass Karim, der Fahrer, sie schon abholen könne, wenn er weiter keine Verpflichtungen hätte.

EIN VATER ENTSCHEIDET FÜR SEINE TOCHTER

Während dieser Zeit erfährt Dr. Saadat, dass eine Stunde von uns entfernt eine »Lady-Doctor« mit Namen Aquela in einem Haus für Flüchtlinge untergekommen ist. Dr. Gulap bemerkt bissig, es sei gut, dass es ihr schlecht gehe, nur so hätten wir eine Chance, sie für unser Hospital zu gewinnen. Da wir nicht sicher sind, ob Dr. Zakina tatsächlich kommt, sind die Bemühungen um eine weitere Ärztin von großer Wichtigkeit für uns. Zudem benötigen wir bei dem Andrang der weiblichen Patienten dringend eine zweite Gynäkologin. Dr. Saadat führt das erste Gespräch mit dem Vater der Ärztin. Dieser verspricht, nach Chak zu reisen und sich das Krankenhaus anzusehen.

Nach typisch afghanischer Art erscheint er nicht zur verabredeten Zeit, dafür aber wesentlich später. Es gefällt ihm, was er zu sehen bekommt, und will mit seiner Tochter sprechen. Vergeblich warten wir auf eine Antwort. Ungeduldig bitte ich Dr. Saadat, mit mir zu Aquelas Familie zu fahren. Ich will endlich wissen, woran wir sind. Inzwischen hatte Dr. Saadat den führenden Hizbikommandanten von Wardak auf die Familie aufmerksam gemacht. Der Hizbi übte daraufhin einen »sanften« Druck aus, um die Ärztin für unseren Wunsch aufgeschlossener zu stimmen. So finden wir die Familie in dem alten, verfallenen Haus leicht nervös, aber willig vor. Ich aber bin überzeugt, dass das finanzielle Dilemma die Bereitschaft von Dr. Aquela förderte. Bei unserem Eintritt ziehen sich die Frauen des Hauses in einen dunklen Nebenraum zurück, wobei sie aber bei offener Tür alles neugierig mitverfolgen, erkennbar am Weiß vieler Augenpaare. Nach einem Ruf des Vaters tritt aus dieser dunklen Masse eine Frau, die Dr. Aquela sein muss. In ihr finde ich eine weiche, mütterliche Persönlichkeit, die den Gästen natürlich gegenübersitzt und sie ansieht. Dr. Aquela versucht nach ihrem Schleier zu greifen, einzig die unbeholfene Geste verrät, dass sie Städterin ist und es nicht gewohnt ist, ein solches Tuch auf dem Kopf zu tragen. Die Kleidung des Vaters sitzt perfekt und ist aus gutem Material. In Kabul war er einst ein berühmter Schneider, der Offiziere und andere führende Persönlichkeiten ausstattete. Von dem ehemaligen Glanz ist nur noch das übrig, was er am eigenen Leibe trägt. Dr. Aquelas Ehemann, so bekommen wir erzählt, versieht in Kabul den Dienst eines Verkehrspolizisten. Wie allgemein üblich hatte er seine Frau und die zwei Kinder in die Provinz in Sicherheit geschickt.

Mit Dr. Aquela müssen wir ihren Bruder einstellen, er soll ihr Begleiter sein. Der junge Mann sitzt mit schmalen Augen neben ihr, Bartstoppeln weisen darauf hin, dass er sich in Kabul noch rasiert hatte, jetzt aber dem unausgesprochenen Gebot des Barttragens folgt. Von der Paschtunenmütze, dem Pakoll, will er noch nichts wissen, denn ein kariertes Tuch umschlingt seinen Kopf. Dr. Saadat sieht seiner Einsetzung mit gemischten Gefühlen entgegen. Dieser Mann hatte in den letzten zwei Jahren in der verhassten Militärakademie der Regierung studiert, seine Chancen, in Chak einen Job zu bekommen, sind damit gleich null. Dr. Saadat versteigt sich sogar in der Behauptung, dass er Heroin nehme. Aber wir wollen Dr. Aquela, also müssen wir den Bruder als Zugabe akzeptieren. Für den Dienstantritt stellt ihnen Dr. Saadat ein Ultimatum. Der Vater und Dr. Aquela melden Bedenken an, weil der Ehemann nicht informiert ist, man müsse noch auf sein Einverständnis warten. Schließlich einigen wir uns, dass es besser sei, den Umzug nach Chak bald vorzunehmen und den Ehemann vor vollendete Tatsachen zu stellen.

Unsere neue Ärztin braucht eine Wohnung. Wir können sie ja schlecht mit fremden Männern im Personalhaus wohnen lassen. Ein Kommandant aus unserem Nachbardorf hatte schon früher angeboten, Zimmer gegen ein Entgelt zur Verfügung zu stellen – das erscheint uns in diesem Moment als die perfekte Lösung. Wir müssen vor dem Haus nur noch einen Brunnen graben. Wie besprochen, so getan. Der Dienstantritt von Dr. Aquela erfolgt zwei Tage später. Froh sind wir, als uns der Vater erklärt, dass sein Sohn nicht arbeitsbereit sei, dafür aber er selbst an dessen Stelle den Ehrenkodex für seine Tochter erfüllen werde. Schnell einigen wir uns darauf, dass der Vater während der Sprechstunde den Eingang zum Frauentrakt kontrollieren solle.

Auch Dr. Zakina erscheint am selben Tag im Hospital. Strahlend empfange ich sie, ich hatte tief in meinem Herzen nicht mehr mit ihr gerechnet. Schnell informiere ich die Ärzte und das übrige Personal über die Ankunft der beiden Frauen. Ich bitte alle, die neuen Mitarbeiterinnen nach Beendigung der Visite zu begrüßen. Die Ärztinnen sollen das Gefühl haben, dass sie willkommen und in unserer Gemeinschaft gut aufgehoben sind. Brav erscheint meine alte Mannschaft, einer nach dem anderen betritt den Raum in seinem Kittel mit tief ins Gesicht gezogenem Pakoll. Einige spielen verlegen mit ihren Fingern, andere wagen den direkten, neugierigen Blick. Dr. Saadat hält eine kurze Begrüßungsansprache. Wir können es kaum fassen, wir haben jetzt gleich zwei Ärztinnen! Dr. Aquela mustert alle unverhohlen, Dr. Zakinas Augen sind gesenkt.

REVOLUTION IM HOSPITAL

Kann man in einem Krankenhaus eine Revolution anfachen? Man kann. Es geht sogar ganz einfach, man muss nur die Kittel des medizinischen Personals nicht in einem Weiß, sondern in leuchtend Blau anfertigen lassen. Als ich die neuen Blaumäntel verteile, tritt betroffenes Schweigen ein. Dann vernehme ich erst zögernd, zum Schluss jedoch fordernd das Wort »spin«, was »weiß« bedeutet. Weiß ist doch die Farbe der Ärzte! Dr. Saadat's Gesicht verzieht sich verächtlich. Demonstrativ will er den Kittel nicht anziehen. Da er der Älteste ist, folgen ihm die anderen ohne Umschweife. Mit verschränkten Armen stehen alle da und schauen mich herausfordernd an.

»Was ist? Warum passt euch die Farbe nicht? Ein weißer Kittel sieht in dieser staubigen Umgebung bald wie ein grauer Sack aus, das ist euch doch klar!« Auf meine Erklärung bekomme ich keine Antwort. »Blau ist in Afghanistan die Farbe der Arbeiter.«

Dr. Saadat unterbricht das eisige Schweigen. Was kann ich bloß tun, um diesen Unwillen gegen die Farbe Blau zu brechen? Ich hole aus meinem Zimmer Fotos von OP-Trakten in Deutschland und lasse sie herumgehen. »Seht ihr«, versuche ich zu überzeugen, »hier ist alles bunt, weil man festgestellt hat, dass freundliche Farben psychologisch besser sind, den Menschen beruhigen, und zudem schützen sie die Augen, was ein blendendes Weiß nicht kann.« Die Abwehr in den Gesichtern der Ärzte verschwindet mit der Menge meiner Argumente; Zustimmung tritt an deren Stelle. Nun kann ich sie nahezu orientalisch einwickeln: »Das Hospital ist doch auch blau gestrichen und hat blaue Vorhänge. Es ist also ein Himmelshospital. Dr. Gulap ist die Sonne, Dr. Saadat ist der Mond und ihr anderen seid die Sterne.« Zustimmendes Kichern und Gelächter ist zu hören. Der blaue Kittel wird übergezogen.

Nur Dr. Zakina sträubt sich. Die »Lady« will unbedingt einen weißen Kittel. Außerdem, so untermauert sie ihre ablehnende Haltung, sei der Schnitt nicht für Frauen geeignet. Ich erkläre ihr, dass zum Zeitpunkt der Anfertigung noch keine Ärztinnen im Krankenhaus gearbeitet hätten. Aber bei dem nächsten Transport aus Peschawar würden neue Stoffe dabei sein und Dr. Aquelas Vater könnte dann passende Kittel für sie nähen, natürlich in Blau. Dr. Zakina besteht aber weiterhin auf Weiß. Ärztinnen sind nicht nur Engel, sie können auch Biester sein. Nun reicht es anscheinend auch Dr. Gulap. Er geht auf sie zu und bemerkt, dass nicht die Farbe den Doktor ausmache. Erstaunlicherweise fügt sich die »Lady« ohne weiteren Kommentar und ziert sich nicht länger, den blauen Schutzkittel überzustreifen.

Doch schon ist der nächste kleine Kampf mit Dr. Zakina ausgebrochen. Die Dame will nur bis mittags arbeiten, möglichst auch nur zwei Tage die Woche. In endlosen Diskussionen trägt sie ihre Wünsche ständig vor. Allmählich reißt mir der Geduldsfaden. Schließlich bitte ich sie, dass sie ihren Bruder aus Kabul kommen lassen soll, damit dieser in der lästigen Angelegenheit eine Entscheidung trifft. Ich versuche, Dr.

Zakina verständlich zu machen, dass sie arbeiten müsse wie all die anderen auch oder gar nicht. Die Ärztin stellt sich aber stur und möchte für eine weitere Klärung erst die Ankunft des Bruders abwarten. So gibt man ihr höflich, aber bestimmt zu verstehen, dass es wohl besser sei, sie bliebe zu Hause, bis ihre Probleme gelöst seien. Sie wisse um die Konditionen, es sei also sinnlos, jeden Tag aufs Neue das Gleiche zu verhandeln. Hinzu kommen nervige Streitereien zwischen Dr. Aquela und Dr. Zakina. Beide können sich nicht auf einen gemeinsamen Zeitpunkt einigen, zu dem der Fahrer sie abholen soll. Jede der Frauen gibt Karim tagtäglich eine andere Uhrzeit an. Als Dr. Zakina vorübergehend nicht zur Arbeit erscheint, bestellt sie weiterhin, ohne uns zu fragen, den Fahrer. Wir können ihr eigenmächtiges Handeln nicht zulassen, weil wir damit auch den Ruf des Hospitals gefährden. Zwar wollen wir sie nicht fallen lassen, aber erpressen lassen wollen wir uns auch nicht. Schließlich erscheint Dr. Zakina mit voller Stundenzahl zur Arbeit, der Bruder wird nicht mehr erwähnt, auch werden von ihr keine Fahrdienste abgefordert. Die »Lady« kommt zu Fuß und in Begleitung einer Nichte. Natürlich fragt sie sofort nach einem Gehalt für ihre Nichte.

Langsam wird unsere Frauenmannschaft immer größer. Durch ein leider trauriges Schicksal kommt Kamina zu uns. Sie ist seit kurzem Witwe. In Kabul sind Melonen mit einem für Menschen tödlichen Gift verseucht worden. Es gab anschließend viele Tote. Kaminas Mann war eines der Opfer. Sie reinigt jetzt den Frauentrakt in unserem Hospital und hat dadurch die Möglichkeit, sich und ihre drei Kinder durchzubringen. Anfangs hatte ich die Idee, damit Kamina sich nicht so allein fühlt, dass der Vater von Dr. Aquela zusammen mit Kamina essen könnte, da er ja viel älter ist, doch wurde ich aufgeklärt, dass dies nicht möglich sei, da Kamina dann »was« denken würde.

In der Zwischenzeit ist auch Aquelas Ehemann aus Kabul eingetroffen und befiehlt seiner Frau, sofort nach Hause zu reisen. Eine verständliche Reaktion, denn man hatte ihm von dem Ortswechsel nichts mitgeteilt, und ein afghanischer Mann kann nicht zulassen, dass seine Frau so selbstständig handelt. Zudem bekam er von vielen Seiten das Gerede zu hören, dass seine Frau »überall hingehe«. Betrübt lassen wir Dr. Aquela mit ihrem Vater ziehen, der seinen Schwiegersohn nur den »Kommandanten« nennt. Wir deuten es als ein schlechtes Zeichen, dass der »Kommandant« nicht persönlich im Hospital erscheint, um seine Frau abzuholen, sondern einem Fahrer diesen Auftrag überlässt. Ich kann nicht viel tun, als dem Ehemann eine Einladung auszusprechen. Er solle sich selber überzeugen, dass hier im Hospital alles seine Richtigkeit habe und der Anstand der Frauen nicht gefährdet sei. Was sind wir froh, als am nächsten Tag Dr. Aquela strahlend auftaucht – in Begleitung ihres Mannes. Es stellt sich heraus, dass Achmed umgänglich ist, auch nichts gegen die Arbeit seiner Frau einzuwenden hat. Nur müsse er kontrollieren, gibt er uns zu verstehen, ob auch alle Aspekte des Ehrenkodex erfüllt wären. Auf eine einzige Auflage besteht er dann doch: seine Frau dürfe nicht in Privathäuser gehen. Wir können ihm versichern, dass unser Einsatzort vom Grundprinzip her einzig das Hospital sei. Der »Kommandant« ist zufrieden, er hat wieder den Mann spielen dürfen.

Schon nach kurzer Zeit finden die Frauen ihren Platz. Dr. Zakina vertritt nach anfänglichem Zögern auch Dr. Gulap in der Männersprechstunde, in der Abwesenheit von Dr. Aquela hilft sie bei den Geburten. Nicht zu übersehen ist, dass Dr. Gulap strahlt, als wäre er der Vater der Neugeborenen, wenn sie Dr. Zakina zur Welt gebracht hat. Manchmal entdecke ich in dem Gesicht von Dr. Zakina einen ratlosen Blick, den ich von mir selber so gut kenne.

In der Wäscherei arbeiten? Nein danke! Wer will schon für andere die schmutzige Wäsche waschen? Außerdem ziemt es sich nicht für einen Mann, eine solche Tätigkeit auszuüben, es geht ja darum, die eigene »Manneswürde« zu bewahren. Aber da Frauen zu Hause bleiben müssen, können wir uns bei der Suche – wir brauchen zwei Personen für die Wäscherei – nur nach Männern umschauen oder wir haben das Glück und finden Witwen. Erschwerend kommt bei dieser Stellenausschreibung noch hinzu, dass wir einen außergewöhnlichen Zusatzwunsch haben: Zumindest einer der Männer soll nähen und kleinere Flickarbeiten vornehmen können. Eine Nähmaschine, per Hand zu bedienen, ist schon aus Peschawar eingetroffen, um die zerrissenen Bettlaken und Kittel wieder einsetzbar zu machen. Immer dringender wird der Wunsch nach geeigneten Personen, da die Zahl unserer stationären Patienten stetig steigt. Voll Widerwillen muss ich nämlich feststellen, dass durch Überlastung immer häufiger die Bettwäsche nicht gewechselt wird. Das ist natürlich sehr gefährlich, da wir viele Typhuskranke haben, vom Schmutz ganz zu schweigen. Schließlich habe ich einen Geistesblitz: Warum nicht ein Ehepaar beschäftigen!

Meine Buschtrommel muss funktioniert haben, jedenfalls meldet sich ein junges Ehepaar mit einem Säugling bei uns. Es sind Flüchtlinge aus Kabul, denen an den ausgemergelten Gesichtern die verzweifelte Lage abzulesen ist. Mit bangen Blicken fragen sie mich, ob ich es erlaube, dass sie das Kind zum Arbeitsplatz mitbringen dürfen. Ich habe selbstverständlich nichts dagegen einzuwenden und denke im Stillen, wozu nennen wir uns eigentlich eine humanitäre Organisation, die den Grundgedanken der Menschlichkeit vertritt, wenn wir nicht auf diese familiären Konstellationen Rücksicht nehmen können. Der junge Vater führt die Verhandlungen und ist bemüht, auch nicht einen Tag an Verdienst zu verlieren. Fais läuft sofort alle Unterkünfte in der Nähe ab und kann schließlich Frau und Kind nachholen.

Der Neubau mit dem getrennten Waschtrakt ist durch die schlampige Arbeit der Emigranten-Ingenieure noch nicht fertig, wir finden aber einen ausgezeichneten Platz, draußen in der Nähe des Wasserkraftwerkes. Mauern, worüber die Decken in der Sonne trocknen können, schützen Zaira vor neugierigen Männeraugen. In einem kleinen, schattigen Vorsprung kann das Baby in Ruhe schlafen. Als ich der jungen Mutter bei der ersten Wäsche zusehe, verstehe ich, warum ihr Mann sich so um sie bemüht. Ein offenes Gesicht, beherrscht von zwei strahlend dunklen Augen, sehen mir vertrauensvoll entgegen. Beide haben ihr Schicksal angenommen, und es ist eine Freude, diesem jungen Paar zuzusehen. Sie arbeiten harmonisch zusammen und sind überaus fleißig: Fais holt das Wasser aus dem Kanal und stampft eifrig mit bloßen Füßen die schmutzige Wäsche in der Wanne. Zaira hilft beim Auswringen der Decken und Bettlaken.

Jetzt ist es uns auch möglich, Hygieneregeln aufzustellen. Die wichtigsten lauten: Verlässt ein Patient das Hospital, wird das Bett abgezogen und alles zum Waschen gegeben; die Behandlungsräume bekommen regelmäßig saubere Handtücher und die OP-Wäsche wird nach Beendigung einer Operation in einem gesonderten Kübel eingeweicht. Da Blut im Islam als unrein gilt, bin ich Zaira und Fais zutiefst dankbar, dass sie sich auch der blutigen Wäsche annehmen. Vom übrigen Personal hätte niemand die OP-Tücher angerührt.

Die nächste Sorge lässt aber nicht lange auf sich warten. Es wird kalt, Ende September ist auch schon der erste Nachtfrost da. Wir können dem jungen Wäscherpaar nicht zumuten, im eiskalten Bergwasser zu waschen. Also müssen wir den Neubau mit Küche, Bäckerei und Wäscherei in Betrieb nehmen, wenigstens provisorisch. In ganz Afghanistan ist es nicht möglich, Wasserrohre aufzutreiben, und Pakistan boykottiert die Ausfuhr von entsprechendem Konstruktionsmaterial. Aber Improvisieren bedeutet in Afghanistan alles. Gleich morgens wird neben dem Teewasser eine größere Menge an Wasser für die neue Wäscherei erhitzt. Während Fais noch unterwegs ist, die übrige Schmutzwäsche einzusammeln, sitzt Zaira breitbeinig vor dem großen Waschbottich und knetet im heißen Wasser die einzelnen Teile. Das Kleid wird hochgerafft, damit es nicht nass wird, die weißen und langen afghanischen Frauenhosen, durch Spitzen eingefasst, sind frei sichtbar. Der Schleier ist etwas vom Kopf gerutscht, zwei dicke, schwarze Zöpfe kommen zum Vorschein. Für mich ist erstaunlich, dass Zaira bei all der schweren Arbeit niemals das Lachen verliert. Fais wringt die Wäsche aus und hängt sie auf. Später bereitet er die Holzkohle für das Bügeleisen vor, schwungvoll bringt sie das heiße Eisen zum Einsatz. Ist der Wäscheberg einmal nicht so groß, bleibt Zaira zu Hause, und ihr Mann erledigt die Arbeit alleine. Neben dem Baby sorgt sie sich jetzt auch um die drei Kinder ihrer Schwägerin, die vor kurzem an einem Nierenversagen gestorben ist. Es imponiert mir, wie dieses Paar das Leben meistert.

In den Jahren zuvor hatten wir das Backen der Fladenbrote an eine Familie vergeben. Nach dem Ausbau unseres Hospitals kann ein Privathaushalt diese Mengen nicht mehr bewältigen. Unsere Klinik, das ist uns bewusst, braucht dringend eine eigene Bäckerei. Räume dafür sind im Neubau vorgesehen, nur gibt es noch keinen Backofen. In der Nähe unseres Dorfes finden wir einen alten Mann, der angeblich einen solchen fertigen kann. Von den Bergen trägt er rote Tonerde herbei, hinzu kommen Wasser und Ziegenhaare, die der Tonmasse zur nötigen Festigkeit verhelfen. Schließlich wird mit den Füßen alles zu einem Brei zusammengestampft und geknetet. Aus diesem modellieren im Anschluss der alte Experte und sein Helfer den Ofen. Nach ein paar Tagen lassen sie den ausgetrockneten Rohling in den Boden ein, durch einen separaten Kanal kann die verdrängte Luft entweichen. Jetzt muss der Ofen nur noch gebrannt werden. Zum Einheizen benötigt man Kuhmist. Ein Händler zeigt zwei unterschiedliche Exemplare: Dung in Kugelform oder als runde Scheibe. Das jeweilige Gewicht bestimmt den Preis. Wir kaufen einhundert Scheiben zu je fünfhundert Afghanis. Sorgfältig legen die beiden Arbeiter die Mistscheiben in den vorderen Ofenbereich, geben Holzspäne und Holzkohle hinzu und zünden alles an. Nach einiger Zeit bekommen wir kleinlaut zu hören: »Der Ofen ist geplatzt!«

Angekogelte Dungscheiben und verrußte Tonscherben bleiben als klägliche Überreste zurück.

Auch Bäcker sind Mangelware. Zwei magere Gestalten finden sich ein, aber ich muss sie ablehnen. Sie hätten diese Arbeit akut gebraucht, aber sie sind in keiner guten körperlichen Verfassung. Wir suchen einen Bäcker, der mittags und abends jeweils mehr als einhundert Fladenbrote backen kann. Er und sein Helfer sollen außerdem in der Küche zupacken, da unser bisheriger Koch total überfordert ist. Muss er doch zu jeder Mahlzeit ungefähr vierzig Personen verköstigen.

Wieder erleben wir ein gutes Kismet: Unsere Mitarbeiter wissen von einem Bäcker, der hervorragend sein soll. Seine Qualität wird gestenreich geschildert: Salmadsch sei nämlich in der Lage, armlange Fladen herzustellen. Sofort machen wir uns auf den Weg, um den Mann für unser Krankenhaus zu gewinnen. Weil er aber gerade nach Ghazni unterwegs ist, um dort Arbeit zu suchen, hinterlassen wir bei ihm zu Hause die Nachricht, er möge sich bitte bei uns melden. Da Afghanen nie lange von ihren Familien entfernt bleiben, besteht Aussicht, dass er bald bei uns in Erscheinung tritt. Schließlich sitzt ein hohlwangiger Mann mit blaustählernen Augen vor mir. Als eingeschworener Fundamentalist schaut er mich nicht an. Salmadsch erzählt, dass er viele Jahre lang im Mudschahidin-Zentrum der Hizbis als Bäcker tätig gewesen war. Dort, denke ich mir, ist sicher einiges an Brot verschlungen worden. Ich stelle ihn sofort ein. Wieder ist ein wichtiger Platz besetzt, auch noch durch einen Meister seiner Kunst, wie wir später anhand der köstlichen Brote selber feststellen können. Salmadsch bringt einen jungen, bartlosen Verwandten als Helfer mit, unter seiner Aufsicht soll nun die neue Bäckerei gestaltet werden.

Zu unserem großen Glück kennt Salmadsch einen anderen Ofenhersteller. Dieser verlangt etwas mehr Geld und besteht darauf, dass die Tonerde nur von einem ganz bestimmten Ort in der Nähe seines Dorfes komme dürfe, sonst könne er das Gelingen nicht garantieren. So ziehen unsere Leute erneut aus, um das kostbare Material von dem vorgeschriebenen Platz einzuschaufeln. Nur das Ziegenhaar stammt von derselben Quelle wie zuvor. Mit wichtiger Miene und aufgekrempelten

Hosenbeinen wird die Masse zusammengestampft, ein größerer Ofen geformt, und nach dem Drapieren mit Kuhfladen eingeheizt. Ein dicker Qualm entsteht, der uns neugierige Zuschauer fast zu ersticken droht. Mit Tränen in den Augen rennen wir aus der Backstube ins Freie. Eiligst stemmen die Arbeiter in das Dach der Bäckerei ein großes Loch, um den Rauch abzuleiten. Die Gastingenieure hatten bei der Planung einen groben Fehler begangen, die Abzugshaube war absolut unzureichend. Aber bald ertönt die Erfolgsmeldung: »Der Ofen ist gelungen!« Allgemeine Erleichterung macht sich breit – das Probebacken kann beginnen.

Das erste selbstgebackene Brot will natürlich zelebriert werden! Selbstverständlich dürfen auch die Patienten an der kleinen Feier teilhaben. Nach kurzer Absprache mit Ingenieur Mahmood beschließen wir, im Bazar frischen Honig zu besorgen. Der Dienstschluss um vier Uhr wird zur Brot-Feierstunde ausgerufen, alle sind herzlich eingeladen. Bis dahin ist der Qualm sicher verzogen. Aus dünnen Gerten bastelt Salmadsch ein Gerüst, das abgepolstert und mit Leinen bespannt als Auflage des dünn ausgezogenen Brotteiges dienen soll. Der angesetzte Teig steht in einer großen Schüssel bereit und wird jetzt zu handlich runden Ballen portioniert. Der Bäckergeselle zieht den Ballen geschickt aus, und reicht ihn behende an den Meister weiter, der den ausgezogenen Teig schnell und geübt gegen die Ofeninnenwand klatscht. Die lodernden Holzscheite haben sich in glühende Kohlen verwandelt, begeistert und andächtig beobachten wir, wie das fertige Brot aus dem Ofen geholt wird. Ingenieur Mahmood spricht ein Gebet, und dann wird das Brot von allen befühlt. In einem Festzug bringen wir die ersten Fladen zu den Patienten, wozu wir vorher kleine Schälchen vorbereitet und mit Honig gefüllt hatten. Mit einem Glückwunsch, einem »Mubarak«, überbringen wir unsere neue Köstlichkeit wie eine heilige Gabe. Inzwischen ist schon ein ganzer Fladenstapel entstanden, sodass auch wir genüsslich Honig auf das frische, heiße Brot träufeln können. Diese Feierstunde ist ein absoluter Höhepunkt.

Nun ist die Küche an der Reihe. Unser Hilfskoch klagt schon lange, dass die Wasserkessel zu klein seien, wo doch andauernd Tee für uns und die Patienten mit ihren Angehörigen aufzugießen ist. Weil mich immer wieder die großen Samoware in den Basaren begeistern, habe ich es mir in den Kopf gesetzt, dass unsere neue Küche Samoware besitzen muss. Bei der Zubereitung des Tees will ich Afghanistan pur. In Ghazni konnte ich vor einiger Zeit bei einer Einkaufstour ein paar erstehen, aber sie verschwanden schnell im Lager, weil kein Mitarbeiter Lust hatte, diese zu montieren. Jetzt lasse ich aber nicht locker, bis die Samoware aufgestellt sind. Das Messing wird geputzt, dass es nur so blitzt und blinkt. Rund um die Samoware stapeln sich knorrige Holzscheite – ein schöneres Bild von Gemütlichkeit kann ich mir nicht vorstellen.

KLATSCH IM BLAUEN KITTEL

Es ist nicht zu übersehen: Dr. Gulap ist verliebt. Wie ein Gockel führt er sich auf, putzt an seinen Gewändern herum, reibt seinen Bart mit Blütenblättern ein und produziert sich vor Dr. Saadat mit Besserwisserei: seine Angebetete ist Dr. Zakina. Hier steckt er ihr einen wohlgeformten Apfel zu, dort eine duftende Rose, auch eine Schachtel mit Bisquits haben unsere neugierigen Augen schon registriert. Wie schafft sie das nur? Dabei ist Dr. Zakina selber alles andere als großzügig. Sie hat mir in der ganzen Zeit der Zusammenarbeit nicht einmal einen Bonbon geschenkt, geschweige denn ein besticktes Taschentuch, obwohl es üblich ist, diese Art von Handarbeit unter Frauen zu vergeben. Und sie kann toll sticken! Wir mutmaßen, dass sie andere Freizügigkeiten zu verteilen hat. Böse, wie wir Frauen auch sein können, sind wir uns sofort einig: Dr. Zakina hat sich Dr. Gulap schlichtweg geangelt. Die Vorteile liegen klar auf der Hand: Dr. Zakina ist knapp über vierzig, also auch nicht mehr ganz die Jüngste, und auf Dauer wird für sie das Leben als unverheiratete Frau nicht einfacher. Schon gar nicht in der Provinz. Mit Dr. Saadat als Ehemann käme ein zweites Gehalt ins Haus. Bei ihrem Geiz ist das kein unwichtiger Faktor. Wo gibt es in Afganistan schon Doppelverdiener? Aber eine Bedienstete, so munkeln Dr. Aquela und ich, wird sie sich auch dann noch nicht leisten, das würde sie ja teuer zu stehen kommen.

Dr. Gockel scheint Dr. Zakina wirklich zu lieben. Das soll ja vorkommen. Wir wollen dem jungen Glück auch nicht im Weg stehen, doch können wir eine Sache nicht ganz außer Acht lassen: Dr. Saadat ist verheiratet und hat sechs bezaubernde Kinder. Und wir mögen seine Frau. Sie ist eine liebenswerte und warmherzige Person. Vielleicht hat Dr. Gulap sich auch einwickeln lassen, weil seine Ehefrau eine Analphabetin ist und er mit einer Ärztin, die des Lesens und Schreibens mächtig ist, enorm an Status gewinnen kann. Dr. Zakina ist nach den diversen Balzattacken schlau genug, auf eine Heirat zu drängen. Eine zweite Ehefrau ist im Islam auch kein Problem, wenn die erste damit einverstanden ist. Ohne diese Einwilligung jedoch kann ein Mann nichts machen. Er bekommt sein »Ja« – die Erstfrau hat kaum eine andere Wahl, da sie finanziell von ihrem Mann abhängig ist. Gemein ist nur, dass Dr. Gulap seine Familie in eine andere Provinz zu entfernt wohnenden Verwandten umsiedeln lässt. Wahrscheinlich will Dr. Zakina verhindern, dass Dr. Gulap zu oft seine Kinder sieht.

Dr. Aquela kämpft mit einer ähnlichen Situation. Ihre besondere Bissigkeit gegenüber ihrer Kollegin Dr. Zakina ist deshalb auch nur zu verständlich. Wer möchte schon gern jeden Tag beobachten, wie eine Nebenbuhlerin hofiert wird, wenn einem selber eine solche droht. Noch dazu unter dem eigenen Dach. So ist bei Dr. Aquela der Bruder ihres Mannes Achmed bei einem Gefecht in Kabul ums Leben gekommen. Nach afghanischer Sitte möchte nun Achmed seine Schwägerin zur Zweitfrau. Das passt Dr. Aquela überhaupt nicht. Die Schwägerin ist attraktiv, schmucküberladen, mit ondulierten Haaren und dazu noch vermögend. Achmed hat seinen Job als Verkehrpolizist in Kabul verloren und sitzt arbeitslos zu Hause herum. Was könnte ihm Besseres widerfahren, als eine reizvolle Zweitfrau um sich zu haben, wenn die Erstfrau doch die meiste Zeit des Tages unterwegs zum Arbeiten ist. Man könnte ein Leben führen wie die Made im Speck. Das aber will Dr. Aquela verhindern. Ohne ihre Zusage gibt es keine Zweitfrau; sie ist diejenige, die das Geld verdient, also hat Achmed ihr zu folgen. Selbstbewusst und konsequent sucht sie in einem weiter entfernt liegenden Krankenhaus eine neue Stelle als Ärztin. Dorthin zieht Dr. Aquela mit Achmed und ihren zwei Kindern – weit weg von der Schwägerin. Wir sind sehr traurig über ihren Weggang, weil sie eine exzellente Gynäkologin ist. Aber ich bin auch stolz, dass sie die Fesseln der Traditionen aufgebrochen hat.

TAG DER OFFENEN TÜR

Wir haben lange damit gewartet, das Hospital einzuweihen. Doch bevor die Blumen völlig vom Nachtfrost ermattet sind und die Bäume gänzlich ihr Laub verlieren, soll dieses Ereignis über die Bühne gehen. Also ist es höchste Zeit, die Einladungen zu schreiben, damit die Mitarbeiter sie noch in ihre teilweise sehr abgelegenen Dörfer mitnehmen können. Wen aber wollen wir noch bitten, zu uns zu kommen? Wie soll das Programm aussehen? Was wollen wir zum Tee reichen? Und was ist mit unserem Festtags-Lunch? Zum Glück haben wir viele freie Abendstunden, wo wir all diese Fragen ausdiskutieren. Schließlich besorgen wir in Ghazni einige Kilogramm Bonbons, in Chak Basar geben wir vierzehn Kilogramm Biskuits in Auftrag und bestellen hundert Kilogramm Reis. Wir wollen an nichts sparen, es soll ein einmaliger Tag werden. Unberechenbar ist nur das Wetter im Oktober. Meistens bezieht sich nachmittags der Himmel, und es regnet ab und an. Wir aber können die Veranstaltung nur draußen durchführen, nur dort haben wir Platz.

Die Einladungen formuliert Ingenieur Mahmood. Er ist ein Meister in der blumenreichen wie auch politisch einwandfreien Sprache. Damit die äußere Schönheit auch gewahrt ist, geben wir einem Lehrer aus unserem Dorf den Auftrag, die Einladungen in der Paschtunensprache auf einer Schreibmaschine zu tippen. Dieser Mann reist fünf Autostunden ins Hizbi-Zentrum zu Hekmatjar Seb, dem Führer der Fundamentalistenpartei Nr. 1, weil dort eine Schreibmaschine steht. Etwa hundertfünfzig Einladungen schafft der eifrige Schreiber, stolz zeigt er sie uns; wir leiten sie gleich weiter.

Mehrere Tage suchen Ingenieur Mahmood und Dr. Gulap die umliegenden Dörfer nach geeigneten Tieren ab – wir wollen ja für unser Mahl exzellentes Fleisch servieren. Zuletzt einigt man sich auf eine Jungkuh und ein Schaf. Geschirr und Töpfe in der Größe wie sie zu Hochzeiten und Beerdigungen gebraucht werden, leihen wir uns aus dem Nachbardorf. Aus Schlammziegeln bauen wir eine einfache Außenküche auf.

Am Morgen vor dem großen Tag muht die Kuh und blökt das Schaf. Ich bitte einen islamischen Gelehrten, einen Maulawi, und das gesamte Hospitalpersonal, ein Gebet für die Tiere zu sprechen, bevor sie nach islamischem Brauch getötet werden. Es bewegt mich, alle Mitarbeiter, den Maulawi mit seinem weißen Turban und den befreundeten Kommandanten im schwarzen Gewand mit erhobenen Händen betend zu sehen. Wie lange haben wir doch für den kommenden Tag gekämpft! Endlich ist er greifbar!

Nach der Schlachtung der Tiere beginnt eine große Säuberungsaktion. Der Platz für die Gäste wird nach Steinen abgesucht und an verschiedenen Stellen geebnet. Am Pavillon des Wasserkraftwerks montieren wir eine Lautsprecheranlage – eine Leihgabe der Schule –, die wir mit einer Autobatterie betreiben. Die Küchenmannschaft zerlegt in vielen Stunden das Fleisch, hackt einen Zentner Zwiebeln und schneidet zwanzig Kilogramm Karotten zu feinen Streifen.

Endlich ist der große Tag da! Es ist der 6. Oktober 1994.

Am frühen Morgen, der Tau glitzert noch in der aufgehenden Sonne, schleppt das gesamte Personal Matratzen und Decken gesammelt auf einen Plastikteppich. Der Festplatz muss erst noch trocknen, bevor die Matten ausgelegt werden können. Doch es sieht so aus, als würde sich ein strahlendes Himmelsblau wohlwollend über uns wölben. Schon brodeln die Fleischtöpfe, in den Samowaren sprudelt das Teewasser und in der provisorischen Außenküche wird in drei Riesentöpfen, außen eingeschmiert mit Lehm, damit sie nicht zu sehr einrußen, der Reis aufgesetzt.

Jetzt sind auch die letzten Tautropfen von der Sonne verdunstet, das riesige Sitzlager kann vorbereitet werden. Auf Plastikteppichen reihen wir farblich abgestimmt die Dujaks aneinander, Armrollen sollen die Ausruhstätte bequem machen. Wir haben gerade noch Zeit, uns selber zu schmücken. Ingenieur Mahmood erscheint frisch gewaschen in einem grünen Shalwar Khameez, der ihm hervorragend steht. Die Füße stecken in Socken und – ganz wichtig – geputzten Schuhen. Fazil Elahi bringt noch schnell zusammengepflückte Blumen fürs Rednerpult an.

Die Gäste strömen herbei. Sie kommen alle! Gibt es doch wenig Anlass zum Feiern in Afghanistan. Manche haben gar einen Weg von vier Autostunden zurückgelegt. Von den Eingeladenen geben sich die einen verhalten neugierig, würdig die anderen oder auch herzlich offen. Es sind mehr als dreihundert Personen, die sich dann in Richtung Mekka setzen, als ein blinder Maulawi mit der ersten Sure aus dem Koran das Programm eröffnet. Ingenieur Mahmood führt als Moderator durch den Tag, zugleich ist er auch mein Übersetzer. Ich erläutere zuerst, was ein »Tag der offenen Tür« bedeutet, nämlich dass jeder das ganze Krankenhaus, sogar den Operationssaal, besichtigen könne, und dass alles erklärt werde. Danach erzähle ich die Geschichte des Krankenhauses, wie es anfangs zu »unserem Hospital« wurde, sich jetzt aber zu einer »Klinik für euch Menschen« entwickelt hat. Schließlich trage ich unseren Plan vor, dass wir das Krankenhaus um zwanzig Betten aufstocken und ein Ausbildungszentrum einrichten wollen. Natürlich vergesse ich auch nicht, die Philosophie des Hospitals zu betonen: Alle bekämen hier die gleiche Behandlung, das Ansehen einer Partei- oder Stammeszugehörigkeit des Patienten spiele dabei keine Rolle. Ganz gleich, ob Paschtu oder Hazarat, es erhalte derjenige Hilfe, der sie benötigt. Nach der Ansprache schreite ich die langen Männerreihen ab, fühle, dass mich viele Blicke treffen.

Für unsere weiblichen Mitarbeiter habe ich seitlich des Festplatzes Sitzbänke aufstellen lassen, damit auch sie an dem Programm teilnehmen können. Beim Aufbau äußerte Ingenieur Mahmood seinen Unwillen: »Das wird nur Gerede geben; es kommen doch die verschiedensten Leute.« Auch jetzt fühlt er sich nicht wohl in seiner Haut. Immer wieder sieht er nervös zum Personaltrakt hinüber und fragt mich unsicher: »Kommen sie?« Und meint damit die Frauen aus unserem Spital. Aber die Bänke bleiben leer. So kann ich als einzige Frau in der Hundertschar der Männer nicht wirklich glücklich sein. Eine Spur von Verachtung gegenüber der Herrenwelt und ihren ausgefeilten Reglementierungen schleicht sich bei mir ein. Ich verstehe unsere Mitarbeiterinnen sehr gut, dass sie sich nicht in der Öffentlichkeit zeigen. Sie wollen sich dem Gemurmel und Geklatsche nicht aussetzen. Ihre Gesellschaftsform fordert die Unsichtbarkeit der Frauen; eine Anwesenheit wäre ein zu großer Bruch gewesen. Und welche Frau ist in einem streng religiösen Umfeld in der Lage zu provozieren.

Jetzt spricht Dr. Gulap seinen Dank an die Gäste aus. Krampfhaft hält er sich bei seiner Rede am Papier fest. Er hat Angst, dass er sich vor Aufregung verschlucken, seine Augen sich dabei nach innen drehen und er dann einfach umfallen könnte. Wenigstens hatte mir Dr. Gulap diese Bedenken noch gestern Abend anvertraut. Dr. Saadat spricht dagegen selbstsicher über die bestehenden Möglichkeiten des Hospitals. Als nächster Programmpunkt folgt die Moralpredigt eines Geistlichen. Den Abschluss bildet wieder eine Lesung aus dem Koran, dem Buch des Propheten Mohammed. Während der Reden werden Tee, Gebäck und Bonbons verteilt. Leicht unwirsch reagiere ich auf zwei Kommandanten, die mit ihren schweren Waffen aufmarschieren. Ihre Ausrüstung ist unpassend und unerwünscht. Absichtlich haben wir keinen Kommandanten sprechen lassen, um politische Überlegungen und Anwandlungen gar nicht erst aufkommen zu lassen. Dennoch lade ich sie ebenso wie die Dorfältesten, die islamischen Geistlichen, Schüler und Bauern zur Besichtigung des Spitals ein.

Auch die mitmenschliche Liebe geht durch den Magen. Nach dem Krankenhausrundgang findet das festliche Mittagessen statt. Aus den Riesentöpfen werden Platten mit Kabulireis gefüllt und von Hand zu Hand weitergereicht. Dazu gibt es Kurmar, Fleischstücke von der Jungkuh in eingedickter Soße, und Schafffleischstücke in verflüssigtem Eigenfett. Das dünne Fladenbrot wird zu den Sitzenden mehr geschleudert als gereicht, so groß ist der Hunger. Ganz zum Schluss verteilen wir rotbackige Äpfel. Alle sind satt und zufrieden. Der Tag ist uns gelungen. Langsam beginnt die allgemeine Aufbruchstimmung. Wir sind noch lange mit dem Einsammeln der Reste und dem Abbau des Sitzlagers beschäftigt.

Es heißt auch für mich, Abschied zu nehmen. Mein Winteraufenthalt in Deutschland rückt näher. Dr. Saadat, Ingenieur Mahmood und Abdul Bari, unser neuer Anästhesietechniker, bringen mich nach Peschawar. Sie werden den Winter über in Pakistan einen Fortbildungskurs besuchen. Ingenieur Mahmood will sogar einen Computerkurs belegen. Der neue Direktor meiner Hilfsorganisation möchte mich mit unserem Pick-up zum Flughafen fahren, aber auch meine Mitarbeiter äußern den ausdrücklichen Wunsch, mich nach afghanischer Sitte ein Stück des Weges begleiten zu wollen. Nur: Alle zusammen haben wir keinen Platz in unserem Fahrzeug. Also bitte ich den Direktor, die treuen Begleiter mitzunehmen, ich selbst würde mit einer Rikschah nachkommen. Seine Antwort: »Das geht nicht, das lasse ich nicht zu; besser ist es, wenn Ihre Mitarbeiter in Peschawar bleiben.« So verabschiede ich mich am Vorabend des Abfluges von meinen afghanischen Kollegen in der gemeinsamen Unterkunft. Ich versuche zu erklären, dass sie an der Flughafensperre vielleicht Schwierigkeiten bekämen, wenn wir nicht alle im selben Auto säßen. Sie nicken und geben mir die Hand.

Morgens fahren der Direktor und ich mit dem Pick-up zum Flughafen. In der Abflughalle durchlaufe ich die verschiedenen Sicherheitskontrollen. Zufällig schaue ich auf und bin völlig gerührt von dem, was ich da sehe – alle Mitarbeiter stehen wie die Musterknaben aufgereiht da, nicht einer fehlt! Das sind dankbare Glücksmomente.

PSYCHOPATHEN

Bei meiner Rückkehr nach Peschawar im nächsten Frühjahr bekomme ich von der französischen Hilfsorganisation MRCA, für die ich weiterhin das Chak-Hospital aufbauen soll, einen neuen afghanischen Koordinator zugewiesen, der sich um die medizinischen Belange der Klinik kümmern soll. Er ist von kleiner Statur, schmächtig, kann seine Knochen flink in Bewegung setzen und ist ausgestattet mit einer extremen Geltungssucht und Machtgier. Eine dichte, rötliche Haarmatte zeigt sich bei seinen schnellen Aktionen oftmals ungebändigt. Von vielen Menschen wird das Männlein im ersten Moment nicht für voll genommen. Man unterschätzt ihn, und er weiß das auch geschickt auszunutzen. Intensive Freundlichkeitsbezeugungen bis hin zur Anbiederung sind seine Stärken.

Der erste Eindruck eines harmlosen Verrückten überrascht bei dem Koordinator nicht, denn hier in Peschawar gibt es viele Aussteiger. Er empfängt mich überschwänglich mit Blumenketten, Schinken und Käse, dazu kocht er einen starken Filterkaffee. In den nächsten Tagen lässt er mich keine Minute aus den Augen. Bei meinem Freiheitsbedürfnis ist das eine unangenehme Tatsache. Die Art, wie er aus mir Informationen herausholt, weckt in mir den Verdacht, dass ihm Verhöre nicht unbekannt sind. Und sobald ich mit einem Afghanen zusammen bin, gesellt er sich aufdringlich hinzu. Wenn seine Mitarbeiter von ihm sprechen, nennen sie ihn nur den »Mad Man«, den Verrückten. Jetzt verstehe ich auch, warum er mir am ersten Tag

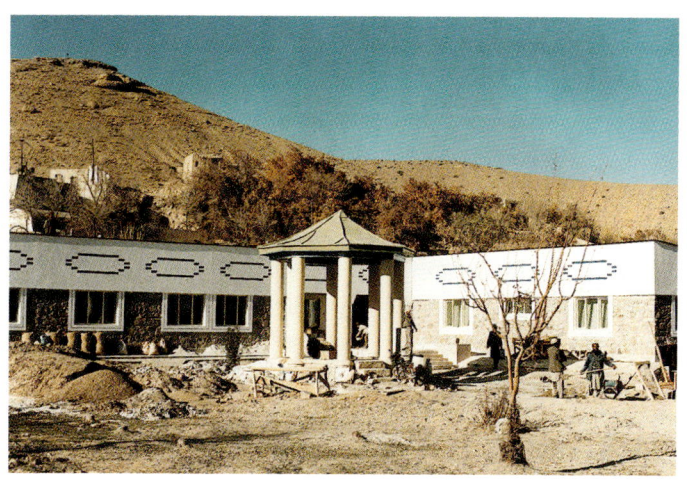

Das Frauen- und Kinder-Hospital Chak-e-Wardak im Aufbau

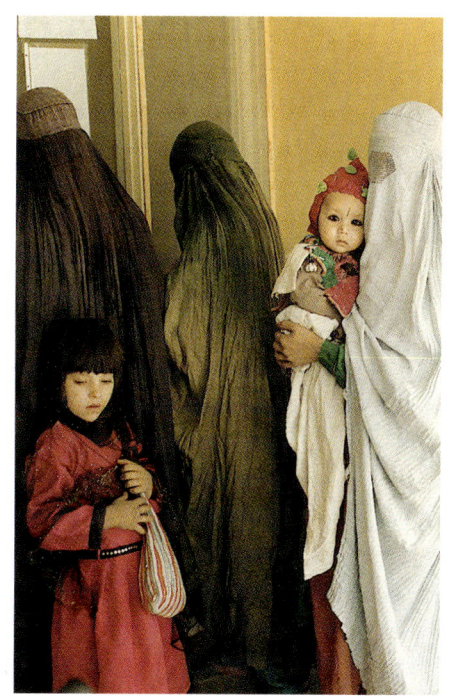

Mütter holen mit ihren
Kindern Medikamente
in der Krankenhaus-
apotheke ab

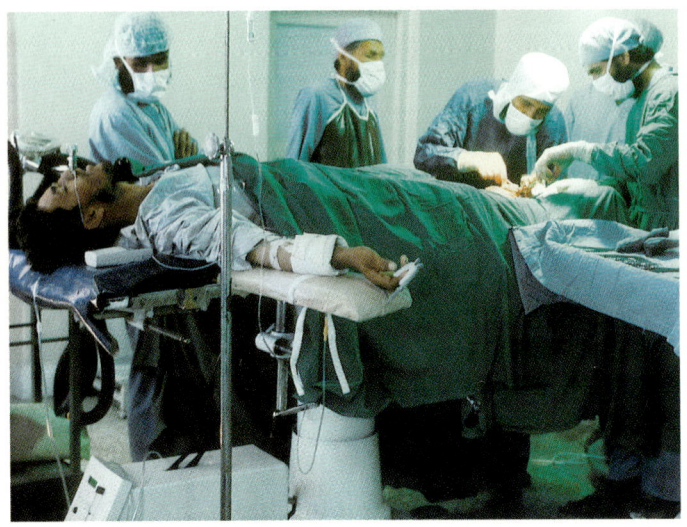

Ein verletzter Taliban-Kämpfer wird im Chak-e-Wardak Hospital
operiert

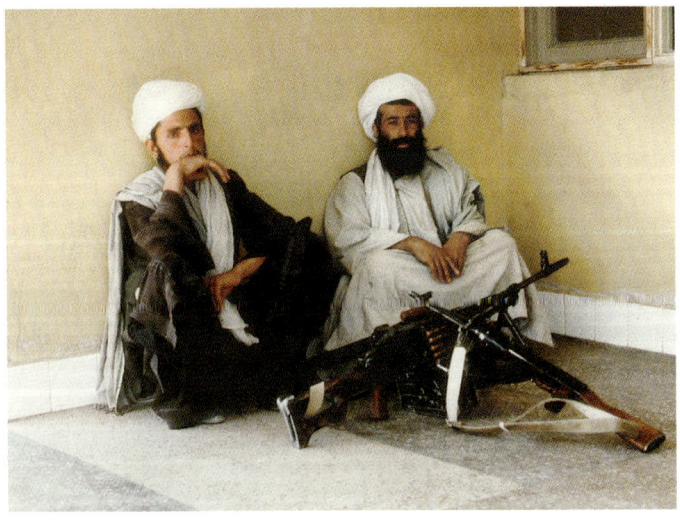

Taliban-Kämpfer schwärmen bewaffnet ins Hospital, um ihren Kameraden zu besuchen. Doch Kalaschnikows sind im Krankenhaus nicht
erlaubt, zwei von ihnen müssen draußen warten.

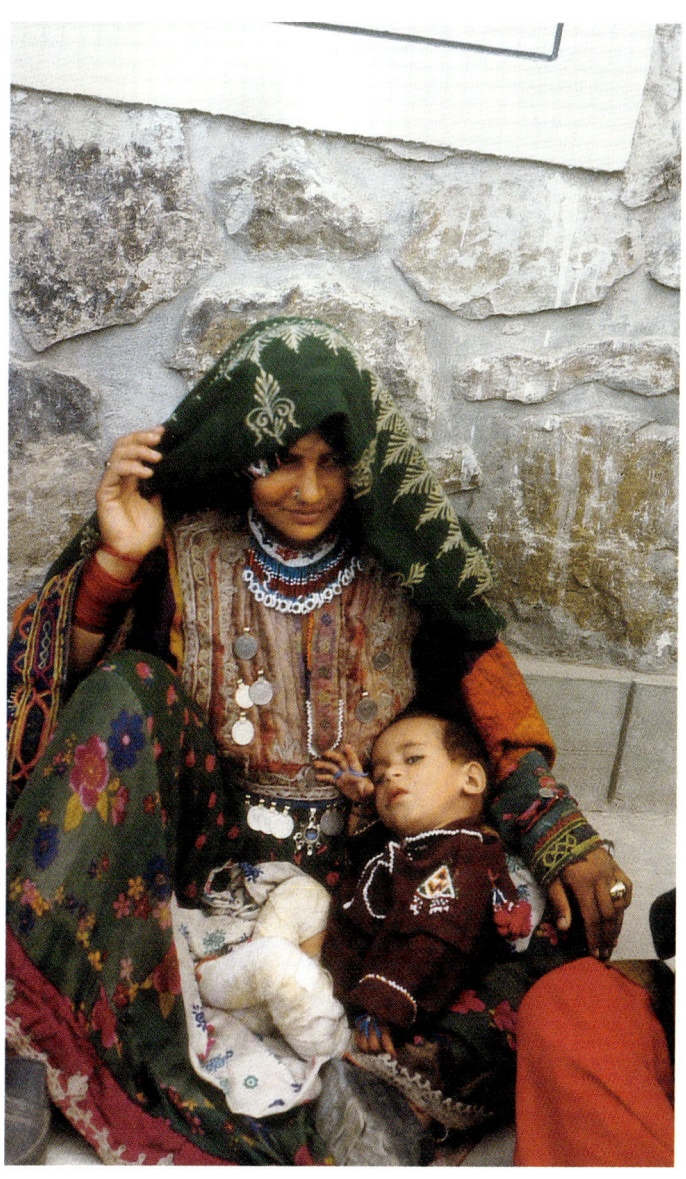

Eine Nomaden-Mutter wartet auf die Behandlung ihres Kindes. Es ist
beim Spielen ins offene Feuer gefallen.

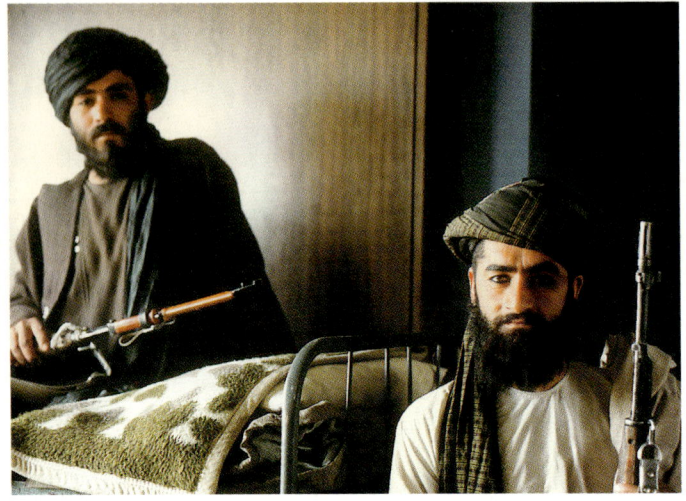

In der Eingangshalle vom Interconti-Hotel in Kabul kurz nach der
Eroberung der Hauptstadt 1996 – zwei junge Taliban-Kämpfer wollen
in ihrem Siegesrausch trotz des Verbotes fotografiert werden

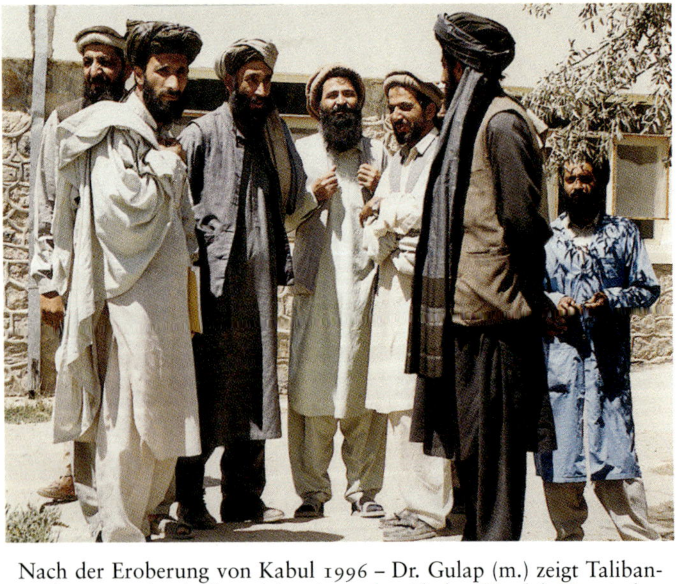

Nach der Eroberung von Kabul 1996 – Dr. Gulap (m.) zeigt Taliban-
Vertretern des Außenministeriums das Chak-e-Wardak Hospital

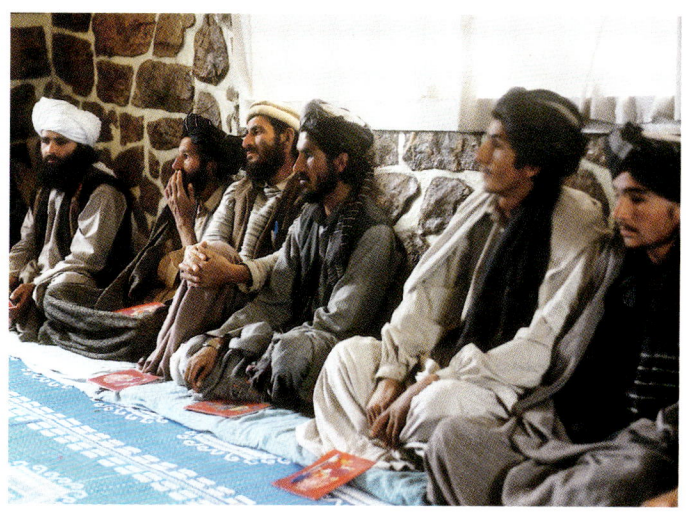

Die Mullahs werden von der Impfkampagne gegen Kinderlähmung
überzeugt – sie heißen sie im Namen Allahs gut

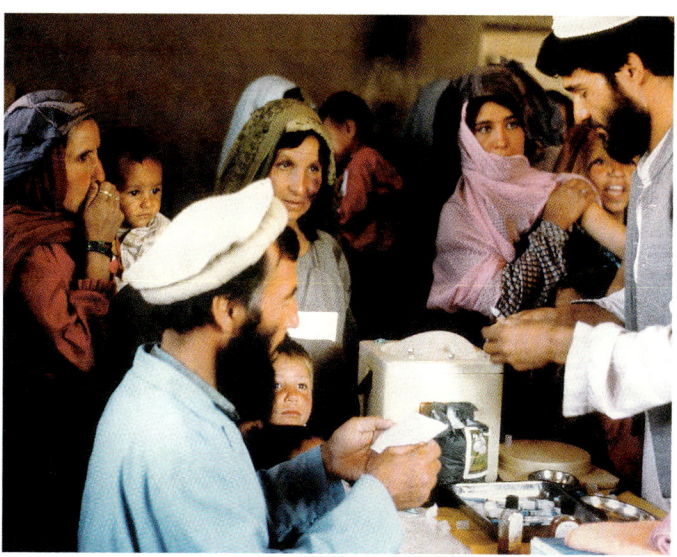

Frauen strömen mit ihren Kindern ins Chak-e-Wardak Hospital, um
ihre Kinder impfen zu lassen

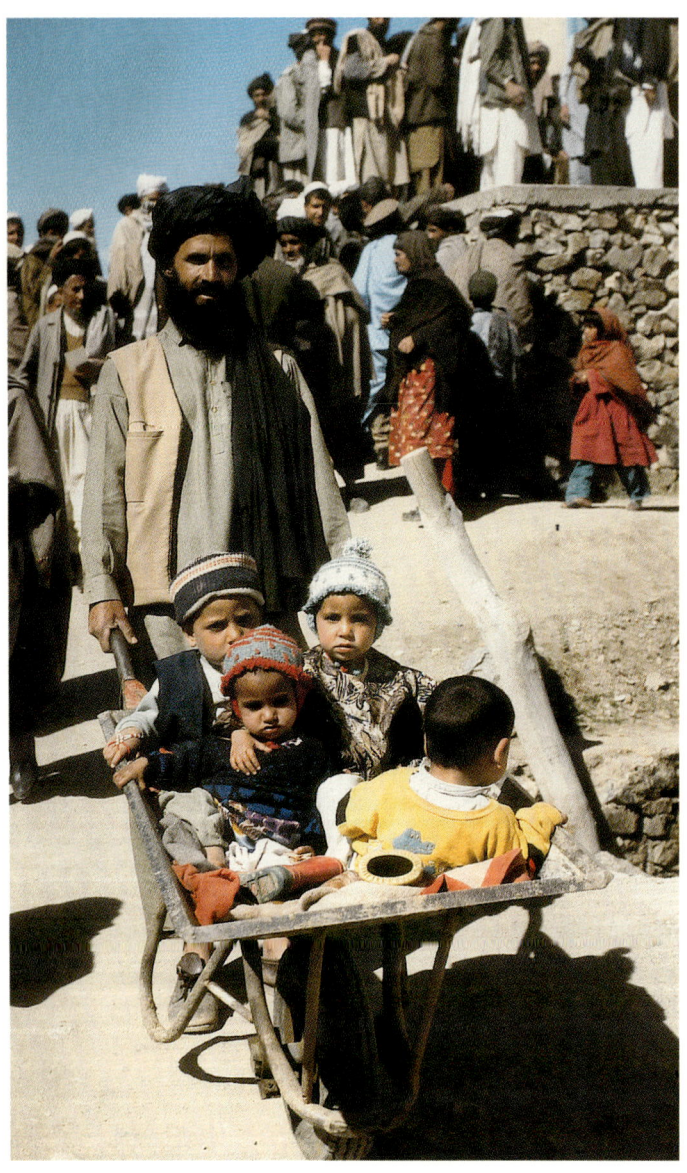

Ein Vater bringt seine vier Kinder zur großen Impfkampagne gegen Kinderlähmung

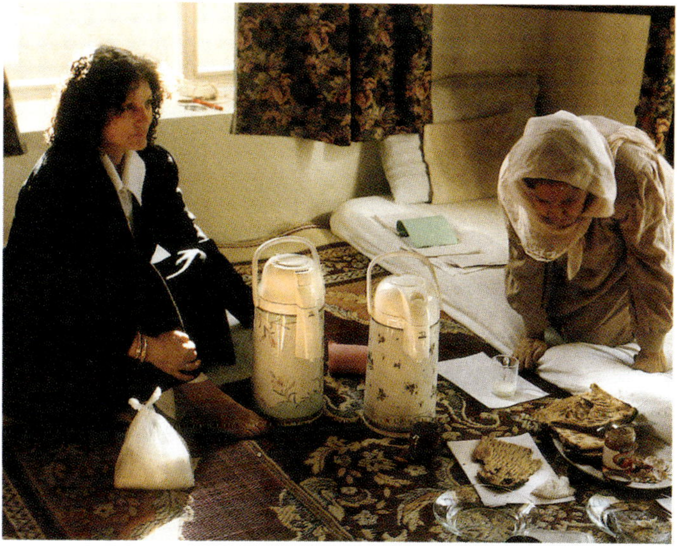

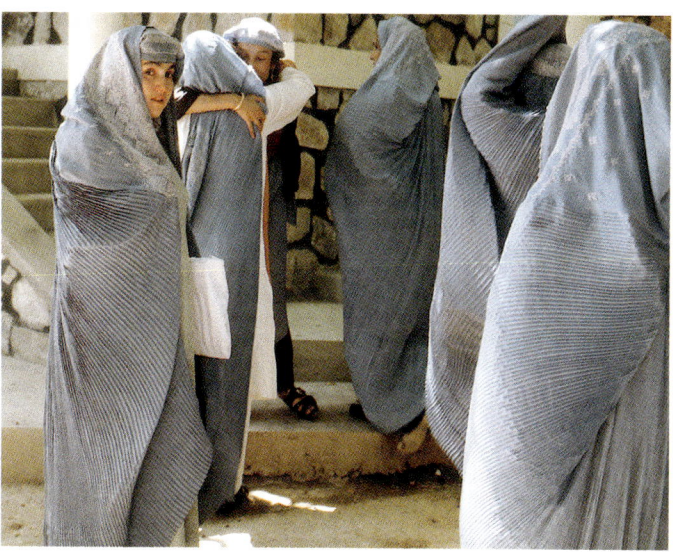

Die beiden afghanischen Lehrerinnen Hadisa (r.) und Zubaida (l.)

Schülerinnen nehmen nach ihrer abgeschlossenen Ausbildung zur
Physiotherapeutin Abschied

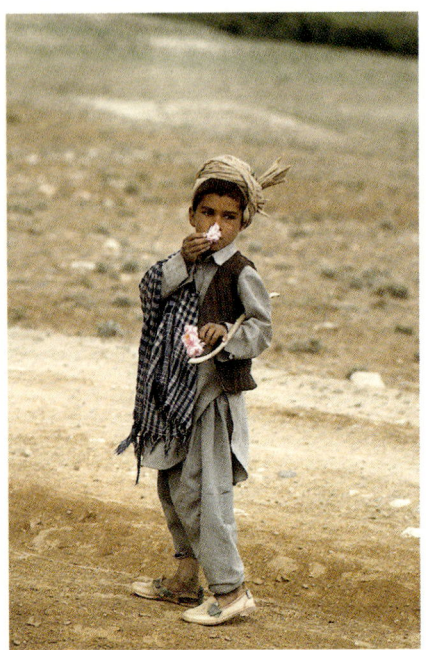

Ein Junge aus Chak
schenkt Karla Schefter
Rosen

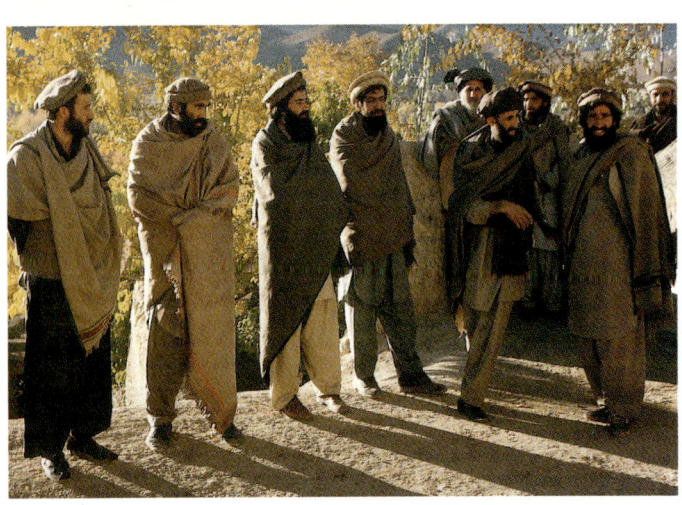

Die Mitarbeiter des Chak-e-Wardak Hospitals verabschieden sich von
Karla Schefter

entgegenschleuderte: »Wissen Sie eigentlich, wie man Sie nennt? Die verrückte Karla!« Ich habe über seine Worte nur gelacht und geantwortet, dass ich eine solche Äußerung als Kompliment auffassen würde. Nun weiß ich es besser. In diesem Augenblick wollte er mich nur provozieren, um herauszubekommen, was ich wohl über ihn wüsste und wie ich dazu stehe.

Nachdem er alles Wissenswerte aus mir herausgequetscht hat, kommt von ihm nichts. Wie eine heiße Kartoffel lässt er mich fallen. Wieder werde ich zu keinem Treffen, zu keiner Besprechung hinzugezogen. Aber die Spielchen sind mir ja nicht fremd. Ich ziehe mich in meine Unterkunft im Gästehaus der französischen Organisation zurück, schließe sogar mein Zimmer ab, was ich nie zuvor gemacht habe. Aber man weiß nie, wer den Gedanken mit sich herumträgt, meine privaten Papiere zu durchwühlen. Ich habe dabei schon eine gewisse Person im Visier. Die freie Zeit nutze ich, um mir zu überlegen, wie ich es anstelle, nicht von der Willkür dieses Verrückten abhängig zu werden. Und es kommt mir auch ein grandioser Einfall, um mich aus seinen Klauen zu befreien: Ich kann ihn davon überzeugen, dass die medizinischen Geräte für das Chak-Hospital besser in der pakistanischen Stadt Lahore als in Peschawar zu besorgen seien.

»Mad Man« ist jetzt erst einmal abgehängt. Erlöst fliege ich mit einem Arzt der französischen Organisation MRCA nach Lahore. Wir landen mit der pakistanischen Fluglinie am Freitagmittag, gleich am Samstag wollen wir die benötigten Sachen ausfindig machen. Der Arzt hatte mir schon in Peschawar erklärt, er werde im »Officer Club« übernachten, in dem Frauen aber keinen Zutritt hätten. Angeblich wollte er für mich die Adresse des »American Club« herausgesucht haben, denn dort solle es manchmal Übernachtungsmöglichkeiten für weibliche Gäste geben. In Lahore ist davon keine Rede mehr. Ich vernehme nur ein Gemurmel, was danach klingt, als ob er die Adresse anscheinend verlegt habe. Auch recht. Der Taxifahrer weiß ein Gästehaus im Stadtzentrum für mich. Ich lasse mich dort absetzen, was bleibt mir anderes übrig. Die Herberge ist düster und ohne jeglichen Garten. Zum Übernachten ist sie gut genug, nicht aber, um sich dort aufzuhalten.

Ich will mir aber meine Stimmung nicht verderben lassen. Nach kurzer Zeit fange ich mich wieder und beschließe, den Nachmittag im Hotel Intercontinental zu verbringen. Ich nehme Buch und Schreibzeug mit und rufe eine Rikschah. Im Interconti sitze ich bequem in der weiträumigen Gartenanlage, trinke herrlichen Kaffee und nehme löffelweise zartschmelzende Eiscreme zu mir. Das Leben kann purer Genuss sein. Gegen Abend gesellen sich ein junger Saudi und ein etwas älterer Pakistani zu mir. Bei Kaffee und Papayasaft entwickelt sich ein interessantes Gespräch, in dem der Pakistani wortführend ist. Der junge Mann ist eher still, seine Lider sind schwer. Vielleicht Haschisch? Ich kenne mich bei den einzelnen Symptomen der unterschiedlichen Rauschmittel nicht aus. Auf jeden Fall steht er unter Drogen, denn auch seine Zunge ist in Mitleidenschaft gezogen, steht mit klaren Formulierungen auf Kriegsfuß. Zumindest begreife ich, dass er auf der Suche nach dem Sinn des Lebens ist, denn was kann es einem noch bieten, wenn man alles hat, zu viel Geld, zu viele Frauen? Und zu viele Drogen – das denke ich jedenfalls in diesem Moment. Solche Probleme möchte ich haben! Der Pakistani dagegen ist hellwach, sprudelt über vor genialen Gedanken.

Da ich noch zu Abend essen will, bevor ich in mein düsteres Zimmer zurückkehre, verabschiede ich mich von den beiden Männern. Der Pakistani lässt eine Trennung jedoch nicht zu.

»Sie kommen mit, wir werden mit dem deutschen Bundespräsidenten speisen.« Resolut bestimmt der Pakistani über mein Abendprogramm. In der Zeitung hatte ich gelesen, dass sich Roman Herzog mit seiner Frau Christiane in Pakistan aufhält und dass die wichtigen Persönlichkeiten von Lahore ihnen zu Ehren heute Abend ein Dinner in der Stadtfestung geben.

»Aber ich habe keine Einladung!«, halte ich meinen beiden Gesprächspartnern entgegen.

»Wir versuchen es einfach so.« Der Pakistani fegt meinen Einwand mit einer schneidigen Geste der Hand beiseite. »Und wenn aus dem Präsidentendinner nichts wird, dann ist das Interconti immer noch gut genug für uns, denn hier wird abends im Ballsaal eine Hochzeit gefeiert.« Der Kerl ist verrückt! Er scheint bekannt zu sein wie ein bunter Hund. Vielleicht ist er ein Journalist, denke ich im Stillen. Vor dem Haupteingang des Hotels parkt sein alter Rolls Royce, der Außenspiegel ist mit Blumen umkränzt, eine Kinderpapierflagge knattert im Wind. Er setzt sich hinters Steuer, vor sich auf dem Armaturenbrett liegt eine Chauffeursmütze, die er mit einem irren Lachen betrachtet. Und ab geht die Fahrt. »Lahore bei Nacht«, flüstert er mir zu. Da er noch außerhalb der Stadt etwas zu erledigen hat, kommen wir in eine ziemlich abgetakelte Gegend. Beklommenenheit und merkwürdige Bedenken schleichen sich bei mir ein. Ich bin allein mit wildfremden Männern! Doch was soll's: Neugierde und Abenteuerlust gewinnen die Oberhand. Der Pakistani zeigt mir anschließend das Mafiaviertel. »Hier wird in einer einzigen Nacht«, klärt er mich auf, »über die zukünftige Politik entschieden.« Und ich erfahre weiter, dass ein Mafiaboss für jede seiner Töchter einen nagelneuen Rolls Royce vor dem Haus stehen hat, alle in der gleichen Farbe.

Während er erzählt, lacht er immer wieder leicht gestört auf, so auch, als er uns durch das Rotlichtviertel kutschiert, das auf dem Weg zur Festung liegt. Nach einiger Zeit erreichen wir eine polizeiliche Absperrung, er setzt akkurat die Mütze auf und wagt einen Vorstoß. Vermutlich ist er bei den Polizisten bekannt, denn nach einem kurzem Wortwechsel dirigieren sie ihn zu einem bestimmten Platz, zu dem er sich mit einem irren Lachen und Gehupe den Weg bahnt. Ich habe nicht verstanden, was gesagt worden ist, doch das Theater beginnt mich langsam zu faszinieren. Jetzt kommt die Eskorte des deutschen Präsidenten in Sicht. Mein neuer Bekannter schafft es, dass sich sein Rolls wie ein lauerndes Tier im gekonnten Sprung an die Wagenkolonne des Präsidenten hängt und dort auch dran bleibt, als ob er dazugehöre. Anstandslos passieren wir die Burgtore und Wachen, und mein merkwürdiger Begleiter stellt dann im Wagenpark den Motor ab.

Aus vielen Limousinen steigen festlich gekleidete Damen und Herren in dunklen Anzügen. Auch Männer in einem schönen Shalwar Khameez und wandelnde pakistanische Frauenblumen kann ich entdecken. Auf ausgerollten roten Läufern erreichen wir eine der großen freien Innenanlagen der Festung. Hier sind Polstermöbel auf Teppichen bereitgestellt und etwa vierhundert geladene und ungeladene Gäste lauschen der Ansprache. Dabei wird die Bedeutung der Festung hervorgehoben; Minuten einer anderen Geschichte ziehen an mir vorbei, für kurze Zeit fühle ich mich umringt von prachtvoll gewandeten Maharadschahs und perlengeschmückten Elefanten. Die Luft ist erfüllt von dezenter Musik, gespielt auf alten Instrumenten. Farbig angestrahlte Springbrunnen und Türmchen vollenden die märchenhafte Atmosphäre. Duftende Rosenblüten in Gelb und Rosa heißen jeden willkommen. Schließlich kann in der riesigen Festungsanlage das Dinner eingenommen werden. Der Abend ist warm und sternenklar, aufgestellte Grills und mehrere Buffets in der Länge von Stadtmauern füttern die Menge ab. Ich sitze inmitten dieses Reichtums in meinem billigen Shalwar Khameez mit umgehangenem Patu und genieße das glamouröse Ambiente. Roman Herzog und seine Frau tafeln mit den pakistanischen Gastgebern auf einem erhöhten Podest. Wir, also das Volk und ich, sehen zu ihnen auf. Wie magisch zieht es mich zu dem Paar hin; ich möchte meinem Präsidenten nahe sein, ihm die Hand schütteln. In Deutschland würde ich nie auf eine derartige Idee verfallen. Meine Freikarte ist, hier in diesem Land Deutsche zu sein. Also werde ich nach einigen Bemühungen Roman Herzog vorgestellt. Er bietet mir seine Hand dar und begleitet sie mit den Worten: »So, Sie arbeiten in Afghanistan. Wird da nicht gekämpft?«

»Jawohl, Herr Präsident.« Ich trete mit Dank den Rückzug an. Nun kommt Bewegung in die Menge. Das Protokoll sieht die Besichtigung der Spiegelhalle im Innern der Festung vor. Anschließend strebt alles dem Ausgang zu. Autotüren schnappen zu und der hohe Spuk entschwindet in die Nacht. Das ist ein Erlebnis! Mein Herz jubelt. Wenigstens für ein paar Stunden bin ich dem Sumpf der Intrigen entkommen, aufgestiegen in ein erhabenes Dasein. Ich bitte meinen Begleiter, mich zurück zum Gästehaus zu bringen. Die Prinzessin kehrt als Aschenputtel zurück.

Am nächsten Morgen rückt der Arzt mit einer prahlerischen Geschichte heraus, dass er im Rotlichtviertel gewesen sei, viel getrunken und von Offizieren höchst Interessantes erfahren habe. Offenbar hofft er auf ein mürrisches Gesicht meinerseits. Leicht irritiert bemerkt er meine innere Zufriedenheit. Doch hüte ich mich, von meinen Erlebnissen zu erzählen. Nur ein kleines irres Lachen gebe ich von mir.

BRENNENDE STROHPUPPEN

Mir graust. Ich muss mit dem medizinischen Koordinator, dem »Verrückten«, nach Chak reisen. Er will den Weg über Kabul nehmen, ich aber über Khost, weil sich zwischen Kabul und Chak zwei neue Fronten mit immer wieder aufflackernden Kämpfen aufgetan haben, die mir die Strecke nicht als sicher erscheinen lassen. Ich begreife auch nur zu gut, warum »Mad Man« den Weg über Kabul nehmen möchte. Er ist ein Anhänger von Kommandant Achmed Schah Massud, der die Hauptstadt seit 1992 besetzt hält. Er wird der »Löwe von Pandschir« genannt, nach seinem Geburtsort in der tadschikischen Heimat im Pandschir-Tal nördlich von Kabul. Der Ruf des brillanten Befehlshabers ist geradezu legendär, seine Soldaten verehren ihn wie einen Heiligen. Aber seit der Einnahme der Hauptstadt haben Machtkonstellationen auch ihn verändert. Seine Armee hat sich zu einem arroganten Verein entwickelt, die Soldaten schikanieren Zivilisten, plündern Läden und konfiszieren Häuser. Die Massud-Fraktion setzt alles aufs Spiel: Land, Leute und Kabul. Als ausgewiesener Massud-Getreuer haben wir für unseren medizinischen Koordinator einen neuen Spitznamen erfunden, wir nennen ihn nur noch den »Bruder von Massud«. Seine Treuedienste stellt der »Bruder von Massud« damit unter Beweis, dass er überall verkündet, Kabul sei friedlich, es gäbe dort »no problems«. Demzufolge muss er die besten politischen Möglichkeiten in der

Hauptstadt haben. Ich aber bin Ausländerin und will auf seine Versicherungen bezüglich meiner Sicherheit nicht reinfallen. Also stopft »Bruder Massud« seine Akten in den Pick-up und macht sich allein auf die Reise nach Kabul. Darüber bin ich mehr als nur froh. In der Hauptstadt, so verspricht er noch zum Abschied, will er ein Büro für das Hospital einrichten, denn so ließen sich die Materialtransporte für die Klinik einfacher gestalten. Ich kann nur mit dem Kopf schütteln. Es grenzt an Menschenverachtung, wenn er unbedacht davon ausgeht, dass das Personal vom Chak-Spital zur Abholung von Materialien in Kabul antanzen soll. Jeder weiß, wie groß momentan das Risiko ist, von einem Geschoss getroffen oder willkürlich verhaftet zu werden. So kann sich das selbstherrliche Männlein auch nicht die allerletzte Abschiedsbemerkung verkneifen: »Karla, Sie sollten Sport machen, abnehmen.« Er hat sicher Recht, aber diese Zurechtweisung von ihm ist unerträglich, noch dazu in dieser angespannten Situation völlig unpassend. Aber wie schon gesagt, er hat so seine eigenen Methoden, um die Leute in den Griff zu kriegen.

Unbehelligt von »Bruder Massuds« verquerem Gebaren kann ich die Reise nach Chak Mitte April antreten. Immer wieder geht mir das Herz auf, wenn ich zu diesem Ort zurückkomme, wo die Menschen Hilfe suchen, Männer mir ihre Frauen zum Untersuchen anvertrauen. Schnell spielt sich auch in diesem Jahr unser Team ein, bald erhalte ich auch Nachricht von unserem Koordinator, dass ich ein gemietetes Fahrzeug nach Kabul schicken solle, um Infusionen und Sauerstoff abzuholen. Wir beschließen, dass unser neuer Röntgenlaborant Redi Gul, der Kabul wie seine Westentasche kennt, diese Tour ausführen soll. »Ich will nicht«, verkündet er uns, »da werde ich nur getötet; gestern ist ein kleines Mädchen im Bus von einem Geschoss getroffen worden.« Mit Engelszungen überreden wir ihn, den Job doch auszuführen. Weil wir kein Privatauto auftreiben können – unser Hospital-Pick-up ist uns im Dschungel der Intrigen verlustig gegangen – setzen wir ihn an der Hauptstraße in einen Bus. Mir ist bei der Sache nicht ganz wohl.

»Ich hab's doch geahnt. Es musste was passieren«, erzählt Redi Gul bei seiner Rückkehr am nächsten Tag.

»Aber dir ist doch hoffentlich nichts geschehen?«, fragen wir bange.

»Wir mussten vor Maidan umkehren und den Umweg über Logar nehmen. Ein privat gemietetes Auto ist beschossen worden, als wir es sahen, war es völlig ausgebrannt. Es saßen nur Zivilisten darin, sie sind alle tot.« Alle schweigen. Redi Gul packt die Materialien aus. Er hat nur Infusionen dabei, der Sauerstoff fehlt.

»Und wie sieht es in Kabul aus?«

»Die Stadt ist völlig zerstört. Überall sind Panzer, in den Bäumen hängen lebensgroße Strohpuppen, die einen Strick um den Hals haben. Manchmal sehen sie wie Nadschibullah aus, dann wieder wie die religiösen Gotteskrieger. Mit großem Geschrei und Gejohle werden die Puppen von vielen jungen Menschen angezündet. Sie schubsen sich gegenseitig, um auf der Asche herumzutrampeln. So etwas zu sehen, ist einfach schrecklich.« Redi Gul hat wie die meisten Menschen hier eine tiefsitzende Abneigung gegen gewaltsame Aktionen.

»Und unser Psychopath?«

»Der ist noch gefährlicher als die Anzünder. Mitten im Gespräch spürst du, wie seine Ohren gleichsam zu Antennen ausgefahren werden, seine stahlharten Augen, selbst seine Brillengläser, mutieren zu lauernden Sehschlitzen. Und im nächsten Moment schleimt er dann wieder ganz freundlich, will mir weismachen, dass der Sauerstoff auch noch kommen wird. Natürlich wird er nicht kommen, wir kennen ihn ja.«

»Der Mann ist skrupellos«, pflichtet Fazil Elahi bei und imitiert das wohlgefällige Bartzupfen des »verrückten Bruders«.

»Mir ist noch etwas aufgefallen«, Redi Gul ist nachdenklich geworden. »In Kabul habe ich viele öffentlich ausgehängte Plakate gesehen, auf denen steht, dass derjenige, der in Kabul arbeite, kein Muselmane sei.«

Noch immer ist es schwer, die verwirrenden parteipolitischen Bündnisse zu begreifen. Manche werden geschlossen, um im nächsten Moment wieder zu zerbrechen. Jeder wechselt die Seiten, kämpft an unterschiedlichen Fronten. Während Achmed Schah Massud Kabul kontrolliert, besetzt Ismail Khan drei Provinzen im Westen mit dem Zentrum Herat. Unsere kleine Region, südlich und östlich von Kabul, ist in der Hand von Hekmatjarin. Den gesamten Süden von Afghanistan teilen sich Milizführer, ehemalige Mudschahidin und Banditen. In dem Gebiet um Kandahar residiert Mullah Omar. Schon in der vergangenen Zeit habe ich mitbekommen, wie dieser schwarzbärtige Koranlehrer die vom Mudschahidin-System enttäuschten Paschtunen und Madrassen um sich versammelte. Meistens waren es blutjunge Flüchtlingskinder, vielfach schon in den pakistanischen Lagern geboren, die dort in den Camps von afghanischen Mullahs oder pakistanischen Extremisten unterrichtet wurden. Sie bilden die Gruppe der Taliban, der Schüler des Korans, die in dem Glauben einen Lebenshalt und eine Form von Bedeutung finden. Bislang haben die Taliban in ihrem Leben kaum gute Erfahrungen gemacht, viele von ihnen sind durch den ewigen Krieg zu Vollwaisen geworden, sind aufgewachsen ohne jeglichen Familienverbund, demzufolge auch ohne einen normalen Umgang mit Frauen. Diese Jungen kennen keine Stammes- oder Clanherkunft, sie können sich nicht wehmütig an ein Tal wie das unsrige hier erinnern, sie hatten weder eine Vergangenheit, noch haben sie eine Zukunft. Für sie zählt die Gegenwart, die da heißt, im Namen Allahs Frieden zu stiften.

Noch während meiner Anwesenheit in Chak im vergangenen Herbst haben wir von schweren Kämpfen in Kandahar gehört. Taliban, unter der Führung des einäugigen Omar, griffen die dort anarchisch herrschenden Kommandanten an. Die Taliban gewannen den Kampf und brachten Kandahar unter ihre Kontrolle. Von dort aus schritten sie schnell vorwärts. Im März 1995 hatten sie die Provinzen Ghazni, Paktia, Logar und

Wardak erobert, blieben aber vor Kabul stecken. Ghazni ergab sich nicht kampflos, doch andere streckten die Waffen. Freunde in Deutschland zeigen sich über die Taliban-Bewegung beunruhigt, ich aber bin überzeugt, dass wir in Chak von den Koranschülern nichts zu befürchten haben, da in dieser Provinz der Islam schon immer äußerst strikt und puritanisch ausgelegt wurde. Die Bevölkerung, so gebe ich Auskunft, muss sich nicht religiös umstellen oder weitere Abstriche an ihrem Leben in Kauf nehmen. Die hiesigen Frauen hätten sich draußen schon immer nur verborgen unter einer Burka bewegen können. Für mich selber sehe ich auch keine Schwierigkeiten, da ich ja keine junge Frau mehr bin und außerdem einen gewissen Bekanntheitsgrad habe.

Schon bei meiner Ankunft in Peschawar Anfang April horchte ich Ingenieur Mahmood und Fazil Elahi aus, wie sich die Taliban wohl mir gegenüber verhalten würden. Ingenieur Mahmood sagte, er habe den Chak-Gouverneur der Taliban getroffen und ihn auf mich vorbereitet: »Sie ist eine Frau.« Erst in Chak erfasse ich das Ausmaß der Veränderungen. Entwürdigende Geschichten werden mir zugetragen, Mädchen und Jungen sind für Exzesse aller Arten missbraucht, Händler in den Basaren beraubt worden. In den Windungen des Turbans, der als Zeichen der Reinheit gilt, haben sich die Abgründe des menschlichen Verhaltens eingenistet. Das Weiß hat schmutzige Flecken bekommen. Auch die Schura existiert nicht mehr, ein Taliban-Gouverneur, ein Maulawi, hat sie abgelöst. Die Kommandanten mussten ihre Waffenlager abgeben, sie wurden auf ihre einstigen Plätze als Bauern und Gärtner verwiesen, außerdem kassierten die Taliban die Jeeps und Pick-ups der Kommandanten ein. Einige Kommandanten flohen nach Kabul, andere nach Peschawar. Ein von uns allen verehrter Hizbi-Kommandant war als Gefangener bei den Taliban, musste dort Holz hacken, Wasser schleppen und die Abwäsche tätigen. Später konnte er zum Glück fliehen. Ein Aufschrei ging durch die ganze Dorfbevölkerung!

»Der hiesige Taliban-Gouverneur kann die Wardakis nicht leiden«, rückt Fazil Elahi nach einer Weile mit seiner Information beim Abendessen heraus.«

»Warum?«, fragen wir im Chor.

»Einer seiner Brüder wurde von Hizbis ermordet. Deshalb geht er so brutal mit den Hizbis um.«

»Sieht so in Zukunft Gerechtigkeit aus?«, fragt Ingenieur Mahmood, während er nachdenklich an seinem Tee schlürft.

»Man muss sich nur die Geschichte mit den Jeeps anschauen«, bemerkt Redi Gaul. »Die meisten Kommandanten hatten ihre Fahrzeuge gekauft – gut, ohne Papiere, aber sie gaben dafür Geld. Keiner von denen stahl sein Auto. Und von wem haben sie es? Von den Mudschahidin. Die wiederum haben Pick-ups geklaut, als sie an die Macht kamen. Und warum, frage ich euch, werden die Erstdiebe nicht bestraft?«

»Ich finde, dass manche Kommandanten zu Recht bestraft werden«, wirft Dr. Saadat ein. »Sie haben ihre Chance vertan und sind korrupt geworden. Nur Macht und die persönliche Bereicherung haben sie noch motiviert, etwas in Gang zu setzen.«

Kein Wunder, dass die Taliban anfangs von der Bevölkerung als Erlöser empfangen und bejubelt wurden. Alle hofften auf einen endgültigen Frieden. Endlich wird Ruhe einkehren, die die wichtigste Voraussetzung für einen Wiederaufbau ist. Weitere Ansprüche will man gar nicht stellen, oder kann es auch nicht, weil es keine Alternative gibt. Und warum sollen Religiöse, die den Koran studiert haben, also gebildete Leute sind, etwas falsch machen? Die Ernüchterung folgte aber schnell. Junge Menschen werden weinend zur Waffe gezwungen, überall droht die Zwangsrekrutierung, die es bislang nicht gibt. Viele Taliban können mit ihrer Macht nicht umgehen und demonstrieren diese auf beschämend kleinliche Weise. So stutzen sie gestandenen Muselmanen den Bart auf Handlänge zurecht oder schneiden ihnen die Haare, wenn sie zu lang scheinen. Kann man mit diesen Erniedrigungen Menschen für die Ziele der Taliban gewinnen? Dr. Gulap hatte schon in Peschawar seinen besonders stattlichen Bart auf das vorgeschriebene Maß gekürzt. Immerhin sieht er damit besser aus. Und die Taliban selbst? Es gibt unter ihnen mehr als genug, denen die Schere ebenfall gut tun würde.

Allein mit dem Koran kann man nicht regieren. Unbeliebt machen sich die Gotteskrieger, indem sie die Fahrer von Jeeps oder Pick-ups zwingen, für sie zu arbeiten. So müssen die Autobesitzer mit ihren Fahrzeugen oftmals zur Front, um Verletzte zu transportieren. Das Resultat: Verdienstausfall, Verschleiß des Fahrzeugs und für die zivile Bevölkerung keine Transportmöglichkeiten. Aus Angst vor Zwangsfahrten lassen viele ihr Auto vor der Haustür und gehen nur noch zu Fuß. Auf Dauer ist es für die ohnehin arme Bevölkerung im Chak-Distrikt auch lästig, die Taliban mit Nahrungsmitteln zu versorgen. Natürlich ohne Entgelt. Der Verfall, der Rückschritt ins Mittelalter schreitet immer weiter voran.

TALIBAN ENTFERNEN MEINE FOTOS

Der Maulawi, mit dem Ingenieur Mahmood über mich gesprochen hatte, war bei meiner Ankunft im Hospital schon durch einen anderen ersetzt worden. Der jetzige Gouverneur steht in dem Ruf, in seinem Glauben besonders messianisch zu sein. Als ich einen Termin bei ihm haben möchte, merke ich, wie ein hastiges Gerenne beginnt. Jeder läuft noch zu einem anderen Maulawi, damit dieser bei dem Taliban-Gouverneur ein gutes Wort für mich einlegt, ihn von meiner Wichtigkeit für das Spital überzeugt. Aus dem Aufwand, der getrieben wird, kann ich schließen, dass ich für den Gouverneur ein Problem bin. Zu unserem Wächter Zafer Chan soll er gesagt haben: »Ihr habt eine mächtige Mutter bekommen.« Zafer Chan entgegnete ihm mit den Worten: »Ja, und sie ist besser als mancher Muslim.« Aber ich bin eine Frau! So wie es Ingenieur Mahmood ausgedrückt hat. Und damit ein Hindernis. Einige alte Maulawis machen mir ihre Aufwartung und lassen mir übersetzen, dass ich nicht traurig sein solle, aber sie hätten den

Gouverneur nicht in meinem Sinne überzeugen können. Ich hatte zur Auflage gemacht, dass ich, die ja schon immer die Sitten und Gebräuche der Afghanen akzeptiert hätte, nicht weiter bereit sei, noch mehr Abstriche zu machen. Wenn ich mich also nicht wie bisher frei in Chak bewegen könne, würde ich weggehen. Das ist mein letztes Wort. Bedrückt ziehen die Maulawis ab. Nach ein paar Tagen fährt Fazil Elahi mit einem Pick-up vor und erneut entsteigen ihm drei alte Maulawis, die von weit her gekommen sind. Sie sitzen mir in unserem Aufenthaltsraum gegenüber. Einst war er mit vergrößerten Fotografien geschmückt gewesen, die ich aufgenommen habe, darunter eine betende Gruppe im Sonnenlicht, bis ein Taliban sie entfernen ließ. Man könne in einem Raum nicht beten, wurde ich aufgeklärt, wenn an der Wand Darstellungen von Menschen hängen. Die drei Maulawis wollen mir verständlich machen, dass der Gouverneur nicht zum Treffen kommen möchte. »Und was ist mit seinem Stellvertreter?«, frage ich. Die Augen der Männer sagen alles, sie sehen mich traurig, entschuldigend, fast resigniert an. Still schlürfen sie weiter an ihrem Tee. Das Unausgesprochene hinterlässt eine große Leere.

Es wiederholen sich die gleichen Rüpelhaftigkeiten wie zu den Anfangszeiten mit den Mudschahidin. Die Taliban schwärmen mit Kalaschnikows bewaffnet ins Hospital, um einen Kameraden zu besuchen. Wie eine Traube umlagern sie sein Bett und geben permanent Anweisungen zur Behandlung: Warum gebt ihr nicht mehr Kompressen auf die Wunden? Er muss eine Spritze haben! Warum bekommt er keine Infusion mehr? Das alles ist für unseren Chirurgen Dr. Saadat zu viel. Mit Sätzen, die den Salven von Maschinengewehren Konkurrenz machen, kämpft er die aufdringlichen Störenfriede hinaus. Mich ärgert zudem, dass die Bewaffneten auf unserem privaten Gelände herumstreiften. Doch auch das klären wir.

Fazil Elahi hat die Idee, einen Verwandten, der bei den Taliban ist, zu besuchen. Über diesen Geistlichen, einem »Pier«, erhofft er sich, Einfluss auf den Gouveneur nehmen zu können. Sein Unterfangen stellt sich aber als Fehlschlag heraus.

»Der Geistliche ist alt, dumm und extrem konservativ«, bemerkt Fazil Elahi trocken.

»Und wie schätzt du den Taliban-Gouverneur ein?«, frage ich ihn.

»Der ist jung, dumm und kennt nur sich selbst.« Eine klare Aussage.

Einen Tag später kommt Fazil Elahi mit der Nachricht angelaufen, der Gouverneur wolle mich sprechen, ich solle am Freitag kommen, aber mich total verschleiern. Ich lehne ab, weil ich keine Burka überstülpen werde. Mit meinem Dickschädel bringe ich aber meine Mirarbeiter in große Bedrängnis.

Nun wird Fazil Hadi, Ingenieur Mahmoods Vertretung, zum Gouverneur gerufen und zur Rede gestellt. Bei seiner Wiederkehr berichtet er mit noch bebender Stimme: »Solche gemeinen Worte habe ich in meinem ganzen Leben noch nicht gehört, nicht einmal, als ich als Mudschahid drei Jahre im Gefängnis von Kabul einsaß.«

»Und was hat der Gouverneur gesagt?«, fragen wir besorgt.

Fazil Hadi will sich nicht so recht äußern und weicht aus. »Man hat mich nach dem weißen Shalwar Khameez von Fazil Elahi gefragt. Auf ihn ist der Gouverneur besonders wütend. Fazil Elahi muss sich im Gespräch mit dem Taliban-Gouverneur nicht genügend unterwürfig gezeigt haben.« Wir alle kennen den Stolz und Trotz von Fazil Elahi. »Zeigt er sich wieder in dem herrschaftlichen Weiß, läuft er Gefahr, verprügelt zu werden.« Diese Drohungen und Bestrafungsaktionen machen mir Angst.

Das haben wir noch nicht erlebt: Das Hospitalpersonal erhält die Aufforderung, in den Chak-Basar zu kommen, um an einer Bestrafung teilzunehmen. Die Taliban üben die Scharia aus, das alte islamische Recht, aber nicht in seinem komplexen, jahrhundertealten System. Die meisten Fundamentalisten haben die ausgeklügelte Scharia auf drakonische Strafen reduziert. Jetzt soll jemand getötet werden, der einen anderen ermordet hat. Und das in aller Öffentlichkeit. Ich weigere mich, zu dieser Schaustellung zu kommen. Meine Entscheidung begründe ich dem Personal gegenüber mit einem Satz aus der

Bibel: »Wer ohne Sünde ist, der werfe den ersten Stein.« Selbstverständlich mache ich mit meinem Verhalten keine Punkte beim Gouverneur. Aufgebracht soll er ausgerufen haben, er könne eine ganze Provinz kontrollieren, aber kein Hospital. Was er ja auch nicht soll, weil ich ja von Anfang an deutlich gemacht habe, dass ich keine politische Einmischung dulde. In unserem Hospital gibt es nur uns, die medizinische Partei.

Es hört nicht auf: Nun müssen Ingenieur Mahmood und Dr. Gulap beim Gouverneur antanzen und eine Erklärung für mein Nichterscheinen abgeben. Sie können sich damit rausreden, dass ich nicht rechtzeitig Bescheid wusste und zudem die Patienten nicht unversorgt lassen konnte. Die Bestrafung für meine Verweigerungshaltung wird in Form eines Gebets ausgehalten, an dem alle Hospitalmitarbeiter teilnehmen müssen.

Die Fronten sind inzwischen derart verhärtet, dass keiner mehr zurück kann, ohne sein Gesicht zu verlieren. Der Gouverneur besteht darauf, eine Frau nicht ansehen zu können (armer Mensch!); ich bleibe standhaft bei meiner Aussage, mich nicht verschleiern zu wollen. Inzwischen besetzen die Taliban in unserem Neubau den Speisesaal, benutzen ihn unverblümt als ihren Wohnbereich. Der Gouverneur muss nun überzeugt werden, dass die Taliban diesen wieder zu räumen haben. Wir schaffen es dank der Überredungskünste Ingenieur Mahmoods, der auch früher schon abwehren konnte, dass das Hospital alle Taliban zu ernähren hätte. Damals konnte er zum Ausdruck bringen, dass schon die Verpflegung der Patienten und ihrer Angehörigen nicht im Budget sei und von uns persönlich getragen werde müsse. Immerhin hat diese Argumentation den Gouverneur überzeugt. Bei dem jetzigen Problem gibt er zu bedenken, dass eine deutsche Delegation, sollte eine solche zu Besuch kommen, sicherlich verwundert wäre, Taliban im Esssaal zu sehen. Möglicherweise könnte davon die zukünftige Hilfe des Hospitals abhängig sein.

AUCH PROPHET MOHAMMEDS FRAU WAR VERHÜLLT

Nachdem der Speisesaal von den Taliban geräumt und von uns gesäubert worden ist, kommt mir eine glänzende Idee: Da der großzügige Raum durch Steinträger geteilt ist, kann ich hier in einer Ecke sitzen, ohne dass der Gouverneur mein unverschleiertes Anlitz ertragen muss. Sofort veranstalten wir ein Probesitzen. Doch noch ist nicht alles perfekt. »Wir müssen noch einen Paravent aufstellen«, konstatiert Ingenieur Mahmood.

»Nein!«, schreie ich in meiner Unfähigkeit, ruhig zu denken. Ignoranter Stolz nimmt mich in Besitz. Schon will ich zu meiner bewährten Tränenquelle, dem Fluss, entfliehen.

»Stopp!«, ruft mir Ingenieur Mahmood hinterher und verstellt mir den Weg nach draußen. »So kommen wir nicht weiter.«

»Ich bin doch nicht dumm. Ob Burka oder Paravent, das ist doch ein und dasselbe. Ihr macht euch damit alle nur zu Dienern des Gouverneurs«, schleudere ich Ingenieur Mahmood entgegen.

Jetzt aber stampfen er und Dr. Gulap auf: »Dasselbe sagt uns der Gouverneur. Wir sind Diener einer fremden Frau. Wie kann man sich nur so von einer Frau vergewaltigen lassen? Aber für wen tun wir das alles? Für wen ertragen wir diese Bemerkung? Für Sie, Karla!« Wie Recht die beiden Männer haben. Wegen eines Gouverneurs sollte ich nicht die gute Sache und diese guten Männer im Stich lassen. Sicher haben sie mir auch nicht alles erzählt, was sie sich meinetwegen anhören mussten.

»Gut. Ich wasche nur meine Tränen weg und dann starten wir mit einem neuen Versuch.« Ich hätte nie gedacht, dass ich mich einmal in dieser Form mit der Tatsache auseinandersetzen muss, dass ich eine Frau bin.

»Jetzt sind Sie im Ansehen der Mitarbeiter weiter gestiegen«, flüstert mir Fazil Elahi bei meiner Rückkehr zu.

Der Besuch des Taliban-Gouverneurs gestaltet sich grotesk. Zuerst setzen sich der Gouverneur und sein Gefolge. Dann erscheine ich mit meinem Gefolge und nehme auf der anderen Seite Platz. Die spanische Wand, zusätzlich noch mit Patus verhangen, ist so aufgestellt, dass der Gouverneur mich nicht zu sehen braucht – und ich ihn auch nicht. Da wir die Gastgeber sind, müssen sich einige Hospitalmitarbeiter zum Gouverneur setzen. Ingenieur Mahmood fungiert als Übersetzer, er hat sich so niedergelassen, dass er beide Parteien im Blickfeld hat. Vor dem gemeinsamen Eintreten in den Saal raunte er mir noch zu: »Wir lassen Sie nicht im Stich.« Nach dem Eingangsgebet übernimmt Ingenieur Mahmood die Vorstellung und erteilt dann mir das Wort. Ich fange an, über die nächsten Spital-Pläne zu berichten, aber ich merke, dass ich nicht ganz bei der Sache bin. Nahezu unbeteiligt gebe ich die Informationen weiter, sehe mein Sprechen als reine Pflichterfüllung an. Es fehlt der Funke Herzlichkeit, wie ich ihn noch letztes Jahr an unserem Tag der offenen Tür verspürte. Dieses heutige Treffen empfinde ich dagegen als bedrückend. Wir sind gefangen in einem Reglement, das kein Gefühl der Freiheit, des gemeinsamen Wohlfühlens und Verstehens aufkommen lässt. Ingenieur Mahmood übersetzt meine sachdienlichen Erklärungen, aber auch in seiner Stimme fehlt die Freude. Anschließend ergreift der Gouverneur das Wort. Mit merkwürdig kraftloser Stimme lässt er sich darüber aus, dass schon des Propheten Mohammeds Frau, die hochverehrt war, den ihr zustehenden Platz verhüllt eingenommen hätte. Ansonsten sei gerade zu Mohammeds Zeiten die Medizin hoch im Ansehen gewesen, deshalb wolle er jede notwendige Hilfe versprechen. Fast klingen seine Äußerungen wie eine Rechtfertigung seines Verhaltens, noch dazu garniert mit einem weinerlichen Unterton.

Mich überzeugt der Auftritt des achtundzwanzigjährigen Mannes überhaupt nicht. Fast könnte er mir Leid tun; sicher ist er in seiner Position überfordert und in einer Art Religionswahn gefangen. Möglicherweise weiß er sich nicht anders zu helfen, als die Rolle des Diktators einzunehmen. Er wird in seinem jungen Leben auch kaum die Chance gehabt haben, über andere Formen der Machtausübung nachzudenken. Dennoch nerven mich die noch immer nicht enden wollenden religiösen Ausführungen. Seine Weitschweifigkeit strapaziert meinen Geduldsfaden enorm. Fazil Elahi flüstert mir zu, ich solle jetzt bloß nicht aufbrausen, in ein paar Tagen werde der Gouverneur sowieso versetzt. Anschließend verspeise ich lustlos in meinem Separée mein Mahl. Da ich die Herren hinter der Wand nicht beobachten kann, weiß ich nicht, welche Seelenlage sich auf ihren Gesichtern widerspiegelt. Nach dem Essen verlasse ich den Raum, ohne den Blick zu heben.

IM NÄCHSTEN LEBEN WERDE ICH EINE FRAU

Bei meinem morgendlichen Rundgang durchs Spital, den Fotoapparat griffbereit in der Hand, treffe ich in einem Männerzimmer auf einen Verwandten von Fazil Elahi, den ich bei einem Familienbesuch kennen gelernt habe. Raschid freut sich überschwänglich, mich zu sehen; auch sein Begleiter schaut mich freundlich an. In dem Krankenzimmer liegt noch ein weiterer Patient, in dessen Wange eine Gewehrkugel steckt. Ich bitte Raschid, ihn und seinen Angehörigen fotografieren zu dürfen. Sofort sind sie damit einverstanden. Der diensthabende Krankenpfleger macht mich nur darauf aufmerksam, dass der andere Patient ein Taliban sei, ihn solle ich besser nicht aufs Bild nehmen. Ich halte mich an diesen Hinweis und bin dann überrascht, als mich der Taliban auffordert, ihn ebenfalls zu fotografieren. »Man muss das nicht alles so streng nehmen«, gibt er mir zu verstehen.

Kurz darauf ruft mich Dr. Saadat. Ein Taliban-Patient soll sofort mit unserem neu erworbenen Pick-up zum Logar-Hospital transportiert werden. Ich begreife nicht, warum der Mann nicht von Dr. Saadat operiert werden kann? Was war geschehen?

»Eigentlich nichts, nur das Übliche«, klärt mich Dr. Saadat auf. »Wir bringen den am Kopf verletzten Taliban-Krieger in den Notfall-OP. Dabei drängen sich zwei seiner Begleiter mit hinein.«

»Und Dr. Saadat weist dem einen Begleiter die Tür, weil ja nur eine Person bei dem Kranken bleiben darf«, erzählt Redi Gul weiter. »Daraufhin rennt der zum Gouverneur und beschwert sich. Der Gouverneur wiederum lässt sich nun unseren Fahrer Karim kommen und befiehlt ihm, den Patienten sofort nach Logar zu bringen.«

Meine Reaktion auf dieses Geschehen ist eindeutig: Ich bitte Dr. Saadat und Ingenieur Mahmood, zum Gouverneur zu gehen und ihm zu erklären, dass wir ohnehin vorhätten, nach Logar zu reisen. Wenn der Patient also die kommende Nacht in unserem Hospital bleiben könnte, würden wir ihn morgen mitnehmen. Der Gouverneur lässt aber nicht mit sich reden, kurz wiederholt er seine Anweisung gegenüber Dr. Saadat: »Da das Chak-Hospital einem Talib nicht hilft, muss er sofort woanders untergebracht werden.« Bei der Rückkehr ist Dr. Saadat ganz aufgebracht: »Erst verspricht der Gouverneur jedmögliche Hilfe, im gegebenen Fall kommt aber nichts; er kennt nur sich selbst.« Nach dem ersten Schrecken gebe ich die Direktive, dass jeder sofort seine Sachen packen solle: »Wir werden eben heute Nachmittag schon nach Logar aufbrechen.«

Am Hospitaleingang nehmen wir den Verwundeten mit seinen zwei Begleitern auf. Für den Schädelverletzten ist die vierstündige Fahrt auf holpriger, extrem schlechter Straße eine große Strapaze. Mit seiner Gehirnerschütterung wäre er im Chak-Hospital ruhig gestellt und besser aufgehoben gewesen. Im Logar-Hospital angekommen, können sie ihm auch keine weiterführende Behandlung zukommen lassen. Dem Patienten und seinen Begleitern wird der Aufstand sichtbar peinlich und sie fragen wiederholt, ob wir traurig seien. Bei unserer Rückkehr nach Chak ist der Gouverneur durch einen anderen ersetzt worden. Leider! So kann ich dem Taliban-Jüngling das durch ihn angerichtete Desaster nicht zutragen. Der neue Gouverneur ist dagegen von anderer Qualität. Er begrüßt mich mit einem Handschlag und lässt verlauten, dass ich jederzeit bei ihm vorsprechen könne.

In der ganzen Aufregung habe ich mir einen Bänderriss zuge- zogen. Da ich eine ungeduldige Patientin bin und auch die Bli- cke der Männer nicht ertragen kann, die mich bei meinen schwerfälligen Humpelversuchen beobachten, lasse ich mich hinter meinem kleinen Anbau nieder. Unter einem uralten Maulbeerbaum strecke ich mich auf Liegematten aus und lau- sche dem Vogelchor. Das Glück in Form eines Marienkäfers zieht meinen Blick in den Bann, verschiedene Gräser wiegen sich im warmen Wind, darunter ist auch Pfefferminze, die ihren würzigen Duft entfaltet.

Der Sitte entsprechend erkundigen sich verschiedene Dele- gationen nach meinem Befinden. Schüler bringen mir in Ermangelung von Obst ein paar Gurken vorbei. Zafer Chan knetet an meinen Zehen im Gipsschuh herum und bringt mir Rosen, die er von den Büschen am Hospital abgeschnitten hat. Redi Gul eilt direkt vom Taliban-Zentrum zu mir. Die Tali- ban, so erzählt er mir, hätten gefragt: »Wo ist Karla?« Ganz gleich, ob die Erkundigung eine Höflichkeitslüge ist – wer will das auch schon so genau wissen wollen –, sie zeigt jedenfalls, dass sich das Verhältnis zwischen den Taliban und mir nor- malisiert hat, soweit dieses in der afghanischen Gesellschaft möglich ist.

Erst hatte ich nach der Rückkehr aus Logar vor, zum Ober- maulawi nach Maidan aufzubrechen. Von ihm wollte ich in einem Auftritt, der einer zornigen Walküre alle Ehre gemacht hätte, ein Versprechen abfordern: »Unser« Hospital und »unser« Pick-up dürften niemals unter die Willkür der Taliban fallen. Doch weiß ich, dass ich hier nicht zu viel erwarten kann. Schon gar nicht als ein Geschöpf, das eigentlich unter einer Burka herumlaufen sollte.

»Im nächsten Leben werde ich eine Frau.« Redi Gul holt mich mit seinem ungewöhnlichen, nahezu absurden Wunsch aus meiner Gedankenwelt zurück.

»Bist du dir da sicher?«, frage ich ihn erstaunt.

»Klar, dann können einem keine Autos abhanden kommen.«

»Wie meinst du das?«

»Ich hatte mit meinem Bruder einen Jeep. Jetzt ist dieser Bruder mit einem Talib auf und davon, natürlich mit unserem Auto.«

»Und was hat das mit den Frauen zu tun?«

»Na, die müssen erst gar keine fahren. Sie werden von den Männern kutschiert und in Sicherheit gebracht, brauchen sich nicht zu sorgen, woher sie das Geld nehmen sollen, und haben nicht die Verantwortung für die ganze Familie.« Mit einem Stoßseufzer, aus tiefstem Herzen kommend, erhebt sich Redi Gul von seinem Patu und geht in sein Röntgenlabor zurück.

DER KAMPF GEHT WEITER

Die Gotteskrieger hausen zwar nicht mehr in unserem Speisesaal, dafür haben sie jetzt direkt über unserem Hospital, im ehemaligen Jamniat-Posten, ein Taliban-Zentrum eingerichtet. Von dort aus kontrollieren sie die Verbindungsstraße. Böse funkelt ein riesiges Waffenarsenal in der Sonne. Es bräuchte nur zu einer Explosion kommen, und alles, auch das Hospital, wäre vernichtet. Dazu genügt eine einzige Bombe, zielsicher vom Feind abgeworfen. Bevor ich den Vorschlag machen konnte, das Waffendepot in eine unbesiedelte Gegend zu verlegen, wurde es abtransportiert – zu den Fronten.

Taliban und ihre Sympathisanten tragen als äußeres Zeichen ihrer Erkennung eine fest gebundene Turbankrone. Fast nirgendwo ist noch die Wollmütze zu sehen. Gefährliche Patronenspitzen zeigen vom umgeschnallten Brustgurt auf manchmal verlegen dreinblickende Kindergesichter. Man darf sie aber auch nicht unterschätzen. Vielen von ihnen gefällt der Krieg, weil er möglicherweise die einzige Beschäftigung ist, die sie in ihrem entwurzelten Leben bekommen können. Ich beobachte, wie sie vom Posten in Jeeps gepfercht werden, wieder einmal geht es in Richtung Kabul und Maidan. Trotz monatelanger

Belagerung haben die Taliban es nicht geschafft, die Hauptstadt einzunehmen. Die Verluste unter den Gotteskriegern nehmen immer mehr zu, Unruhen in den eigenen Reihen verbreiten sich. Schnell spricht es sich herum, dass die potenziellen Friedensstifter schwach seien und sich überschätzt haben. Kommandant Massud, der Befehlshaber der Anti-Taliban-Allianz in Kabul, nutzt die Zerrissenheit der Gotteskrieger aus und startet einen Blitzangriff auf Maidan. Was keiner vermutet: die Taliban halten die Stellung, und die Soldaten von Massud müssen in eine Moschee fliehen – getarnt als Taliban mit weißen Turbanen. Sie fallen aber auf, weil sie Farsi sprechen, während die Taliban hauptsächlich Paschtu als Umgangssprache benutzen. So geraten mehr als hundert Massud-Soldaten in Gefangenschaft.

In dieser Zeit der Kämpfe lässt uns auch in Chak die Angst nicht mehr los. Alle verkrampfen sich innerlich, weil pausenlos Detonationen zu hören sind. Voller Furcht mustern wir die ankommenden Fahrzeuge, können sie doch Tote bringen. Fazil Elahi erkennt auf diese Weise einen Cousin, der als Panzerfahrer bei einer Explosion ums Leben gekommen ist. In der Nähe unseres Hospitals werden vier Bomben abgeworfen, die ein Talibanauto treffen sollten, das mit der weißen Glaubensfahne Chak ansteuerte. In gedrückter Runde brummelt Dr. Gulap in seinen Bart: »Fazil Rahman, nimm denen, die kämpfen, die Waffen ab und gib ihnen ein paar kräftige Ohrfeigen!« Fazil Rahman ist ein befreundeter Gesundheitserzieher. Alle müssen ob dieser grotesken Vorstellung, diesem Galgenhumor, auflachen.

Doch müssen die Taliban einsehen und zugeben, dass sie im anfänglichen Siegesrausch zu viele Fehler begangen haben. Allein und wenig kampferprobt können sie nicht mit den disziplinierten Truppen Massuds fertig werden. Kampagnen werden gestartet, in denen Maulawis Propaganda für die Taliban machen. Auch die Kommandanten bittet man jetzt um Hilfe. Die zeigen sich eher ablehnend, zu schlecht hatte man sie zuvor behandelt, als dass sie nun zustimmend auf die unterwürfigen Kratzfüße reagieren könnten.

DIENSTLICH IN EINEM
ARABISCHEN KRANKENHAUS

Mit allen medizinischen Einrichtungen in unserer Umgebung klappt die Zusammenarbeit, nur nicht mit Tangi Seidan. Wiederholt habe ich Anläufe gestartet, das zwei Stunden entfernt liegende Araberkrankenhaus zu besuchen, doch nie habe ich eine Erlaubnis erhalten. Möglicherweise liegt es daran, dass Araber ungern mit arbeitenden Frauen zu tun haben wollen. Nun aber ist in meinem Augen die Gelegenheit zu einem erneuten Versuch gekommen: Unserem Labor ist eine Chemikalie zur Blutgruppenbestimmung ausgegangen, doch würde es zu lange dauern, bis der Nachschub aus Peschawar eintrifft. So wollen wir auf jeden Fall versuchen, die Substanz woanders zu erstehen, beispielsweise in Tangi Seidan.

Vergeblich warten wir wieder auf eine Genehmigung aus Tangi Seidan. Also beschließen Dr. Saadat und ich, einfach ohne Erlaubnis im Frühsommer dorthin zu fahren. In strahlender Morgensonne geht es durch idyllisch gelegene Flussdörfer. Selten sehen wir eine ländliche Region von so großer Schönheit. Das Krankenhaus in Tangi Seidan ist eine kleine Überraschung. Ähnlich wie das Hospital in Ghazni ist es während des sowjetischen Krieges aus Tarnungsgründen in den Berg hinein gebaut worden. Es liegt hinter einem Wildwasserbach und ist nur über eine Brücke zu erreichen. Selbst Helikopter können es nicht angreifen. Oft genug hat man versucht, das Hospital zu treffen, immer vergeblich. Weil die Brücke nur zu Fuß zu überqueren ist, binden viele Ankommende ihre Esel an den Pfeilern fest. Dr. Saadat geht vor, um entsprechende Erkundigungen einzuholen. Mit strahlendem Gesicht kehrt er zurück. Man hat ihm nicht nur die Chemikalie versprochen, sondern auch eine Besichtigung der Klinik.

Das Spital ist sauber und gut ausgestattet. In den Räumen überwiegt ein schummeriges Licht, bedingt durch die kleinen Fenster. Der diensthabende Direktor stammt aus Marrakesch. Er ist ein freundlicher und intelligenter Mann. Nachdem wir uns im Gespräch angenähert haben, erzählt er mir, dass für ihn nur jener Islam gut sei, der nicht auf strikte Regeln fixiert, sondern tolerant und offen ist. Eine sehr sympathische Einstellung. Er zielt damit auf die derzeit herrschenden Gesetze der Taliban ab, die keine Mädchenschulen zulassen und die Frauen ins Haus bannen. Auch die kompromisslose Einhaltung von Prinzipien im medizinischen Bereich bereiten ihm Sorgen. »Ein Verhaltenskodex ist ja richtig«, gibt mir der Direktor zu verstehen, »aber nicht, wenn es zu lebensbedrohlichen Situationen kommt.« So kam vor einigen Tagen eine Erstgebärende ins Spital, bekomme ich weiter zu hören, die in großen Schwierigkeiten war. Um ihr helfen zu können, hätte sie ein erfahrener Arzt behandeln müssen. Unsere Gynäkologin war aber nicht in der Lage, tätig zu werden, weil sie selber Wehen hatte; ein Arzt aber durfte die Gebärende nicht anfassen. Das Kind konnte eine Hebamme zur Welt bringen, die Mutter starb aber bei der Geburt, sie hatte zu viel Blut verloren. »Wer die Gesetze des Islam derart eng auslegt«, verabschiedet mich der kluge Herr, »vergisst den Menschen.«

Unsere Rückfahrt von Tangi Seidan nach Chak verläuft ebenfalls interessant. Wir treffen auf einen Maulawi, der mit seinen zwei Schülern auf Wanderschaft ist. In der vor Hitze flimmernden Luft, auf schattenloser, staubiger Landstraße, steuern sie ein nicht ausmachbares Ziel an. Sie müssen schon lange unterwegs sein, denn der Wanderstab sieht schon arg mitgenommen aus. Karim, unser Fahrer, scheint den Geistlichen zu kennen und hält an. Dr. Saadat bittet mich, aus dem Fahrzeug auszusteigen. Demonstrativ streckt mir die ehrwürdige Gestalt eine knochige Hand entgegen: »Für Sie müssen besondere Regeln gelten. Sie dürfen überall frei hingehen, wohin Sie wollen, und überall werden Sie willkommen sein.« Vielleicht ist der Geistliche von Karim unterrichtet worden, jedenfalls bin ich ihm dankbar für diese Weisung zu meinen Gunsten. Ein dunkler Mantel, vielfach geflickt, hängt salopp über seinen Schultern und bietet einen schönen Kontrast zum strahlenden Weiß seines Turbans und zu der silbergrauen Barteinrahmung eines an Leben reichen Gesichts. Unbefangene, noch ganz junge Augen schauen mich an. Es ist eine berührende Begegnung, die noch lange in mir nachwirkt.

KARAWANE IN KANDAHAR

Ich muss nach Kandahar! Eine deutsche Organisation will dort eine orthopädische Werkstatt aufbauen, und mit dieser soll Chak zusammenarbeiten. Kandahar! Für mich bedeutet dieser klangvolle Name Kamelkarawanen, Teppiche und die herrlichsten Obstsorten. Die zweitgrößte Stadt Afghanistans liegt am Schnittpunkt der alten Handelsrouten und ist für seine Basare berühmt. Hier liegt auch der Schrein mit dem Umhang des Propheten Mohammed. Nur – wie wird diese einst reiche Stadt jetzt aussehen? 1979 rollten in Kandahar die ersten sowjetischen Panzer ein. Bis zum Krieg gab es in der Region die größten Obstplantagen, die von einem ausgeklügelten Bewässerungssystem jedes Jahr zur vollen Blüte gebracht wurden. Dann verminten die Sowjets die Felder, später die Mudschahidin, weshalb die Landbevölkerung nach Pakistan floh und die Plantagen verwaisen ließ. Jetzt hat der einäugige Taliban-Chef Mullah Omar Kandahar erobert und operiert von seinem Hauptstützpunkt mit seinen blutjungen Gotteskriegern. Ziel ist die Besetzung von Herat und Kabul. Kandahar ist zugleich auch der Sitz der obersten Taliban, die sämtliche Richtlinien herausgeben.

Anfangs haben die Taliban auch die ausländischen Frauen weggeschickt. Deshalb will ich mit meiner Aktion nichts riskieren, immerhin ist Kandahar von Chak zwei Tagesreisen entfernt. Ein Vetter von Fazil Elahi ist ein führender Taliban in Maidan, der wiederum guten Kontakt zum obersten Maulawi der Provinz Wardak hat. Über diesen Vetter will ich eine Genehmigung für Kandahar erreichen. Also starten Fazil Elahi, sein Bruder Achmadschah und ich eines Sommermorgens in Richtung Maidan. Vor der direkten Gefahrenzone steigen die Brüder bei einem Vorposten der Taliban ab. Der Vetter ist gerade nicht da, so wollen sie auf ihn warten und dann mit ihm zusammen den großen Maulawi aufsuchen. Ich soll währenddessen bei der Erste-Hilfe-Station des Internationalen Roten Kreuzes auf die beiden warten. Also fahren die Brüder mich ein Stück des Weges zurück und lassen mich bei der Hilfsstation aussteigen. Unter einem Apfelbaum werfe ich eine Decke aus und atme den Duft des frisch gemähten Grases ein. Manchmal sind es die ganz kleinen Dinge, die den Krieg für einen Moment vergessen lassen. Nach einigen Tagträumereien treffen die Brüder und der Vetter ein und holen mich in die Wirklichkeit zurück. Der Vetter konnte zu seinem obersten Maulawi durchdringen, welcher aber absolut keine Zeit hatte, ihm aber vertrauensvoll seine Unterschrift unter ein leeres Blatt Papier gab. Eine recht unbürokratische Angelegenheit. Nun müssen wir nur noch den Text aufsetzen. Aber es ist ja klar, worum es mir geht, ich will eine Erlaubnis für Kandahar.

Vor dem großen Aufbruch denke ich noch an *Die Erzählung aus den Tausendundein Nächten*. Dort geht immer alles weiter, wenn man »es« geschehen lässt. In dieser romantischen Vorstellung packe ich meine Sachen zusammen. Unser modernes Leitkamel ist der Pick-up, weiterhin gehören zur Herde der Fahrer Karim, Dr. Saadat, Ingenieur Mahmood und ich. Um mich in den Rhythmus einer Karawane einzustimmen, lege ich in den Kassettenrekorder zentralasiatische Musik. Wenig Verzauberung stellt sich ein, weil die Töne sich den Unebenheiten und Löchern der Straße anpassen. Eigentlich stolziert unser Kamel nicht durch den feinen, heißen Wüstensand, sondern hebt und senkt sich, den Pistenwellen folgend, gleich einem Wüstenschiff. In der Karawane der Trucks und Busse nimmt sich unser Pick-up wie ein Babykamel aus. Im Vorbeifahren werden Begrüßungen ausgetauscht, man kennt sich, nimmt sich Zeit, nach dem Woher und Wohin zu fragen. Die erste Etappe ist nun erreicht, wir sind in Macor. Wo gibt es etwas zu essen? Karim und Ingenieur Mahmood rennen los, um ein paar Speisen aufzutreiben.

»Kein Kebab!« Nach einer Weile kommen sie mit diesem Ergebnis zurück. »Erst wieder im nächsten Ort und der ist zwei Stunden entfernt.«

»Na, dann fahren wir halt dorthin.« Mit meiner sarkastisch geäußerten Aufforderung bringe ich die Männer völlig durcheinander. Sie wollen tatsächlich losfahren.

»So hab' ich das nicht gemeint. Ich bestehe nicht auf Kebab, wir müssen eben essen, was es hier gibt!« Noch leicht verstimmt betreten wir einen typisch afghanischen Gastraum, eine Karawanserei. Die Zahl der Gäste ist gering, da die Mittagszeit vorbei ist und die meisten schon wieder aufgebrochen sind. Nur noch kleine Gruppen von Männern sind anwesend, die fast auf dem Boden liegen. Es gibt nur noch Fleisch zu bestellen. Vielleicht meint man es mit mir besonders gut, denn ich bekomme reines Fett vorgesetzt, das ich aber beiseite schiebe. Lieber wickle ich Fleischbrocken in trockenes Brot, um damit meinen Magen zu füllen.

Wind ist inzwischen aufgekommen und wirbelt Sand zu drehenden Säulen empor. Die Straße ist derart beschädigt, dass wir einen weiten Bogen um sie machen und im Sand weiterfahren. Er ist so trocken und staubig, dass uns entgegenfahrende Trucks mit ihren Sandwellen geradezu überfluten. Selbst durch die geschlossenen Fenster dringt feinster Sandnebel herein. Manchmal wird es richtig dunkel im Pick-up, wenn wieder einmal eine gewaltige Sandwoge über uns einbricht. Dann entrücken wir ins Reich schrankenloser Fantasie und lauschen den Lockungen des geheimnisvollen Orients. Vielleicht wandert ja in diesem Moment eine Kamelkarawane an uns vorüber, mit unermesslichen Schätzen im Gepäck.

Spätnachmittags erreichen wir Naurak. Unser erster Gedanke gilt einer Tasse Tee, da sämtliche Schleimhäute versandet sind. Anschließend laufen die Männer zum Fluss hinunter, um ihre rituellen Waschungen vorzunehmen. Ich beneide sie, bin aber andererseits zu müde, um einen Badeplatz für mich ausfindig zu machen. Aus meiner Tasche hole ich Reinigungs- und Deotücher, um mich wenigstens etwas sauberer zu fühlen – natürlich ohne Alkohol. Dr. Saadat hat eine Adresse für Naurak mitbekommen, wo wir für die Nacht eine Bleibe finden. Die Unterkunft ist bei einem jungen Paar, das zusammen eine Apotheke eröffnet hat. Beim abendlichen Mahl erzählt der Vater des Gastgebers, dass er noch einen weiteren Sohn habe, der an vorderster Front mit den Taliban kämpft. Doch weil man lange nichts von ihm gehört hatte, habe er sich vor einiger Zeit auf den Weg gemacht, um den Sohn zu finden. Überall habe er nach ihm gesucht, fährt der Alte fort, viele Tote ohne Köpfe wurden ihm gezeigt, aber seinen Sohn habe er bis jetzt nicht gefunden.

Bis Kandahar sind es noch sechs Stunden Fahrt. Die Gegend wird immer schöner. Mandelhaine säumen die Straße und spenden Schatten für Picknicks. Immer wieder begegnen wir Nomaden, die ihr Hab und Gut auf Eseln und Kamelen geschnürt haben. Dazu gehören auch Hühner und junge Ziegen, deren Schlappohren im Takt der Lastentiere mitschaukeln. Selbst Säuglinge und Kleinkinder sind auf ihnen festgezurrt. Die Erwachsenen und die älteren Kinder begleiten den Tross. Die farbigen Röcke der Frauen schwingen bei ihren weit ausholenden Schritten. Ihre Gesichter sind ausdrucksvoll, kein Schleier verhüllt sie.

Überall lockern die bunt geflickten Nomadenzelte in der Gestalt von Pilzen die hellbraune Halbwüste auf. Einige kleinere Kinder halten sich an der Straße auf, um mit bloßen Händen die ausgefahrenen Löcher mit Sand zu füllen. Als Lohn erhoffen sie sich etwas Kleingeld von den Fahrern. Die Nomaden, denke ich, führen in diesem zerstörten und restriktiven Afghanistan noch ein recht freies und eigenständiges Leben. Schaue ich in ihre von Sonne, Wind und Regen gegerbten Gesichter, begreife ich die Verlorenheit des Horizonts, fühle mich losgelöst, fast als würde ich im All schweben. Ich möchte mit ihnen ziehen, ein Teil ihrer Karawane werden, Orte und Menschen hinter mir lassen, mich zeitweise im Unbekannten aufhalten. Neue Horizonte würden sich dann auftun.

Eine Nomadin bittet mich in ihr Zelt. An den offenen Bahnen, wo die Zeltenden angepflockt sind, versammeln sich die Jungtiere, die dort in der Mittagshitze Schatten suchen. In der sich stark abkühlenden Nacht schlafen Mensch und Tier zusammen, sich gegenseitig wärmend. Eine Feuerstelle ist ständig bereit, Wasser zum Kochen zu bringen. Die wenigen Habseligkeiten sind zu einem Wall aufgeschichtet. Mitten im Halbdunkel hockt der Älteste der Sippe, der an dem weißen Turban zu erkennen ist. Seine Pflicht ist der Schutz der Frauen. Die Patronin, weißzöpfig, hat die jüngeren Frauen unter Kontrolle. Jede Handbewegung, jedes Ritual ist festgelegt und schweißt den Clan zusammen. Nomaden haben ihre Welt nachtwandlerisch sicher im Griff.

Wogende Kornfelder, goldgelb gefärbt, zeigen uns die süd-

lich gelegene Provinz Kandahar an. In den Auslagen der Stra-
ßenbasare entdecken wir die ersten Pflaumen. Auch Aprikosen sind schon reif. Schnell kaufen wir ein paar Früchte ein,
dazu noch Tomaten, Gurken und gebratene Fleischstückchen.
In einem Park mit hochstehenden Pinien rollen wir unsere mitgebrachten Plastikdecken aus und genießen ein Picknick. Erst
jetzt sehen wir, dass wir in unmittelbarer Nähe des lokalen
Talibangouverneurs lagern.

»Und ihr sitzt da und speist mit einer Frau zusammen, vor
den Augen der Taliban!« Ich kann mich mit dieser Feststellung
nicht zurückhalten. Ein verlegenes Verziehen der Mundwinkel
ist die Reaktion meiner Begleiter.

»Immerhin haben wir uns den Verhältnissen ein wenig angepasst«, bemerkt Dr. Saadat schließlich. Jetzt erst nehme ich seine Verwandlung wahr.

»Sie haben ja Ihren Pakoll gegen einen Turban einge-
tauscht!«, rutscht es mir vor lauter Verblüffung heraus. »Und
auch noch eine Brille aufgesetzt. Wollen Sie wie ein islamischer
Gelehrter aussehen?«

»Ingenieur Mahmood wird auch seinen Turban tragen.« Dr.
Saadat versucht, seine Veränderung zu untermauern.

»Sie setzen hoffentlich Ihren Schwarzen auf!« Etwas Besseres fällt mir in diesem Moment nicht ein. Ingenieur Mahmood
nickt bestätigend. Er hatte schon einmal mit einem grünen Turban beeindrucken wollen, doch sah er darin eher geckenhaft
aus.

Tiefe Trauer zieht in mein Herz. Also auch sie! Auch sie wollen den Taliban gefällig sein. Verkleiden sich, leugnen den
Pakoll, den sie einst als stolze Paschtunen und Mudschahidin
getragen haben. Unsere Karawane erreicht jetzt die Tore Kandahars. Alles sieht öde aus und hinterlässt einen trübsinnigen
Eindruck. Der breite Gürtel um die Stadt herum ist durch die
vielen Kampfhandlungen und Raketenbeschüsse völlig zerstört.

Nur noch minimale Spuren vergangenen Reichtums sind in dem alten Basarviertel zu finden. Die Verminung der Sowjets und der Machtmissbrauch der regierenden Kommandanten haben die Stadt zu einem Schreckensgespenst werden lassen. Wegelagerer überfielen die Karawanen, willkürliche Beschlagnahmungen und Räubereien waren an der Tagesordnung. Man war sich seines Lebens nicht mehr sicher. Die Taliban kamen der Bevölkerung wie strahlende Engelsretter vor.

Unsere Unterkunft in einem kleinen deutschen Krankenhaus stellt sich als Luxusherberge heraus. Das Personalhaus ist im westlichen Stil gebaut, ich bekomme dort ein schönes Zimmer mit eigenem Bad zugewiesen. Ein Generator betreibt ein Heißwassergerät – so kann reichlich warmes Wasser in eine Badewanne fließen. Ein Bad! Ich kann es kaum glauben. Vor Wonne entspanne ich mich in meinem himmlischen Nass und spinne mir mein eigenes Märchen.

Ich sehe eine junge Herrin aus uralten Zeiten vor mir. Schön ist sie, jung ist sie und von adligem Geblüt. Sie kommt aus dem fernen Abendland und ist ausgestattet mit den Reizen einer Fremden. Rosige, zarte Haut und goldenes Haar bieten einen sagenhaften Kontrast zu den dunklen, einheimischen Schönheiten. Da sie zierlich ist und auch mit Knabenkleidung das Exotische unterstreicht, zieht sie die Männer in ihren Bann. Sie reisen von Nah und Fern, um ihr zu huldigen, sich auf orientalische Weise ihr zu Füßen zu legen. Alle Früchte und Blumen Kandahars werden verschwenderisch um die Schöne arrangiert. Auf Samtliegen und Brokatkissen gebettet empfängt sie die edelsten und charmantesten Führer des Landes, doch sie will nur den einen, den Raubritter.

»Da soll also die orthopädische Werkstatt eingerichtet werden!« Begeistert erblicke ich am nächsten Morgen eine etwas außerhalb der Stadt gelegene Hospitalanlage, gelegen in einem großen, wilden Park mit stabilen Gemäuern. Zwar sind einige Gebäudeteile durch Bomben schwarz ausgebrannt und mehrere Fenster durch den Explosionsdruck zersplittert, doch insgesamt wirkt alles noch sehr solide. Ich schaue mich um, während ich auf Ingenieur Mahmood und Dr. Saadat warte, die mit ihren Turbanen den zuständigen Taliban für das Gesundheitswesen aufsuchen. Sie wollen eine Genehmigung zur Besichtigung einholen.

In der Zwischenzeit habe ich Gelegenheit, mit einer Engländerin zu sprechen, die in dem Krankenhaus eine Frauensprechstunde eingerichtet hat. Jessica erzählt, dass sie von den Taliban anfangs gezwungen wurde, die Burka zu tragen. Inzwischen muss sie nur noch den Kopfschleier anlegen und darf sogar bei besonderen Einladungen zusammen mit den verantwortlichen medizinischen Taliban in einem Raum speisen. Wir beide freuen uns, unsere unverhüllten Gesichter zeigen zu können. Vielleicht sind die Taliban gar nicht so unbrechenbar und grausam, wie immer gesagt wird.

Die Männer kommen mit guten Nachrichten zurück, somit kann die Führung beginnen. In einem Spitalstrakt sind fünfunddreißig von ursprünglich zweihundert Betten belegt. Vieles erinnert mich an das Krankenhaus in Khost, gleich nach der Eroberung durch die Mudschahidin: Materialien und Möbel sind einfach zusammengeschmissen worden; es muss noch kräftig aufgeräumt werden. Wir treffen auf einen Arzt, der beim berüchtigten Geheimdienst gewesen sein soll. Oder ist er vielleicht immer noch dort? Jedenfalls soll er viele Kollegen an die Kommunisten verraten haben. Dr. Saadat flüstert mir zu: »Er kann uns nicht in die Augen schauen.« Auch das ist möglich: Mitten im Zentrum der Taliban arbeitet ein Mann mit dieser Lebensgeschichte. Der Zugang zu den Taliban-Medizinern wird von drei schwer bewaffneten Gotteskriegern in weißen Gewändern bewacht. Ingenieur Mahmood versucht eine Audienz für mich zu erlangen. Er kommt mit den Worten zurück: »Sie werden selbst erleben, was hier los ist.« Wir werden in einen kleinen Raum geführt, wo nur ein Maulawi vor einem leeren Schreibtisch sitzt, in der Hand hält er ein altertümliches Telefon. Die Ärzte haben meuternd ihr Zimmer verlassen. Der Maulawi hält respektvoll Abstand und neigt den Kopf zum Gruß. Und schon sind wir wieder draußen.

Das Zentrum von Kandahar ist übersichtlich und wird belebt

durch knatternde Rikschas, die wie bauchige Käfer überall hin-
flitzen. Bunt geschmückte Pferdedroschken bieten sich ebenfalls als Transportmittel an. In einem kleinen Park liegt ein
Bauwerk mit vielen Kuppeln. Hier ruhen mehrere Heiligen-
schreine. Die Vision eines ewigen Friedens steigt in mir auf.
Gruppen von weiß gewandeten Menschen sitzen im Schatten
von uralten Bäumen. Die Gedichte des berühmtesten Dichter
Afghanistans, Maulana Jalaluddin Rumi, würden zu dieser
Szene passen. Doch bislang ist noch jede Harmonie ins Wan-
ken geraten. Also zurück zur pulsierenden Hauptstraße.
Gegenüber dem Heiligtum liegt der Regierungssitz. Weiße Turbane kommen und gehen zum obersten Taliban-Gouverneur.
Aufgelockert wird die Turbanfraktion nur durch Kandahar-
kappen, die farbenfroh leuchten und mit winzigen Spiegeln
bestickten sind. Die Pakolls der Mudschahidin sind völlig aus
dem Stadtbild verschwunden.

Dr. Saadat entdeckt im seltsam leergefegten Basar einen
Bekannten. Er verpflichtet den Busfahrer als Führer für den
nächsten Tag, um ein etwas außerhalb gelegenes Heiligtum zu
besichtigen. Ein paar Einkäufe können wir dann doch noch
erledigen, um damit die Picknickkörbe für den morgigen Ausflug zu füllen.

Es ist so weit! Anfangs wirkt die bräunliche Landschaft noch
ausgedörrt, hauptsächlich verkohlte Büsche säumen den Weg.
Plötzlich liegt ein weitläufiges Tal vor uns, das für seine Gra-
natäpfel berühmt ist. Inmitten ragt das Heiligtum auf einer
erhöhten Plattform heraus, die aber nur einen trostlosen Ausblick gewährt: Trümmerfelder, wohin man schaut. In einer
traurigen Anwandlung erzählt Karim, dass er zu dieser Ver-
wüstung beigetragen habe. Während der Mudschahidin-Zeit
sei er nämlich Fahrer einer Partei gewesen und musste viele
Waffen in diese Gegend transportieren.

Zurück in der Stadt, wollen wir einen anderen Basar aufsuchen. Unser Führer macht den Vorschlag, dass ich der Einfachheit halber währenddessen im Buszentrum sitzen bleiben
solle. Ich protestiere energisch: Solcherart abgeschoben, wird
es unweigerlich wieder darauf hinauslaufen, dass ich stundenlang Wände anstarren würde. Ich verstehe schon, dass es den

Männern lästig wird, wenn ihnen ständig eine eher ungeduldige Frau vor den Füßen ist. Sie sind ja mit der Vorstellung aufgewachsen, dass man Frauen in der Sicherheit der Gemächer weiß. So habe ich ständig dagegen anzugehen, dass man mich nicht in solchen mit kleinen Fenstern ausgestatteten Räumen verschwinden lässt. Ich setze mich durch und beobachtete das geschäftige Treiben in Kandahar. Erstaunlich ist an diesem Basar, dass er sauber, fast zu sauber ist. Etwas orientalischer Schmutz hätte ihn interessanter gemacht. Am nächsten Tag nehmen wir Abschied von dieser so gar nicht morgenländisch anmutenden Stadt.

DIE LAGE SPITZT SICH ZU

Wieder einmal sind schwerste Kämpfe im Gange. Die Taliban nehmen im Spätsommer Anlauf, Kabul zu erobern und die Regierung von Präsident Rabbani und Kommandant Massud zu stürzen. Die Front schiebt sich von Maidan vor und gewinnt Stück für Stück an Boden. Wollen wir Mehl, Reis oder Linsen in Kabul besorgen, so heißt es auch für uns, dass wir zusehen müssen, unbeschadet die Front zu passieren. Kommen Fazil Elahi, der Fahrer Karim und ich an einem entscheidenden Posten vorbei, verkrampft sich unser Herz. Auf der Talibanseite lagern hinter hervorstehenden Felsspitzen beturbante Gestalten, völlig übernächtigt, den möglichen Tod vor Augen. Manchmal blitzt überraschend ein Geschütz auf, mit dem Ziel, die Linie des Feindes zu treffen. Einmal schlägt es direkt hinter uns ein. Blitzschnell fährt Fazil Elahis Kopf herum. Einige Sekunden zuvor waren wir an dieser Stelle. Es wird ja nicht angekündigt, wann und wo man beabsichtigt, mit Granaten zu schießen. Die Taspe – die Gebetskette – wandert nervös durch die Finger. Dann kriecht man wieder ganz bang in sich

hinein, wenn die Geschützstellungen der Gegenseite durch-
quert werden müssen. Die barhäuptigen Männer in Uniformen
und Stiefeln lassen uns Zivilisten durch. An Tagen, an denen
besonders heftig gekämpft wird, fahren keine Autos – für uns
sind die leeren Straßen ein sicheres Zeichen für größte Gefahr.

Vorerst sind wir unbeschadet in Kabul angekommen, doch
die Stadt empfängt uns nicht sehr freundlich. Aus allen Himmelsrichtungen ist Gefechtslärm zu hören, der uns nicht schlafen lässt. Martha, eine deutsche Diakonisse, bietet mir dieses
Mal Unterschlupf. Aufgeschichtete Sandsäcke in den Zimmern
sollen Schutz vor Bombensplittern und Feuer geben. Martha
kann die Geschosse genauestens einschätzen; sie weiß, wann
sie »hinausgehen«, also keine Gefahr für uns bedeuten. Ich bin
froh, am nächsten Tag wieder nach Chak aufbrechen zu können. Chak ist wie ein friedlich glitzernder Stern in der Dunkelheit der Nacht Kabuls.

Einige Zeit später muss ich unseren Toyota Landcruiser in
Kabul reparieren lassen. Da wir immer nur klapprige Autos
zur Verfügung gestellt bekommen, wechseln die Modelle ständig. Neben der Werkstatt gibt es einen wunderschönen Rosen-
garten, in dem ich die Wartezeit verbringe. Plötzlich durch-
schneidet laut dröhnendes Flugzeuggeräusch die Stille, kurz
darauf folgt die Detonation einer Bombe, ganz in der Nähe.
Durch den Luftdruck zersplittern die Fensterscheiben und klirren zu Boden. Ich erstarre, zeitweilig ist mein Denken ausge-
schaltet, bis ich einen Mechaniker wahrnehme, der mir zuruft,
ich solle doch besser ins Büro der Werkstatt kommen, da nicht
sicher sei, ob nicht weiter bombardiert würde.

Jede Begegnung mit anderen Menschen wird immer schwieri-
ger. Der Präsident unseres Komitees, Hans Lebuser, möchte
Chak besichtigen. Die Anreise über Kabul ist unmöglich geworden, weil inzwischen schwere Kämpfe direkt vor Kabul
toben. Also müssen wir uns eine Umgehungsroute ausdenken.
Ich teile Hans Lebuser brieflich mit, dass wir uns in Jalalabad
treffen können, um gemeinsam auf einer Ausfallstraße nach
Chak zu reisen. Fieberhaft verfolgen wir die Nachrichten, holen
Erkundigungen ein, nur um ja nicht die falsche Strecke zu wäh-

len, schließlich entscheiden wir uns für die Heserak-Route. Zur verabredeten Zeit steigen Dr. Gulap, Karim und ich in unseren Landcruiser und brechen um fünf Uhr morgens ins Ungewisse auf. Der erste Teil des Weges ist wüstenartig und staubig; danach folgt eine steinige Strecke, auf der uns Nomaden entgegenkommen. Den Ort Dubande erreichen wir ohne Zwischenfälle. Noch vor kurzem hatten Taliban die Stadt eingenommen und von dem berüchtigten Hizbi-Kommandanten Sarelat gesäubert. Nun müssen wir den Heserak-Pass schaffen. Der Weg ist besonders schwierig, unbefestigt und steil ansteigend. Wir bringen eine Serpentine nach der anderen hinter uns. Hinuntergefallene Trucks machen uns Angst, versperren uns den direkten Weg. Es ist immer wieder erstaunlich zu erleben, wie man diese Hindernisse umgehen kann. Der kleinwüchsige Karim gewinnt dabei enorm an Größe, bildet mit seinem Sitz und dem Fahrzeug eine verschwörerische Einheit. Auch dieser Pass wird bewältigt. Doch haben wir ein Problem: der Diesel nähert sich dem Ende und weit und breit ist keine Tankmöglichkeit zu entdecken. Aber wir haben Glück, da der Pass eine Nachschubstraße für die Taliban ist. Ein Außenposten der Taliban schenkt uns einen Kanister Treibstoff. Wir fahren jetzt parallel zur Kampfstraße Jalalabad-Sairobi. Ein Taliban-Pickup hält uns an. Die Taliban bedeuten Karim, er solle bis zu einer beschriebenen Stelle sehr schnell fahren, da der Gegner mit Fernwaffen auf vorbeifahrende Autos zielen würde. Wir folgen dem Rat und atmen tief auf, als wir den sicheren Punkt erreichen. Viele, viele Kilometer legen wir zurück. Die Strecke ist eingesäumt von Haschischfeldern, ein süßlicher Duft umnebelt uns. Jetzt ist es Zeit für das Nachmittagsgebet. Ich setze mich am Wegesrand ins Gras, meine Blicke folgen den vorbeifahrenden Lastwagen, die mit schweren Waffen – Stalinorgeln – beladen sind. Bärtige Gestalten tauchen auf, sie sehen eher nachdenklich als entschlossen aus. In welche nahe Zukunft fahren sie? Leben oder Tod? Ein Soldat gibt meinen Begleitern zu verstehen, wir sollten besser eine kleine Strecke zurückfahren und eine Abzweigung nehmen, die über Khogani nach Jalalabad führt. Wir seien hier auf der Kampfstraße. Dankbar nehmen wir diesen Hinweis an: Wozu ein Gebet doch gut sein kann!

Karim fährt und fährt, fast schon automatisch, die Strapazen bleiben aber nicht ohne Wirkung. Öfters stopft er sich eine bestimmte Sorte von grünem Tabak in die Nase, weil dieser eine aufputschende Wirkung hat. Das Mitleid mit Karim rüttelt uns dann wieder wach. Am Straßenrand entdecken wir verwundete Taliban in einem zerschossenen Pick-up. Wir nehmen sie zu uns in den Cruiser. Es herrscht eine ganz eigenartige Stimmung, als diese jungen Leute schwermütige religiöse Gesänge anstimmen.

Wir erreichen Jalalabad gegen neun Uhr abends. Zuerst liefern wir die Verletzten im Hospital ab, doch anschließend ist es zu spät, das Haus der Welthungerhilfe aufzusuchen, in dem wir uns mit Hans Lebuser verabredet haben. So beschließen wir, im Spin Gar Hotel zu übernachten, das das beste in Jalalabad ist. Die Empfangshalle wird von einer gespenstischen Dunkelheit beherrscht, einzig der Geschäftsführer und ein Angestellter halten die Stellung – Jalalabad ist gerade erst von den Taliban erkämpft worden. Die ausländischen Gäste, die ansonsten das Hotel beleben, sind vor der Eroberung evakuiert worden. Und da es keine Gäste gibt, hat man sich auch nicht auf eine mögliche Bewirtung eingestellt. Das bedeutet: die Küche ist leer. Karim ist einem Nervenzusammenbruch nahe, weinend setzt er sich auf den Boden der Hotelhalle. Am nächsten Morgen lassen uns Bombardierungen zusammenzucken. Ob Hans Lebuser wohl kommt?

Ausgesprochen unangenehm ist der Streit um die Bezahlung der Hotelübernachtung. Ich hatte von vornherein gesagt, dass ich keine US-Dollar besäße, also in Afghani zahlen würde. Dr. Gulap kämpft verbissen mit dem Geschäftsführer, der nun doch US-Dollars verlangt, und argumentiert damit, dass ich wie eine Afghanin, nicht wie eine Ausländerin zu betrachten sei, also würde man auch nur den Preis für Einheimische in einer einheimischen Währung zahlen. Schließlich setzt sich Dr. Gulap durch. Weil ich dem Streit nicht beiwohnen möchte, habe ich mich auf mein Zimmer verzogen. Der Geschäftsführer kann es aber nicht lassen, mich in meinem Zimmer zu stören. Jetzt will er fünfzehn Dollar einkassieren, nicht sechzig, wie noch kurz zuvor. Ich weise diesen widerlichen Kerl ab.

Nach dem Frühstück wechseln wir ins Haus der deutschen Welthungerhilfe. Hier legt sich Karim sofort in ein frisch bezogenes Bett und schläft. Ich wasche mir erschöpft den Dreck der gesamten Heserak-Route ab, um dann auch etwas zu ruhen. Es gelingt nicht ganz. Die Spannung wächst – kommt Hans Lebuser oder kommt er nicht?

Es ist ein Moment der unglaublichen Überraschung und Freude, als er tatsächlich erscheint. Wir haben es nicht gewagt, daran zu glauben. Er sieht etwas mitgenommen aus, aber ich versuche, ihn davon zu überzeugen, dass es besser sei, noch am selben Tag Richtung Chak aufzubrechen. Nach einer kurzen Erfrischung macht sich unsere kleine Karawane erneut auf den Weg. Die erste Strecke gestaltet sich als ausgesprochen sehenswert, da wir die Umgebung bei unserer Hinfahrt durch die Dunkelheit der Nacht nicht wahrnehmen konnten. Großzügig angelegte Alleen spenden Schatten und Ruhe, es rauscht und raunt in ihren wissenden Blätterkronen. In einer kleinen Ortschaft finden wir bei einem Bürgermeister eine Herberge. Für uns wird extra Hühnerfleisch serviert. Anschließend werden draußen die Betten gerichtet, der Vollmond leuchtet in seinem ewigen Geheimnis. Die orientalische Nacht wäre perfekt, wenn nicht ständig irgendein Hund bellen müsste. Früh am Morgen geht es weiter. Der verunglückte Truck ist inzwischen weggeräumt, der Krieg weitergezogen.

In Dubande ist es abends schon empfindlich kühl, eine Übernachtung im Freien wollen wir lieber nicht wagen. Schließlich kann ich alle überreden, bis zum Baraki Barak-Hospital durchzufahren, da dort im Gästehaus eine bequeme Lagerstätte auf uns wartet. Und so ist es auch. Am nächsten Mittag gibt es eine herzliche Begrüßung in Chak. Wir haben es geschafft – ohne Zwischenfälle!

NUN HABEN WIR AUCH EIN
FRAUEN- UND KINDER-HOSPITAL

Im neuen Jahr sind wir vollkommen damit ausgelastet, das neue Frauen- und Kinderhospital fertig zu stellen. Neue Kämpfe um Kabul – Kommandant Massud und Rabbani rücken wieder mit ihren Truppen heran – erschweren die Arbeiten ungemein. Es ist fast unmöglich, Materialien aus Kabul nach Chak zu erhalten. Ein Truck, voll beladen mit Ziegelsteinen, bricht zwischen den Fronten zusammen und kann erst nach vier Wochen herausgeholt werden. Massuds Leute versuchen zu verhindern, dass auch nur irgendetwas in Taliban-Gebiete gelangt. Doch trotz dieser Widrigkeiten weiß man sich zu helfen. Da keine Steinplatten für den Fußboden zu erwerben sind, schlagen wochenlang die Arbeiter mit einem Hammer aus einem großen Steinbrocken entsprechende Einzelteile. Später legen sie diese mit Kieselsteinen zu schönsten Mustern zusammen und schleifen die Oberfläche zwei Tage lang mit einer dieselbetriebenen Handmaschine glatt. Der handgefertigte Boden ist einmalig.

Parallel zu den Bauarbeiten können wir unser Frauenteam vergrößern. Wir stellen drei Frauen ein, die bereit sind, sich als Krankenschwestern ausbilden zu lassen – wenigstens in medizinischen Berufen dulden die Gotteskrieger noch arbeitende Frauen. Die eine Frau ist Tahera, eine Witwe mit sechs Kindern, die sonst wenig Chancen hätte, ihre große Kinderschar durchzubringen. Tahera ist ein warmer, mütterlicher Typ; gut kann sie sich in der Sprache der Frauen mitteilen. Im Umgang mit Tahera blühen die Menschen auf. Malalai kennt das Problem der Doppelbelastung. Ihr Mann war einst Offizier und will nun vom Krieg nichts mehr wissen. Jetzt ist er arbeitslos, und sie muss für ihn und die Kinder aufkommen. Eigentlich hat der Mann tagsüber nicht viel zu tun, doch kommt er nicht auf die Idee, für die Familie zu kochen oder das Brot zu backen. Das muss Malalai noch vor ihrem Dienstantritt in der Klinik erledigen. Kein Wunder, dass sie von ihrem Mann nur als von »jemandem, den ich da zu Hause habe«

spricht. Zuletzt nehmen wir Meena in unser Team auf. Meena, die ihren Mann durch einen Gehirntumor verloren hat, ist eine weitere Schwägerin von Dr. Aquela. Jede dieser drei jungen Frauen ist höchst engagiert. Theoretischen Unterricht bekommen sie von Dr. Zakina, die praktische Arbeit lernen sie von Schwester Martha, die ich aus Kabul für diesen Einsatz nach Chak locken konnte. Martha, die Diakonisse, ist ein Phänomen; sie ist die praktizierende Nächstenliebe! Streng und kämpferisch bringt sie den jungen Schwesternanwärterinnen das notwendige Wissen zur medizinischen Versorgung der Patientinnen und Kinder bei. So sind wir eine tolle Frauenmannschaft.

Endlich ist es geschafft. Nach einem Jahr harter Arbeit öffnet Anfang November das neue Frauen- und Kinder-Hospital seine Tore. Was für ein Schmuckstück! Die Deutsche Botschaft hat uns die Einrichtung und Ausstattung finanziert. Liebevoll stimmen wir alles farblich ab, olivgrün und dunkelblau sind unsere Lieblingstöne. Gemeinsam stellen wir eine Richtlinie auf: Es gibt eine Männer- und Kinderstation und eine Frauen- und Kinderstation. Kommt ein Mädchen oder Junge in Begleitung eines männlichen Verwandten, wird es oder er auf der Männerstation untergebracht, kommt ein Mädchen oder Junge in Begleitung einer weiblichen Verwandten, bleibt das Kind im Frauen-Hospital. Wir verzichten auf eine separate Kinderstation, weil in der afghanischen Familie niemand allein gelassen wird.

Zwei kleine Mädchen aus einer Nomadensippe weihen unseren neuen Trakt ein. Die Mutter reicht uns zwei Bündel, völlig umwickelt von dicken Lumpendecken, und zieht anschließend mit ihrem Clan weiter. Nachdem wir alle Stofflappen entfernt haben, kommen zwei fiebrig glänzende Gesichter mit übergroßen schwarzen Augen zum Vorschein. Angstvoll ringen sie nach Luft. Die mageren Körper stecken in roten, glockigen Kleidern. Sie haben Diphtherie. Der Großvater bleibt als einziger aus dem Clan da und versorgt seine Enkelinnen mit großer Liebe, bis sie gesund sind. Zusammen finden sie später wieder Anschluss an die Sippe.

Ein anderes Kleinkind wird von Mutter und Vater gebracht.

Es leidet unter länger zurückliegenden Verbrennungen, die nicht richtig behandelt worden waren. Viele kleine Kinder purzeln in die offenen Feuerstellen und ziehen sich derartige Verbrennungen zu. Vor lauter Schmerzen hatte der Junge seine Beinchen nicht bewegt, wodurch sich offene Stellen entwickelten, die nur mit schmierigen Lumpen bedeckt worden waren. Wir können dem Kind mit einer Hauttransplantation helfen. Es ist so schön, zu beobachten, wie der Vater seine Frau und seinen Sohn umsorgt. Er bringt ihnen das Essen, setzt sich abends mit ihnen an eine geschützte Seite des Hospitals und genießt die ruhige Abendstimmung. Ihnen gegenüber hat sich ein Vater niedergelassen, der seiner Tochter unermüdlich den rechten Arm massiert. Das Mädchen war mit einer minenzerfetzten Hand zu uns gekommen; jetzt lernt sie nach der Operation wieder das Greifen. Jeder Patient hat seine eigene Geschichte, die in der kleinen Familie im Hospital ihre Fortsetzung findet.

TALIBAN EROBERN KABUL

Es kommt die Nachricht, dass die Taliban Kabul erobert haben. Die plötzliche Geschwindigkeit der Offensive hat alle verblüfft. Die Taliban-Truppen sind am 26. September 1996 von allen Himmelsrichtungen in die Hauptstadt eingefallen. Kommandant Massud entschied, kampflos aus der Stadt abzuziehen. Er wusste, dass er die Stadt nicht mehr verteidigen und die Bevölkerung zum weiteren Blutvergießen mobilisieren konnte. Wir wollen mit Hans Lebuser sofort nach Kabul und uns den Sieg der Gotteskrieger anschauen. Die Strecke Maidan-Kabul war eine der Hauptfrontlinien, nun können wir diese wieder benutzen. Auf dem Asphaltband der Landstraße ist nur die Mittelspur frei, links und rechts stapelt sich ausgebranntes Kriegsmaterial, ein Panzer ist in eine Schlucht gefallen. Kabul ist beherrscht vom Siegestaumel der Taliban. Traurig erinnere ich mich an das Jahr 1992, als die Mudschahidin Kabul erobert hatten. Jetzt gibt es eine Wiederholung, nur dass jetzt nicht der Pakoll, sondern der Turban das Zeichen der Eroberer ist und der »Kommandant« vom »Mullah« abgelöst worden ist.

In der Eingangshalle des Interconti haben Taliban ihr Lager aufgestellt. Sie setzen sich in Pose, mit aufgestellter Kalaschnikow und wollen so von mir fotografiert werden. Die Gotteskrieger drücken sogar Hans Lebuser gegen seinen Willen eine Kalaschnikow in die Hand, umarmen ihn und fordern eine Aufnahme. Diesen Vorgang beobachten einige ältere Taliban und unterbrechen die Szene. Sie wollen wissen, von wem der Wunsch nach einem Foto ausging. Die Taliban reden sich heraus, können nicht zugeben, dass sie die Eitlen waren. So werden wir höflich, aber bestimmt aufgefordert, so lange im Hotel zu verweilen, bis man über uns telefonische Auskunft eingeholt hätte, wie man mit uns verfahren soll. Inzwischen ist mir zu Ohren gekommen, dass ausländische Journalisten – die hauptsächlich im Interconti absteigen – ihre Berichterstattung nicht im Sinne der Taliban ausführen, weshalb man auch ein Fotografierverbot ausgesprochen hat. Wir nutzen die Wartezeit, um zu Mittag zu essen. Der Speisesaal ist überfüllt mit Maulawis, Mullahs und Taliban – ich bin die einzige Frau. Leider ist das Essen teuer und schlecht. Dabei war es immer mein Traum gewesen, wenigstens zu Mudschahidin-Zeiten, im Interconti ein Eis zu essen. Etwas bedrückt warten wir anschließend in der Eingangshalle auf den Mann, der wohl zuständig für die Überprüfung der Personen ist. Er lässt sich von uns überzeugen, dass wir keine Journalisten sind, sondern von einem Hospital kommen, und die Aufnahmen reine Privatsache sind. Wir dürfen gehen und auch den Film behalten. In gedämpfter Stimmung fliegt Hans Lebuser zurück nach Deutschland.

Einen Monat später hat sich das Straßenbild in Kabul radikal verändert, nur die Kalschnikows sind die gleichen geblieben. Die Gewänder sind lang und schleppend, ganz im Stil der Kandahari. Das Ende des meist schweren Turbans hängt ebenfalls fast bis zum Boden. Viele Pick-ups sind voll besetzt mit Männern, die alle eine Kalaschnikow im Anschlag führen. Sie gehören zur religiösen Partei, fahren permanent Patrouille und sind immer zum Zuschlagen bereit, wenn gegen die neuen Erlasse verstoßen wird. Frauen gehören nun ausschließlich ins Haus! Wenn sie auf die Straße müssen, dann nur unter der Burka, dem Schleier mit dem eingearbeiteten Gitter. In der Provinz sind die Paschtunenfrauen diese Verhüllung gewohnt; aber die Stadtfrauen trifft das wandelnde Gefängnis besonders hart. Es hat schon immer Burka-Frauen im Stadtgeschehen gegeben, doch trugen diese den Körper- und Gesichtsschleier ohne politischen Zwang. Jetzt werden die Frauen, die dagegen rebellieren oder das Gebot nicht so ernst nehmen, geschlagen, ebenso ihre männlichen Begleiter. Für viele Frauen ist es in der ersten Zeit unmöglich, dem Burkazwang zu folgen, da sie kein solches Gewand besitzen und auch nicht das Geld dazu haben, sich eine vorschriftsmäßige Hülle zu kaufen. Das bedeutet, dass sie im Haus bleiben oder sich eine Burka leihen müssen. Es wird auch ein Berufsverbot für Frauen ausgesprochen, das gerade die Witwen in eine schwierige Lage bringt. Sie haben bislang die Familie ernährt und erhalten. In der Anfangszeit sehe ich noch ungeschminkte afghanische Sekretärinnen in UN-Organisationen, aber nach und nach verschwinden auch diese in die Anonymität und sind nicht mehr existent für die Öffentlichkeit. So werden auch mit großer Radikalität Mädchenschulen geschlossen. Argumentiert wird damit, dass dies alles zum Schutz der Frauen notwendig sei; sobald aber der Frieden hergestellt ist, würde man entsprechend der Scharia eine Ausbildung der Frauen und Mädchen wieder zulassen. Jeder neue Erlass wirkt beklemmend auf die Menschen. Nach und nach nimmt man ihnen die Freude am Leben. Wie wird es im nächten Jahr hier aussehen, wenn ich von meiner Winterreise nach Deutschland zurückkehre? Frohe Bilder sehe ich keine in meinem Kopf.

DIE MULLAHS RUFEN ZUM IMPFEN AUF

Wieder ist ein Jahr vergangen, und ein neues Ziel ist gesteckt worden: Wir wollen der Kinderlähmung den Kampf ansagen. Dafür müssen wir die Kinder impfen. Doch wie überzeugen wir die Mullahs von unserem Anliegen? Ingenieur Mahmood hat gleich die zündende Idee: »Wir laden sie zu uns zum Tee ein. Es gibt dann nicht nur die leckeren Bisquits, sondern zusätzlich noch ein kleines Taschengeld.« Was auch immer die Geistlichen letztlich überzeugt haben mag, sie nicken bei der Versammlung mit ihren verschiedenen Turbanen zustimmend oder zupfen wohlmeinend den Bart zurecht. Aufmerksam hören jedenfalls alle zu, es werden sogar von einigen Notizen auf dem geschenkten Block mit dem geschenkten Kugelschreiber gemacht: Man nimmt die Sache sehr ernst. Wirkungsvoll werden die Mullahs später in der Moschee ihr Wissen an die Gläubigen weitergeben und zum Glück eine Impfung im Namen Allahs gutheißen.

Nun ist alles für eine fünftägige Impfkampagne gut vorbereitet. Trotzdem ist der Andrang unfassbar. Unsere Mitarbeiter werden von den ankommenden Menschen nahezu überrannt. Ein riesiges Farbenmeer strömt auf das Hospital zu. Was haben sich die Mütter für diesen Auftritt hübsch gemacht! Ganz zu schweigen von ihren herausgeputzten Lieblingen. Stolz werden die Winzlinge präsentiert. Aus einer Schubkarre purzeln gleich vier Impflinge heraus. Die Impfung ist ein gesellschaftliches Ereignis, ein legitimer Anlass, andere Frauen zu sehen. Manche schauen verwundert auf die Krankenschwestern, zum ersten Mal sehen sie Frauen, die außer Haus arbeiten. Nur das Weinen der Geimpften bringt die Mütter wieder zurück auf den Sinn der Kampagne. Ich bestaune unsere Leute, die sich durch das Gedränge und Gewimmel nicht aus der Ruhe bringen lassen. In unserem geregelten Chaos zählen wir 2834 Mütter mit ihren Kindern. Auch einige Väter sind darunter.

BLINDE SEHEN WIEDER

Martha hatte in ihrer Zeit in Kabul mit einem Team von Augenärzten zusammengearbeitet. Mehrmals im Jahr sind sie mit einem Bus in die Provinzen gefahren, zu Orten, in denen es keine Augenärzte gibt, und haben ambulante Behandlungen durchgeführt. Nun will sie zu einem Augen-Camp nach Kandahar, doch ich will nicht, dass sie von uns geht: »Du kannst doch auch mit der Augen-Ambulanz zu uns kommen«, versuche ich sie zum Dableiben zu überreden.

»Aber ich weiß nicht, ob die Augenärztinnen nach Chak kommen wollen. Viele Frauen haben Angst vor den strikten Vorschriften in dieser Region.«

»Martha, du weißt, hier sind Frauen stets willkommen. Sie müssen keine Diskriminierung befürchten, kein Steinigen oder Auspeitschen.«

»Aber du hast keine Ahnung, was dich erwartet«, gibt sie zu bedenken. »Außerdem muss der Einsatz schon sehr bald stattfinden.«

»Wir werden das schon schaffen.«

Und das Team kommt tatsächlich. Aus einem bunt bemalten Bus taucht eine sechzehnköpfige afghanische Mannschaft auf. Ich hatte an eine kleinere Teerunde gedacht. Alles bringen die rollenden Ärzte mit: Medikamente, Geräte, sogar Operationstische. Die Gruppe ist in der Lage, überall, völlig unabhängig von den örtlichen Gegebenheiten, zu diagnostizieren und zu operieren.

»Die Apothekerin in diesem Team ist eine Frau«, merkt Dr. Zakina an. »Die Männer hier werden keine Medikamente aus der Hand einer Frau nehmen.«

»Das glaube ich nicht«, gebe ich zur Antwort, »aber Sie haben sicher Recht, man sollte diese Situation gar nicht erst provozieren.« So springt nun für die eigentliche Arzneiausgabe der männliche Begleiter der Apothekerin ein – es ist der Bruder –, während sie selber im Hintergrund die Mixturen mischt.

Eine große Hochachtung empfinde ich für die Augenärztin, die schnell an Selbstsicherheit gewinnt. Sie arbeitet mit den drei

männlichen Kollegen gleichberechtigt, auch im Operationssaal. Vormittags hält sie die Frauensprechstunde ab, nachmittags übernimmt sie einen Operationstisch. Flink und gezielt
arbeiten ihre feinen Finger an den Augen. Da ist eine Künst-
lerin am Werk!

Die ankommenden Patienten müssen zuallererst einen Seh-
test absolvieren. Wenn dabei Probleme auftauchen, wird diejenige Person in die Augensprechstunde geschickt. Einige werden dann zum Aussuchen einer Brille weitergeleitet, andere zur
Vorbereitung einer Operation, manche brauchen eine medikamentöse Behandlung. Das Team ist hochgradig aufeinander
eingespielt. Wir hatten nur eine Woche Zeit gehabt, um die
Information über ihre Ankunft im Dorf zu streuen; aber das
mündliche Nachrichtensystem funktionierte wie immer sehr
gut. Nie zuvor gab es in dieser Gegend eine entsprechende
Möglichkeit, folglich ist der Ansturm gewaltig. Junge Menschen führen ihre blinden oder fast blinden Verwandten an der
Hand herbei, die in der warmen Frühlingssonne geduldig
darauf warten, dass sie an der Reihe sind. Wir räumen unseren Esssaal frei und stellen Feldbetten auf, da die frisch Operierten mindestens über Nacht bei uns bleiben sollen. Leider
sind einige Betten für unsere Patienten zu kurz. Unermüdlich
rennt Martha auf und ab und sortiert die Operierten nach Länge, tauscht immer wieder einige aus. Sie lässt nicht eher Ruhe,
bis jeder Patient einigermaßen gut liegt. Auch haben wir nicht
genügend Decken; da es nachts noch empfindlich kalt ist, frieren gerade die älteren Menschen. Insgesamt werden 2432
Augen behandelt und 131 blinde Augen wieder sehend operiert. Und das in acht Tagen!

Ein Jahr später trifft das Camp wieder ein. Doch in der
Zwischenzeit hat sich die sowieso miserable Situation für Frau-
en noch weiter verschärft. Enttäuscht muss ich feststellen, dass
die Augenärztin nicht mitgekommen ist, überhaupt ist keine
Frau dabei, wo ich doch behauptet hatte, dass Frauen bei uns
keine Schwierigkeiten zu erwarten haben. Die Augenärztin, so
erfahre ich, ist nach Pakistan ausgereist. Die augenkranken
Frauen dürfen zwar von männlichen Ärzten behandelt werden,
doch ändert das nichts an der gedrückten Stimmung.

Ich werde gefragt, ob bei uns ein Frauentraining stattfinden könnte. Es hatte sich herumgesprochen, dass die Situation für Frauen in Chak immer noch vergleichsweise gut ist. Natürlich sage ich sofort zu. Ziel dieses sechswöchigen Kurses ist es, drei geeignete Frauen zu finden, die für eine Ausbildung zur Physiotherapie-Assistentin in Frage kommen. Zudem soll all den anderen Frauen ein spezielles Wissen vermittelt werden, das sie anschließend in ihren Dörfern anwenden können, um behinderten Frauen und Kindern zu helfen.

Zuerst reisen aus Peschawar die beiden afghanischen Lehrerinnen an, Hadisa und Zubaida. Es ist erstaunlich zu beobachten, wie sie nach den Strapazen der Reise unter der Burka ihre Würde und ihr Selbstbewusstsein wiedererlangen. Hadisa und Zubaida sind ganz besondere Frauen! Sie widersprechen allen Pauschalurteilen, die über afghanische Frauen im Umlauf sind. Hadisa stammt aus einer alten Paschtunenfamilie, ist ledig und über fünfzig Jahre alt. Sie trägt die Haare kurz, eine westliche Dauerwelle macht die Frisur richtig schick. Zubaida ist ungefähr zehn Jahre jünger und ebenfalls nicht verheiratet. Die Mongolen-Nachfahrin ist das Oberhaupt ihrer Familie, die zum Stamm der Hazarat gehört. Beide Frauen bilden ein langjährig gut eingespieltes Team, sie sind eng miteinander befreundet, obwohl unter ihren Stämmen Feindschaft herrscht. Auffällig an ihrem Verhalten ist, dass sie ohne die vorgeschriebene Begleitung eines männlichen Verwandten reisen; auch das ist ein Zeichen ihrer Selbstständigkeit. Schnell finden sie sich ein, ziehen sich modisch an, tragen Make-up auf und lackieren ihre Fingernägel – so zurecht gemacht begrüßen sie die inzwischen angereisten Schülerinnen.

Welche Überraschung! Das habe ich nicht erwartet! Kurzsichtig bin ich von dreizehn Frauen ausgegangen, aber selbstverständlich gehören auch dreizehn männliche Begleiter dazu. Bei einer Unverheirateten wird der Bruder vorgestellt, bei einer anderen der Vater oder ein Onkel. Verwirrung gibt es, als Ehemänner feststellen müssen, dass sie nicht mit ihrer Frau ein eigenes Zimmer erhalten. Ein Ehepaar reist daraufhin sofort ab. Auch für die Kursteilnehmerinnen ist die gesamte Situation neu, und wir müssen uns alle im wahrsten Sinne des Wortes zusammenraufen. Das Küchenpersonal ist total überfordert, da laufend Angehörige kommen, um Tee, Milch, Zucker und andere Extras zu fordern. Nachdem wir klar gestellt haben, dass wir kein Hotel sind, läuft alles perfekt. Hadisa und Zubaida schaffen es sogar, nach und nach die Männer zu emanzipieren. Die Väter übernehmen die Obhut der mitgebrachten Kleinkinder während des Unterrichts, die älteren Männer bringen Tee oder das Essen und tragen das Geschirr auch wieder ab. Eimer mit heißem Waschwasser werden zu den Frauen geschleppt – ein Rollenwechsel hat stattgefunden.

Aus Platzmangel und Sicherheitsgründen habe ich zwei Zimmer im Frauenhospital für die Schülerinnen mit Plastikteppichen und Liegematten ausgestattet. In diesen Räumen essen und schlafen sie, machen inmitten der herumkrabbelnden Kinder ihre Schularbeiten. Es sind ausgesprochene Schönheiten unter ihnen. Unbefangen fällt der Schleier, langes schwarzes Haar wird in Zöpfen gebändigt, mit großer Natürlichkeit werden die Babys gestillt und geherzt. Sie strahlen eine heitere Gelassenheit aus, jede Bewegung, die sie machen, scheint ein Eigenleben zu haben – es ist nicht zu übersehen, dass ein besonderer Reiz von ihnen ausgeht. Jede dieser Auszubildenden ist zwölf Jahre zur Schule gegangen, einige haben Berufserfahrung. Dennoch lernen alle mit großer Begeisterung.

Ismatullah unterrichtet in Physiotherapie. Ein Mann! Wie großartig! Ganz selbstverständlich nehmen die Schülerinnen seine Unterweisungen an. In Kabul würde Ismatullah für seinen Unterricht bestraft werden; auch physiotherapeutische Behandlungen an Frauen durch einen Mann sind verboten.

Kurz vor Abschluss des Kurses mache ich meine Runde durch das Frauen-Hospital und komme auch zum Entbindungszimmer. Überrascht entdecke ich dort eine der Teilnehmerinnen. Etwas verlegen, aber lächelnd zeigt sie ihren neugeborenen Sohn. Ihre sechsjährige Tochter übernimmt ganz selbstverständlich die Pflege für Mutter und Bruder. Das bildhübsche Mädchen wäscht die Windeln des Babys aus. Da sie mit heißem

Teewasser ihre Hand verbrüht hatte, zieht sie einen Gummi-handschuh über die verbundene Hand und setzt tapfer lächelnd ihre kleinen Waschverrichtungen fort. Meine Hochachtung! Nie habe ich Mädchen in Afghanistan mit Puppen spielen sehen. Sie tragen sofort Verantwortung für die jüngeren Geschwister.

Im nächsten Jahr kommen dieselben Frauen zu einem Auf-baukurs. Unsicher schauen sie sich um, wollen herausfinden, wie die Situation in Chak ist, da ihre Möglichkeiten als Frau immer weiter eingeschränkt werden. Auch Hadsia und Zubai-da hat die Angst mürbe gemacht, und sie treffen erstmalig in Begleitung eines männlichen Verwandten ein. »Könnt ihr nicht mehr allein reisen?«, frage ich.

»Um uns haben wir weniger Furcht, aber mit unserem Ver-halten gefährden wir den Busfahrer. Nimmt er uns als Allein-reisende mit, droht ihm eine Prügelstrafe.«

»Unser Fahrer Karim wäre beinahe auch verprügelt worden, weil die Taliban bei ihm im Landcruiser meinen Kassettenre-korder gefunden und folglich auch Musikkassetten vermutet haben. Ich habe bei den stundenlangen Fahrten über Land immer Musik im Auto gehört, aber das geht nicht mehr, weil ich Karim dadurch gefährde. Sie haben das gesamte Auto durchsucht, jede einzelne Matte herausgerissen. Was sind das für Menschen, die zulassen, dass keine Musik mehr gespielt werden darf, die nur noch Gebete erlauben?«

»Jegliche Freude haben uns die Taliban genommen. Wir dür-fen nicht mehr singen und auch das Spielen von Musikinstru-menten ist verboten. Der Boden für Denunziationen breitet sich immer weiter aus.« Hadisa seufzt über diese grausame Reli-gionsdiktatur der Taliban.

»Selbst ich habe vor einiger Zeit einen Kriminalroman umge-dreht, als ich aus meinem Zimmer ging, weil auf dem Titel eine nackte Frau zu sehen ist. Aber was mich wirklich interessiert, wie geht es euch persönlich damit, dass ihr ständig unter Druck steht, etwas Falsches zu tun?«

»Hätte ich mich wie andere Frauen bedienen lassen, dann würde es mir besser gehen«, bemerkt Zubaida mit leichtem Spott in der Stimme.

»Wie meinst du das?«

»Hinterher muss man es büßen, wenn man sich zu freiheitlich bewegt hat. Je mehr Verbote ausgesprochen werden, desto mehr kriecht man in sich zusammen. In jedem Moment erwarte ich einen Schlag. Manchmal wage ich es nicht einmal, die Burka in meinem eigenen Haus abzulegen.«

»Ich bin richtig depressiv geworden, zeitweilig war sogar mein linker Arm nahezu gelähmt. Das ist zum Glück besser geworden.« Wie zum Beweis greift Hadisa zu ihrer Tasse mit dem ungesüßten grünen Tee.

»Karla, wie kommt es eigentlich, dass wir hier in Chak keine Gefahr spüren? Wie schaffst du es, dass all diese Kurse noch abgehalten werden können?«

Eine gute Frage.

»Genau kann ich es auch nicht erklären. Einerseits liegt Chak in der Provinz, andererseits habe ich gute Verbindungen zu den Mullahs. Und vielleicht haben wir Glück, dass die örtlichen Taliban keine Extremisten, sondern auch nur Menschen sind.«

Zusammen mit Zubaida und Hadisa haben wir uns ein Rollenspiel ausgedacht, um den Frauen ihre Probleme zu veranschaulichen. Da Afghanen geborene Schauspieler sind, liegt ihnen diese Art der Demonstration sehr. Eine der Frauen muss sich in die Mitte setzen, sie ist verschleiert, die Hände werden ihr zusammengebunden.

Eine Frau aus dem äußeren Kreis legt ihr die Broschüre »Menschenrechte der UN« vor die Füße.

Eine andere Frau stellt einen Teller mit Keksen hin.

Eine Frau bringt ihr eine Handarbeit.

Eine andere stellt einen Mullah dar, sie spuckt der verhüllten Frau links und rechts über die Schulter und hängt ihr die Gebetskette über die gebundenen Hände.

Dann erhebt sich die Darstellerin in der Mitte und streckt anklagend ihre gebundenen Hände den Beobachterinnen entgegen.

Nun fragen wir, wie die Beteiligten die Situation der Frau in der Mitte empfunden haben:

»Sie hat alles, sie hat die Religion, aber die Hände sind ihr gebunden.«

»Dabei möchte sie doch gern alles selber machen, auch arbeiten gehen dürfen.«

»Sie will einfach nur raus.«

Eine der jüngeren Frauen fängt an zu weinen.

Hadisa nimmt sie in die Arme und tröstet sie: »Du bist stark. Du schaffst es!« Die Weinende geht hinaus und beruhigt sich. Bei all den anderen bleibt ein großer Ernst zurück. Der Keim des Widerstands ist gelegt. Auch mir geben die Frauen Mut! Sie fordern mich heraus, diese Nische nicht aufzugeben.

MENSCHENRECHTE

Das Recht auf Leben« – so steht es wenigtens in den Menschenrechten geschrieben. Dieses Recht verlieren die Frauen in Kabul im Jahr 1997 endgültig. Vom Gesundheitsamt wird kurzfristig angeordnet, dass alle Frauen, ob Angestellte oder Patientinnen, zu einem Stichtag aus sämtlichen Krankenhäusern Kabuls zu entfernen sind. Den männlichen Ärzten wird verboten, Frauen zu behandeln. Einige Ärzte handeln bei Notfällen anfangs gegen dieses Verbot. Sie werden brutal zusammengeschlagen. Den Frauen weist man einen Block zu, der aus der Sowjetzeit stammt, eine ehemalige Poliklinik. Dieser Trakt ist aber als Hospital ungeeignet, da weder Wasser, Elektrizität, medizinische Geräte noch eine Wäscherei vorhanden sind. Das ausschließlich weibliche Personal ist nicht in der Lage, den gesamten Bedarf zur Versorgung der Kabuler Frauen abzudecken. In dem runtergewirtschafteten Haus operiert nur eine einzige Chirurgin. Der Röntgenapparat ist uralt, keine Frau kann ihn bedienen. Die von den Taliban eingesetzte Direktorin übt gegenüber ihren Geschlechtsgenossinnen keinerlei Nachsicht aus. Sie klebt hinter ihrem Schreibtisch und erwartet, dass innerhalb einer Woche alles läuft. Sie hat keine Ahnung, wie ein Hospital zu führen ist und wie notwendiges Geld aufzutreiben ist. Ihre einzige Bemerkung klingt wie aus einer Propagandaabteilung der Taliban: »Hier haben wir etwas Eigenes und sind stolz darauf.« Es fehlt an allem, was im Klartext bedeutet, dass die Patientinnen nicht behandelt werden können. Sie müssen im schlimmsten Fall sterben. Wir versuchen zu helfen, und weisen die Taliban auf die Missstände hin. Zu hören bekommen wir nur einen makabren Spruch: »An der Front fallen viele Taliban, es ist völlig egal, wenn Frauen draufgehen.«

Die Ärzte-Organisation wird aufgefordert, die Scharia durchzuführen. Sie sollen Dieben, die verurteilt werden, die Hand abhacken. Das sieht so aus, dass die Hand von einem Chirurg abgetrennt wird, der wie zu alten Henkerszeiten sein Gesicht bei der Operation verdecken muss. Die Organisation kann bewirken, dass ihre Ärzte diese Handlungen nicht vornehmen müssen. Doch sind die immensen Zwangsmaßnahmen bekannt. Und wenn nicht Ärzte diese furchtbare Tat fachgerecht ausführen, was haben die Diebe dann zu erwarten?

DIE BARTFRONT

Menschen können grausam sein. Turubi ist nicht nur brutal, sondern im höchsten Maße auch perfide. Das Hirn dieses Maulawi ist mit nichts anderem beschäftigt, als sich neue Schikanen auszudenken. Das Heer seiner Gefolgsleute darf dann die Folterideen in die Tat umsetzen, sich in martialischen Aktionen ausleben. Jegliche Hemmschwellen sind bei ihm längst überschritten, da keiner ihm Einhalt geboten hat. Wer einen töten kann, kann auch mehrere töten. Turubi hat die Macht dazu, er stellt eine Schar von 15 000 Mann, die berühmt berüchtigte religiöse Polizei. Auf ihn kann die Zentralregierung in Kandahar nicht verzichten. Seine Vasallen haben die Frauen aus der Öffentlichkeit verbannt, jetzt kommen die Männer an die Reihe. Eine neue Bart-Vorschrift wird ausgegeben. Musste man seinen Bart anfangs auf eine bestimmte Länge stutzen, darf ihn nun keine Schere mehr berühren. Wer es ablehnt, einen Bart zu tragen, kann damit rechnen, ins Gefängnis gesteckt zu werden.

In Deutschland haben zwei afghanische Ärzte den Plan entwickelt, einen chirurgischen Spezialeinsatz in Chak vorzunehmen. Das Duo besteht aus einem Chirurgen und einem Urologen, zusätzlich wollen sie einen Assistenzarzt mitbringen. Die Vorbereitungen für den ambulanten Einsatz laufen auf Hochtouren, doch nun stellen Dr. Nazir und Dr. Khan die bange Frage: Werden wir Probleme bekommen, weil wir keine Bärte tragen? Ich beruhige sie und hole mir eine Absicherung bei unserem Mullah ein. Die beiden Ärzte sind mehr als zwanzig Jahre nicht mehr in ihrer Heimat gewesen. Sie stammen aus berühmten Familien und haben in Deutschland studiert.

Trotz der kritischen Lage kommen sie! Von sehr weit strömen Patienten herbei, um ihre Minenverletzungen zu korrigieren; aber auch viele Menschen sind dabei, die Spalten im Gaumen-Lippen-Bereich haben. Einem kleinen Mädchen ragt ein Zahn wie ein Hauer aus dem Mund. Die Operation verläuft gut. Als der Chirurg Dr. Nazir den Verband löst, kommt ein normales Mädchengesicht zum Vorschein. Für den Urologen im Team werden aus Kabul junge Kriegsverletzte gebracht, die querschnittsgelähmt sind. Mit verzweifelter Anstrengung und schmerzverzerrtem Gesicht versuchen sie, sich zu bewegen, nicht aufzugeben. Ihnen legt Dr. Khan einen Spezialkatheter. Eines Abend verliert sich Dr. Nazir in Kindheitserinnerungen. Er möchte ein Lammkebab. Den Traum können wir ihm nicht erfüllen. Die Hungersnot ist derart groß, dass Jungtiere nicht geschlachtet werden dürfen. Es kommt in Chak auch zu keinem Zwischenfall angesichts der nicht vorhandenen Bärte. Nur der Assistenzarzt wird in Maidan, auf dem Weg nach Kabul, angehalten und ins Gefängnis gesteckt, mit der Begründung, dass sein Bart nicht vorschriftsmäßig sei. Er kann aber nachts entkommen, da das Gefängnis keine Fensterscheiben hat. Ansonsten haben alle Beteiligten bei dem Einsatz ein großartiges Gefühl.

Leider steht die Rückreise unserer Gäste wieder an. Es wird viel darüber diskutiert, auf welchem Weg wir Kabul erreichen wollen. Soll es über Maidan oder Logar gehen? Wir entscheiden uns für die direkte Route über Maidan. Mit zwei Jeeps brechen wir auf und erreichen mit einem mulmigen Gefühl den verrufenen Posten in Maidan. Wir dürfen passieren. »Juhu-uh!« Fazil Elahi stößt einen Freudenschrei aus. Hinter dem Posten tanken wir, als plötzlich ein Talib mit einer Kalaschnikow auftaucht und den drei Ärzten befiehlt, auszusteigen und ihm zu folgen. Mit ausdruckslosen Gesichtern setzen sie sich in den Pick-up des religiösen Polizisten. Die Ärzte sollen ins Gefängnis abtransportiert werden. Sofort fahren wir zum Gouverneur von Wardak; dringend verlange ich ihn zu sprechen:

»Sie als ein Mann von Ehre und Anstand können es doch nicht zulassen, dass die Gehilfen von Turubi in dieser Provinz einfach willkürlich durchgreifen und unsere Ärzte einsperren!«

»Ich kann mich nur für das Vorgehen entschuldigen, aber wir können wenig daran ändern.« Dem Gouverneur ist das Ganze sichtlich peinlich und lästig.

»Was sollen wir aber tun?« Fazil Elahi rennt wild im Raum herum, der Ärger über die Dreistigkeit des Talib lässt ihn wie einen Motor anspringen.

»Ich kann Ihnen nur raten, einen Brief zu schreiben, in dem Sie um die Freilassung der Ärzte bitten. Ich will den Brief dann unterschreiben.«

Wir machen uns unverzüglich an die Arbeit. Schließlich können wir nach einer Stunde mit dem Entlassungsschreiben vor dem Gericht in Maidan vorfahren. Ich bin fassungslos über die Behandlung der Ärzte, die viele Strapazen auf sich genommen haben, um ungewöhnliche Hilfe zu leisten. Langsam mache ich mir auch Vorwürfe, dass wir nicht den längeren, aber sicheren Weg über Logar genommen haben. Fazil Elahi geht mit dem Schreiben in ein Zimmer des Gerichts hinein und kommt nach einiger Zeit mit den drei Ärzten wieder heraus.

»Ich habe sie beim Teetrinken vorgefunden.« Fazil Elahi strahlt. »Die Wächter hatten gleich gesehen, dass ihre Gefangenen gute Leute sind. Nur waren sie schockiert, dass ein Arzt sich nicht im Koran auskennt. So etwas hatten sie lange nicht mehr erlebt.«

»Ich bekam es mit der Angst zu tun, als Dr. Nazir eine Sure nicht beten konnte.« Dr. Khan ist die Sorge noch im Gesicht anzumerken. »Das Gefängnis ist in Afghanistan ja dazu da, den Menschen den Koran einzubleuen, mindestens drei Tage lang.«

»Und wieso ging es bei Ihnen gut aus?«, will Fazil Elahi wissen.

»Wer weiß darauf eine Antwort. So viele Dinge sind hier nicht berechenbar.« Dr. Khan zieht mit einem Seufzer die Schultern hoch. »Von solchen Idioten wie den Turubi-Leuten ist ein ganzes Land abhängig.«

Wir kommen später als gedacht in Kabul an. Die Ärzte wollen dennoch ihre Elternhäuser sehen. Wir stehen unter Zeitdruck, da ab halb neun Uhr abends in Kabul Ausgangssperre ist. Gespenstisch tauchen in der Dämmerung nur noch Ruinen auf, wo einst glückliche Kindheiten ihr Zuhause hatten.

»Karla, schau, da hatten wir ein wunderschönes Anwesen. Und dort lag unser Geschäft.« Dr. Nazir macht Fotos, bis wir ihn mit einem etwas ängstlich klingenden Ruf ins Auto zurückholen: »Kommen Sie doch bitte, sonst werden wir womöglich nochmals gestoppt und kontrolliert.« Dr. Khan will nun mit seinem Team zu Verwandten fahren, wo sie auch die Nacht verbringen wollen. Auch ich könne dort, so schlägt mir der Urologe vor, bei den Frauen schlafen. Aber für meine strapazierten Nerven ist das momentan zu viel. Ich will nur noch weg, will nur noch meine Ruhe haben. Bei den Frauen würde ich diese nicht finden, da sie vor lauter Gastfreundschaft und Besorgnis ständig auf mich eingeredet hätten. Das kann ich im Augenblick nicht gebrauchen. So verabschiede ich mich eiligst und fahre mit Karim zu Marthas Wohnung. Martha, die Diakonisse, hat ihr Haus in Kabul behalten, sodass immer eine Unterkunftsmöglichkeit besteht, wenn wir in die Hauptstadt reisen müssen. Leider müssen wir feststellen, dass der Wächter, der den Schlüssel zu Marthas Haus aufbewahrt, nicht mehr zu dieser späten Stunde da ist, nur noch der Nachtwächter. Er bietet mir an, in der Wächterkammer zu übernachten, während er und Karim im Freien schlafen würden. Ich aber entscheide mich für Marthas Terrasse zum Garten hin und richte mich auf eine nervenberuhigende Nacht unter dem Sternenhimmel ein. Kerze, Taschenlampe, Wecker, Thermosflasche mit heißem Wasser und Nescafé – meine Grundausrüstung – sind neben mir aufgereiht. Doch schon wieder ist mir eine totale Fehleinschätzung gelungen. Die ganze Nacht hindurch feuern schwere Geschütze ihre tödliche Munition ab. Ich traue mich nicht, die Kerze anzuzünden, da ich im gegenüberliegenden Haus Schritte höre. Ich will nicht von Taliban entdeckt werden. Am nächsten Morgen sind wir zu einem gemeinsamen Frühstück verabredet. Auch die Ärzte hatten nicht viel geschlafen, da zu viel Lärm und zu viel Nachdenklichkeit ihre Nachtstunden gestört haben. Etwas wehmütig verabschieden wir uns in Kabul. Erst nach ein paar Tagen kann ich aufatmen, als Fazil Elahi die Nachricht bringt, dass die Ärzte ohne weitere Zwischenfälle die Bartfront passiert haben.

Jetzt sind übrigens die Haare der Männer ins Visier der Taliban geraten. Per Erlass dürfen sie vom Ansatz nur die Länge von zwei Fingern aufweisen. Durch äußerliche Zwangsmaßnahmen will die religiöse Polizei den Menschen einen restriktiven Islam einprügeln. Kann so etwas gelingen?

EINE UNERLAUBTE LIEBE UND ANDERE AUSWÜCHSE

Karim und ich bleiben nach der Verabschiedung der Ärzte noch einen Tag in Kabul. Immer groteskere Szenen spielen sich dort ab. Auf offener Straße sehen Karim und ich einen Koloss von einem älteren Mann in einem weißen Gewand und mit einem Turban auf dem Kopf. Sein Gesicht ist zugewachsen durch einen mit Hennarot gefärbten Bart. Unbarmherzig schlägt er auf ausgestreckte männliche Hände mit einer Gummipeitsche ein. Karim erkennt diese Gefahrenstelle zu spät, sodass auch er seine Hände hinhalten muss. Der Grund: Kein Mann darf im Fahrzeug neben einer Frau sitzen. Zu seinem Glück kennt er den Auspeitscher. Dieser deutet nur an, als ob er die Hiebe ausführen würde. Doch die Demütigung nagt schwer an Karim. »Das ist so dumm«, erhitzt er sich, »denn es wird so viel Energie eingesetzt, um diese Art von Religion durchzusetzen, während gleichzeitig das Land zugrunde gerichtet wird. Eines Tages wird Turubi bestimmt getötet.«

Wo immer ich hinkomme, überall entdecke ich schmutzige, zerlumpte Kinderbanden. Sie sind dort, wo erfahrungsgemäß Ausländer aufkreuzen. Große, traurige Kinderaugen betteln um Bakschisch, werden blitzschnell wütend, wenn ich nichts gebe. Frech wird an meinem Ärmel gezupft, drehe ich bei einem Autostop vor der Ampel die Fenster hoch, wird heftig dagegengeklopft. Sie geben mit ihren Forderungen nicht auf. Es wird an der Dichtung gezogen, abwartend, was dann passiert. Die Dichtung zerreißt, Bakschisch teile ich trotzdem nicht aus. Frauen in zerlumpten Burkas bestürmen mich ebenfalls. Ihr Griff ist kräftig und macht mich wütend. Dieser Armut ist man nicht gewachsen. Einige Burkafrauen sitzen inmitten der großen Verkehrsstraßen, ihre Hände flehen um Bakschisch. Kaum einer gibt etwas, stattdessen werden sie durch die links und rechts vorbeifahrenden Autos in Staub gehüllt, mit Dreck beworfen. Das eingearbeitete Gitter in der Burka schränkt den Sichtkreis stark ein, deshalb sieht eine der Frauen den heranbrausenden Taliban-Pick-up nicht. Sie

wird überfahren. Auch im Tod ist sie vorschriftsmäßig verhüllt.

Die Sperrstunde in Kabul wird – inzwischen hinter vorge-
haltener Hand – damit erklärt, dass man nicht sehen soll, wie
Männer verhaftet werden. Sie dient zum einen der ethnischen
Säuberung, zum anderen aber auch, um von Menschen, die die
Vorschrift durchbrechen, Geld zu erpressen. Bei der ethnischen
Ausmerzung vernichten Taliban und Paschtunen Tadschiken
und Hazarat: Für mich ist das Faschismus in reinster Form.
Jeder fürchtet jeden. Wieder wird geplündert, die Armut, der
Hunger treibt zu diesen Exzessen. Es gibt viele Arbeitslose; die-
jenigen, die noch Arbeit haben, werden oft nicht bezahlt. Ein
Angestellter im Flughafen Kabul bekommt im Monat umge-
rechnet vier US-Dollar. Das Resultat davon: Korruption.

Ich brauche erneut ein Visum für Afghanistan. Allein die
Gespräche sind verletzend und zermürbend. Ich werde zu Uhr-
zeiten bestellt, zu denen keiner im Büro anwesend ist, also muss
ich noch eine weitere Nacht in Kabul bleiben. Reinste Schika-
ne! Man will nur Macht auskosten. Am nächsten Tag sitzt ein
perfekt Englisch sprechender Beamter vor mir. Sorgenvoll
wiegt er seinen Turban und lamentiert, wie schwierig doch
Afghanistan sei. Für das Visum nimmt er dreißig Dollar, ohne
Quittung, seine Tasche ist ihm am nächsten. Afghanistan sei
wirklich sehr schwierig, wiederholt er!

So gehen die Jahre ins Land, immer neue Erlasse gestalten das
Leben zu einer einzigen Hölle. Obwohl der Taliban-Umsturz bei
uns in Chak unblutig über die Bühne gegangen ist, werden wir
in unserem kleinen Dorfleben nicht von dramatischen Ereig-
nissen verschont. Wenn sie auch von anderer Natur sind.

»Karla, Sie müssen ganz schnell kommen. Etwas Furchtbares
ist passiert.« Schwester Tahera ist völlig aufgelöst. »Taliban
haben eine junge Frau in die Notaufnahme gebracht. Sie ist
angeschossen worden.« Schnell stürme ich mit Tahera in den
Emergency-Raum.

»Was ist passiert?«, frage ich.

»Das Mädchen ist von ihrem Vater und ihrem Bruder mit
einer Mauser-Pistole verwundet worden. Sie hat mit einem jun-

gen Mann im Busch gelegen, dem sie nicht versprochen war«, klärt mich Dr. Zakina auf.

Das siebzehnjährige Mädchen ist schwer verletzt, mehrere Kugeln haben ihren Bauch durchbohrt. Ich kann nicht fassen, dass ein Vater seine eigene Tochter töten will.

»Und woher haben Vater und Sohn die Waffe? Die zivile Bevölkerung darf doch keine besitzen!« Auf meine Frage weiß keiner eine Antwort.

»Und was ist mit dem Freund passiert?«

»Der ist tot.« Taheras Stimme ist ganz leise.

»Draußen vor dem Hospital schieben jetzt bewaffnete Taliban Wache.« Bei diesen Worten kommt jetzt Dr. Wolasi, der neue Chirurg, in die Notaufnahme und bereitet die Operation vor. »Sie denken, dass Vater und Sohn noch hier auftauchen werden und wild um sich schießen könnten. Die Taliban schützen das Mädchen vor dem traditionellen Vaterrecht.«

Ich laufe nach draußen zu den Taliban und frage sie, ob es nicht besser sei, die junge Frau ins sicher gelegene arabische Krankenhaus zu verlegen. Ich habe Angst, die Verantwortung für diese Frau zu tragen, Angst, dass noch andere Patienten von diesem Amoklauf betroffen werden.

»Das Drama ist hier in der Gegend passiert, dann ist es auch Kismet, wenn das Mädchen hier sterben soll.« Die Taliban sind nicht umzustimmen. Noch immer begreife ich nicht, wieso der Vater in diesem Fall das Recht zum Töten hat. Ist es nicht Aufgabe der Scharia, zu urteilen?

Die ganz Nacht wird operiert, es scheint, als würden wir die junge Frau durchbringen.

»Wo soll sie bloß hin, wenn sie wieder gesund wird?« Tahera schaut mich mit traurigen Augen an. »Nach Hause kann sie nicht gehen, da wird sie erschossen. Als Frau ohne männliche Begleitung nach Pakistan zu flüchten, ist geradezu unmöglich, denn keiner aus dem Dorf wird sie noch beschützen wollen.«

»Und warum muss das Mädchen mehr ihren Vater als die Taliban fürchten?« Gewiss weiß Tahera eine Antwort.

»Die beiden jungen Menschen waren nicht verheiratet. Nur ein Ehebruch wird von der Scharia mit dem Tod bestraft. Wären sie miteinander verlobt gewesen, dann hätten sie viel-

leicht eine Strafe von hundert Schlägen bekommen, aber so ...
Nur der Vater darf nach altem Recht eine tödliche Bestrafung
ausführen.«

Diese Gesetze wird ein Ausländer nie verstehen, denke ich.
Immer wieder muss ich mir auch vor Augen führen, dass die
Taliban ihre grausamen Strafen nicht neu erfunden haben, sie
waren schon immmer in der Gesellschaft verankert gewesen;
jetzt sind sie nur neu belebt und überzogen angewendet worden. Wäre es anders gewesen, hätte es einen größeren Widerstand gegeben.

Langsam erholt sich Fahima, aber ihre großen Augen schau-
en schwermütig in die Welt. Sie weiß, dass sie keine Perspektive hat und will nicht mehr leben: Sie verweigert einfach das
Esssen. Wir sind ratlos und müssen Fahima zwangsernähren.
Was soll aus ihr werden?

CHAK, 11. SEPTEMBER 2001

Und jetzt heißt es: Was soll aus uns werden? Ingenieur Mahmood kommt mit ernster Miene auf mich zu. Ich lege Fahima
gerade eine neue Infusion an. Verwundert schaue ich ihn an –
nie zuvor hat Ingenieur Mahmood den Frauentrakt betreten.

»Karla, Terroristen haben das World Trade Center in New
York City mit Flugzeugen bombardiert. Beide Türme sind ein-
gestürzt. Es gibt Tausende von Toten. Wir haben die Nachricht gerade im Radio gehört.«

Mein Herz sinkt tief, so weit es überhaupt noch geht. Sofort
denke ich an Osama Bin Laden, an die extremistischen Taliban. Warum, weiß ich auch nicht. Aber wir alle hier haben
gespürt, dass in naher Zukunft etwas passieren musste, die
Lage war derart angespannt.

»Das ist eine gefährliche Situation. Die Amerikaner werden

sich rächen. Und die Menschen von Afghanistan werden die Opfer sein.« Man sieht Ingenieur Mahmood jetzt den Schock an. Auch er muss bei dieser Meldung an die Extremisten in Afghanistan gedacht haben.

»Dabei ist hier sowieso alles schon so traurig, so kaputt«, sagt Tahera.

Wir alle verlassen die Frauenstation, um im Büro von Ingenieur Mahmood weitere Informationen zu bekommen. Sämtliche Mitarbeiter des Hospitals haben sich dort schon versammelt und hören Radio Kabul.

»Flugzeugentführer haben auch das Pentagon in Washington angegriffen.«

Fazil Elahi ruft uns die neueste Nachricht zu. »Wir alle mögen die Amerikaner nicht sehr, aber man kann über eine solche Tat nicht froh sein, zu viele Zivilisten haben dabei ihr Leben gelassen.«

»Mit Sicherheit kommt ein Gegenschlag auf Kabul.« Dr. Wolasi ist ganz verstört. »Das wird dann fürchterlich sein. Wir können dann jegliche Hoffnung aufgeben, einmal normal zu leben.«

Ich denke auch an unser Krankenhaus. Wieder wird es keinen Nachschub geben, wieder werden wir gegen einen Berg rennen, den wir abtragen müssen. Wie lange soll das noch dauern? Die meisten Afghanen wollen nicht kämpfen. Seit über zwanzig Jahren erleben sie nur Krieg, erfahren nur einen brutalen Machtwechsel nach dem anderen. Und wenn die Menschen sich aufgelehnt haben, dann bekamen sie eine politische Alternative vorgesetzt, die keineswegs friedlicher war; nachdem sie die Sowjets draußen hatten, setzten sie ihre Hoffnungen in die Mudschahidin, als diese zu korrupt wurden, bejubelte man die Taliban als die Friedensstifter. Und die Folge war ein weiteres diktatorisches Sytem mit einer bestialisch agierenden religiösen Polizei. Das Leben ist für einen Afghanen seit ewigen Zeiten eine einzige Gratwanderung.

»Mit dem Terroranschlag sind auch die Gotteskrieger am Ende«, mutmaßt Dr. Wolasi. »Denn wenn es zu einem Kampf kommt, dann ist es einer, bei dem eine Maus versucht, gegen einen Elefanten anzugehen.«

»Aber es wird dauern. Die Taliban werden Bin Laden nicht einfach ausliefern. Er ist für sie eine enorme Geldquelle. Und welche anderen Möglichkeiten haben die Taliban? Sie können nicht fliehen wie die normale Bevölkerung; kein Land außer Pakistan hat die Taliban-Regierung anerkannt.« Ingenieur Mahmood ist ratlos.

»Und Karla? Verlassen Sie uns jetzt?« Tahera blickt mich mit ihren mütterlichen Augen sorgenvoll an.

»Ihr wisst doch, Angst hat bei mir noch nie dazu geführt, dass ich mich aus dem Staub mache. Wir arbeiten weiter.«

In den nächsten Tagen sind wir alle stiller. Viel ist über die Situation nicht mehr zu sagen. Wir fühlen uns ohnmächtig und ausgeliefert, weil wir ahnen, dass alles nur noch schlimmer werden wird. Doch wollen wir uns nicht in hysterischen Spekulationen ergehen, in den einsamen Nächten kreisen im Kopf genügend aufwühlende Gedanken herum. Jeden Abend verfolgen wir die Nachrichten im Radio. Fernsehen gibt es nicht, da die Taliban es verboten haben; damit existieren in unserem Bewusstsein auch keine medial vorgefertigten Bilder. Einige denken über ihre Familien nach, die in Kabul leben. Die Straßen sollen dort leer sein, keiner wagt, nach draußen zu gehen. Was werden die Mütter, Väter und andere Verwandte aus der Hauptstadt tun, wenn ein erneuter Krieg ausbricht? Werden sie in die Provinz flüchten? Wann wird die Odyssee für die Menschen in Afghanistan ein Ende haben? Fazil Elahi sieht für sich überhaupt keine Perspektive mehr; er möchte nur noch mit seiner Frau und seiner Tochter nach Saudi-Arabien auswandern. Doch weil ständig Patienten kommen, die unsere Aufmerksamkeit fordern, versuchen wir den Alltag anzunehmen.

Nach ein paar Tagen bekomme ich eine E-Mail vom Auswärtigen Amt aus Deutschland. Als eine der letzten Ausländerinnen in Afghanistan werde ich gebeten, das Land zu verlassen, weil eine Geiselnahme befürchtet wird. Was soll ich tun? Einerseits mag ich nicht Menschen zurücklassen, die in einer Ungewissheit leben, andererseits braucht nur einer von den hiesigen Extremisten – das muss kein Talib sein – verrückt zu spielen und schon beschäftige ich die gesamte Bundesrepublik mit meinem Fall. Die Entscheidung ist damit gefallen. Ich erkläre meinen Mitarbeitern die Situation: »Ich werde aus Sicherheitsgründen gehen, aber ich komme wieder.« All meine Kleider, die Zahncreme und die Gesichtspflege lasse ich in meinem Zimmer, um meinen Willen zu bekunden.

Bei meiner Abschiedstour durch das Hospital bleibe ich lange am Bett von Fahima stehen. Anfangs spielte ich mit dem Gedanken, sie heimlich aus der Klinik zu schmuggeln und sie bei meiner Abreise mit nach Pakistan zu nehmen. Doch war mir schnell klar, dass ich mit meinem Handeln nur das gesamte Krankenhaus gefährdet hätte. Die Dorfbewohner hätten es anschließend boykottiert. Dieser Preis erschien mir zu hoch. Jetzt kommt der schwierigste Augenblick: der Abschied von meinen Mitarbeitern. Da stehen sie draußen, alle aufgereiht wie bei einer Gebetskette, mit Augen wie nicht geweinte Tränen. Ich hätte heulen können, aber ich weiß, dass man in Afghanistan nicht offen seine Gefühle zeigt. Alle strecken mir ihre Hand hin – auch jene Männer, für die diese Körperlichkeit mit fremden Frauen unangenehm ist. Ingenieur Mahmood versichert mir, dass alle Mitarbeiter das Hospital weiter führen werden. »Und wissen Sie, Karla, Sie sind eine tolle Frau und Sie wären sogar die tollste, wenn Sie noch Muslimin wären.« Schnell steige ich in den Landcruiser ein. Auf dem Weg nach Peschawar sehe ich wunderschön geschmückte Kamele durch den Wüstensand schreiten – eine Nomadenhochzeit! Ich wünsche dem Paar in Gedanken von Herzen Glück.

DANKSAGUNG

Ich im Wir« – Sufi-Weisheit

So war ich eingebunden in ein Freundschaftsband, wie eine Perle in der Gebetskette.

Jede Perle steht für einen anderen Namen, in dem Allah gepriesen wird. So zählt jede Perle für einen Menschen, ohne dessen Hilfe wir nicht vorangekommen wären. Die markierenden Perlen sind meine afghanischen und deutschen Freunde, die in Afghanistan trotz großer Kriegsschwierigkeiten blieben oder von den oftmals tragischen Schicksalen in dem zerstörten Land nicht unberührt blieben.

Besonders danken möchte ich Haji Daud, der mir mit seinen familiären Kontakten die afghanische Welt eröffnete; Ingenieur Mahmood, der mich mit viel Klugheit und menschlicher Liebe in der Provinz Wardak einführte; Fazil Elahi, dessen jugendliche Energie es mir ermöglichte, dass ich in seinem afghanischen Zuhause wie eine Schwester aufgenommen wurde. Ebenso möchte ich Ilse Haltner, Margret und Hermann Marnett, Margreth Sengupta, die Ärzte Heidrun und Peter Päuser, Dr. med. Tilman Hilber und Hans-J. Lebuser von ganzem Herzen im Namen derer danken, denen jede Art ihrer Hilfe zugute kam.

Oktober 2001
Karla Schefter

DAS CHAK-E-WARDAK HOSPITAL

Komitee zur Förderung
medizinischer und humanitärer Hilfe Afghanistan e.V.

Das Hospital Chak-e-Wardak hat sich in seiner zwölfjährigen Geschichte als unverzichtbare Einrichtung der regionalen und überregionalen Gesundheitsversorgung in Afghanistan etabliert. Nicht nur ist es nach wie vor das einzige Krankenhaus der Provinz Wardak, es kommen auch viele Patienten aus benachbarten Provinzen und aus Kabul zur Behandlung nach Chak.

Das Projekt finanziert sich allein von privaten Spenden, die von unserem Komitee gesammelt werden. Wir sind auf Ihre Unterstützung angewiesen, um die Existenz des Hospitals zu sichern. Auch mit kleinen Beiträgen können Sie sehr viel bewirken. Bitte helfen Sie uns!

Spendenkonto:
BLZ 440 501 99
Kto: 181 000 090

Vielen Dank für Ihre Spende!

Nach seiner spektakulären
Flucht über den Himalaja nach
Tibet lebte Heinrich Harrer als
einziger Europäer am
tibetischen Königshof
und wurde zum persönlichen
Freund des Dalai Lama.
Übersetzungen in mehr als
vierzig Sprachen und Auflagen
in Millionenhöhen ließen seine
Erinnerungen zu einem
Weltbestseller werden.

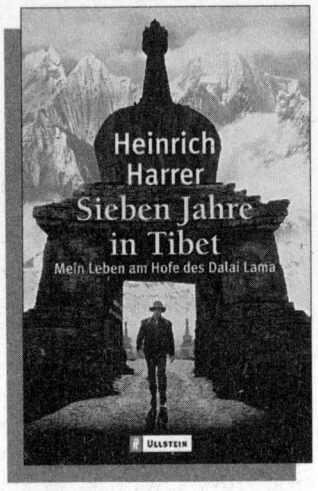

Heinrich Harrer

Sieben Jahre in Tibet
Mein Leben am Hofe des
Dalai Lama

Mit zahlreichen Abbildungen

Econ | **ULLSTEIN** | List